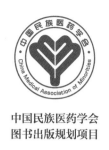

中国民族医药学会
图书出版规划项目

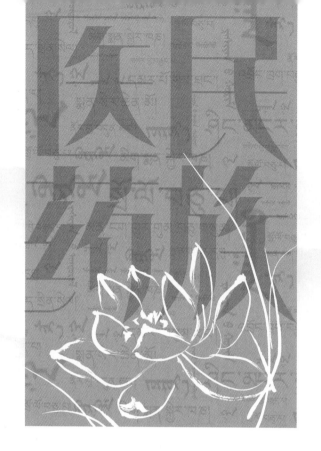

中国民族医药经典方
数据挖掘与应用

主编

谢雁鸣　黎元元

人民卫生出版社
·北京·

图书在版编目（CIP）数据

中国民族医药经典方数据挖掘与应用 / 谢雁鸣，黎元元主编 . —北京：人民卫生出版社，2024.8
ISBN 978-7-117-35894-1

Ⅰ. ①中… Ⅱ. ①谢… ②黎… Ⅲ. ①少数民族－民族医学－方剂学－数据处理－研究－中国 Ⅳ. ①R29

中国国家版本馆 CIP 数据核字（2024）第 024518 号

人卫智网	www.ipmph.com	医学教育、学术、考试、健康，购书智慧智能综合服务平台
人卫官网	www.pmph.com	人卫官方资讯发布平台

中国民族医药经典方数据挖掘与应用
Zhongguo Minzu Yiyao Jingdianfang
Shuju Wajue yu Yingyong

主　　编：谢雁鸣　黎元元
出版发行：人民卫生出版社（中继线 010-59780011）
地　　址：北京市朝阳区潘家园南里 19 号
邮　　编：100021
E - mail：pmph @ pmph.com
购书热线：010-59787592　010-59787584　010-65264830
印　　刷：北京盛通印刷股份有限公司
经　　销：新华书店
开　　本：787×1092　1/16　印张：15　插页：4
字　　数：346 千字
版　　次：2024 年 8 月第 1 版
印　　次：2024 年 8 月第 1 次印刷
标准书号：ISBN 978-7-117-35894-1
定　　价：85.00 元

打击盗版举报电话：010-59787491　E-mail：WQ @ pmph.com
质量问题联系电话：010-59787234　E-mail：zhiliang @ pmph.com
数字融合服务电话：4001118166　E-mail：zengzhi @ pmph.com

编委会

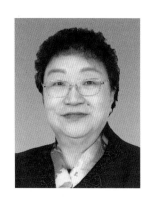

谢雁鸣，岐黄学者，首都名中医，博士研究生导师，中国中医科学院首席研究员，学科带头人。享受国务院政府特殊津贴，国家卫生健康突出贡献中青年专家，第六批全国老中医药专家学术经验继承工作指导老师，第六批北京市级中医药专家学术经验继承工作指导老师。2016年被评为全国三八红旗手。中国民族医药学会经典名方和大品种培育分会会长，世界中医药学会联合会中药上市后研究与评价专业委员会会长，长期从事中医药(民族医药)评价、中医药标准化、老年疾病研究。

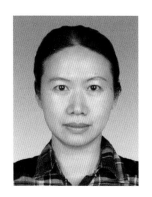

黎元元，医学博士，中国中医科学院中医临床基础医学研究所研究员，硕士研究生导师。中国民族医药学会经典名方和大品种培育分会秘书长，世界中医药学会联合会中药上市后研究与评价专业委员会常务理事。长期从事中医药(民族医药)循证评价方法学、标准和规范研究。承担国家级课题1项，参与国家级和省部级课题5项，在国家核心期刊发表论文110篇，其中被SCI收录3篇。获得2020年中华中医药学会科技进步奖一等奖和其他学会科技进步奖多项。

序一

民族医药是我国各民族在几千年的生产生活中积累的独具特色的医药知识和经验，是我国医药卫生事业的重要支撑，是中华民族的宝贵财富，是人类医学的重要组成部分。民族医药经典方是经我国各民族历代医家在长期的临床实践中反复验证、疗效确切的优秀方剂，是民族医药的精华。它作为各民族医药文化的重要载体和表现形式，体现了各民族医药的优势和特色，是民族医药继承和创新、发展和进步的源泉和动力。

谢雁鸣岐黄学者研究团队是我国民族医药领域的一支优秀的科研队伍，他们不畏艰难险阻，勇于担当重任，主动承担起民族医药事业传承的重任，为民族医药经典方的挖掘、整理、传承和创新做出了突出的贡献。他们以高度的使命感和责任感，深入开展民族医药经典方的研究，结合现代数据挖掘技术，提炼出具有较高临床价值和应用潜力的优秀方剂，将其凝集成《中国民族医药经典方数据挖掘与应用》一书。为推动民族医药事业的高质量发展，为建设健康中国和中华民族共同体做出了积极贡献。该书汇集全国各地多位民族医药专家学者的智慧和心血，内容全面翔实，资料准确，语言严谨，不仅可以作为民族医药工作者的参考书籍，也可以作为广大民族医药爱好者了解和学习民族医药文化的读物。

该书对民族医药领域的临床医生及研究人员具有很好的指导与借鉴价值，也为民族医药传承事业的发展与繁荣增添了浓墨重彩的一笔。余嘉其志伟，感其勤苦，念其心诚，故为此书序。

国医大师
中国中医科学院西苑医院
翁维良
2023 年 6 月

民族医药凝聚了数千年中华民族与疾病斗争的丰富经验，是中华民族的瑰宝，是中医药的重要组成部分。民族医药经典方作为民族医药这个伟大宝库中的璀璨明珠，是实践我国民族医药的工具和载体。因此用文字的形式来记录民族医药文化，把民族医药文化固化下来、传承下去，让民族医学典籍及其所承载的理论知识和技术方法成为铸牢中华民族共同体意识的重要资源，有着重要的历史和现实意义。

中国民族医药学会始终心系中国民族医药事业的传承和发展。首先，要坚持"四轮驱动"：做好民族医药学术交流，扩大民族医药的学术影响力；搞好民族医药科学研究，用现代科学技术解释民族医药原理；注重民族医药人才队伍的培养；编撰著作和进行标准、规范的研制工作。其次，要坚持"守正创新"：在坚守原创思维、守住辨治思维、坚持治未病思想和坚持大医精诚的行医观的四个方面"守正"；从解放思想、借鉴其他民族优秀文化、注重学科交叉融合、注重民族医药实践等角度进行创新，而且创新不仅在方法上进行创新，更在思想上、治疗技术上创新，并时刻关注科技发展前沿。最后，民族医药的传承创新要落实到创造性转化和创新性发展上，把民族医药的科研成果、规范、标准转化为诊疗技术和医疗产品，更好地造福广大人民群众。

谢雁鸣岐黄学者研究团队依托中国民族医药学会经典名方和大品种培育分会，在民族医药经典方筛选、挖掘和大品种培育领域开展了大量的创建性工作，分会团结全国各民族医药的专家学者，依托中国民族医药学会科研课题"民族医药经典名方筛选和大品种培育研究"，开展了藏医药、蒙医药、维医药、满医药、朝医药等多民族医药的经典方整理、挖掘的示范性研究，并形成了一套可行性较强的研究路径。通过筛选、挖掘、创新，使经典方的理论得到阐释，学术价值和临床价值得到进一步的彰显和提升，这对民族医药的学术发展具有重要意义。

本书付梓之际，邀我做序，我欣然同意。《中国民族医药经典方数据挖掘与应用》一书是中国民族医药经典方研究成果的凝聚和转化，也是服务民族工作大局、铸牢中华民族共同体意识和继承中华民族历史观的一次可靠实践。我相信本书的出版将在民族医药经典方研究领域发挥引领和推动作用。

中国民族医药学会原会长
许志仁
2024 年 1 月

民族医药是中医药的重要组成部分，是中华民族在几千年生产、生活实践和与疾病做斗争的过程中逐步形成并不断丰富发展的医学科学，几千年来为中华各族人民繁衍昌盛做出了卓越贡献，促进了民族交融。

民族医药经典方是历经时间验证的有效方剂，是民族医药宝库中的明珠，作为民族医学知识主要载体的民族医药经典著作，是民族医学传承、创新、发展的源头活水，具有重要价值。因而，对民族医药经典方进行筛选与挖掘，是传承与创新的重要基础。

2020年11月成立的中国民族医药学会经典名方和大品种培育分会，秉承"守正创新"的宗旨，为全国各民族医药经典方和大品种培育领域的学术发展搭建了一个小核心、大网络、医产学研相结合的平台。分会组织民族医药专家学者开展了中国民族医药学会的科研课题"民族医药经典名方筛选和大品种培育研究"（2020ZY378-130101），对藏医药、蒙医药、维医药、满医药、朝医药等民族医药的经典方进行了整理和挖掘工作。本书编写的目的是将课题研究成果通过书籍的形式进行推广，致力于民族医药经典方的继承与创新。本书主要特色为收集整理了以上五个民族医药的古代医籍，并开展了著本的校勘整理。对古代医籍所载的所有方剂，按照方名、来源、功效、主治、组成、制备方法、使用方法等字段进行系统梳理，建立完整的方剂数据库，并对术语进行归一化处理。参考国家中医药管理局《古代经典名方目录制定的遴选范围与遴选原则》，采用专家共识法制定民族医药经典方目录。本书即是课题主要研究成果的体现，可以为广大民族医药工作者、研究者了解、运用民族医药经典方提供资料，为后续民族医药经典方研发提供参考，为促进民族医药经典方传播提供媒介。

本书共分七部分。绪论介绍了民族医药发展概况，第一章介绍了民族医药经典方筛选挖掘的意义和方法。第二章至第六章分别从藏医药、蒙医药、维吾尔医药、满医药、朝医药五民族医药分论，介绍了各民族医药的源流、理论体系、方药特色和筛选挖掘的经典方，并充分展示每首经典方的方名、释义、处方组成、功效、炮制、药物基源和用药部位、现代研究的情况。全书共收录各民族医药经典方123首，其中藏医药经典方29首，蒙医药经典方30首，维医药经典方20首，满医药经典方14首，朝医药经典方30首。方剂来源于各民族的数十部医药古籍，涉及内、外、妇、儿等疾病的治疗，可初步反映我国民族医药经典方的发展和应用概况。此外，根据民族医药发展历程及理论特色，筛选出的经典方存在方名相同但药物组成、功效不同，剂量单位不同等情况；单味药物存在名称相同但性味归经、功效主治与《中华人民共和国药典》2020版

(以下简称《中国药典》)不同的情况。故本书在撰写过程中做如下规范:①民族药药物基源执行《中国药典》标准,《中国药典》未收载的民族药基源参考地方药材标准或民族药饮片炮制规范;②民族药性味归经、功效主治遵循民族医药理论;③剂量单位参考原古籍记载或使用换算后的剂量单位。请读者在阅读时予以注意。

本书面对的读者主要是高等院校、科研院所、医疗机构、民族医药企业中开展民族医药研究的人员。希望本书能够帮助读者更好地理解和掌握民族医药经典方整理挖掘的技术方法,提高民族医药继承和创新的能力。

本书建立了专家指导委员会,聘请中国民族医药学会许志仁原会长、刘玉玮副秘书长,藏医药专家西藏自治区藏医院达娃主任药师,蒙医药专家内蒙古蒙医药工程技术研究院奥·乌力吉教授、中国中医科学院图雅研究员、内蒙古医科大学那生桑教授,维医药专家新疆维吾尔自治区维吾尔医药研究所斯拉甫·艾白教授,朝医药专家延边大学药学院南极星教授对本书进行总体把关,确保内容科学、权威。本书由编委会组织全国多民族专家历时 3 年编撰而成,同时得到了国家中医药管理局 2021 年岐黄学者支持项目(国家中医药人教函〔2022〕6 号)、全国名老中医药专家传承工作室建设项目(国家中医药人教函〔2022〕75 号)、北京市中医管理局第六批北京市级中医药专家学术经验继承工作(京中医科字〔2021〕169 号)课题资助。在此向所有参与、支持本书编写和出版的专家学者、工作人员、编辑出版人员致以最真挚的谢意!

由于研究时间紧张,编委水平有限,纰漏和有待商榷之处在所难免,还请读者不吝赐教,提出宝贵的意见和建议。

《中国民族医药经典方数据挖掘与应用》

编委会

2024 年 6 月

第三章
蒙医药经典方 ·········· 57

第四章

维吾尔医药经典方

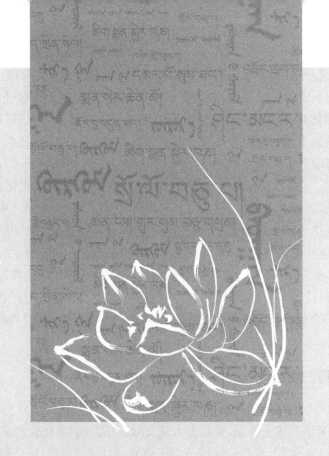

绪　论

中国作为一个统一的多民族国家，文化多元，各民族呈现出"大杂居、小聚居"的特点，各族先民通过长期不断的医疗实践，总结临床诊疗经验，汇编民族医药经典，逐步形成了各具特色的民族医药体系。民族医药是中医药的重要组成部分，是中华民族在几千年生产、生活实践和与疾病做斗争的过程中逐步形成并不断丰富发展的医学科学，几千年来为中华各族人民繁衍昌盛做出了卓越贡献，促进了民族交融。研究民族医药不仅有助于区域经济社会的稳定和发展，也可以产生较好的经济效益，更有助于民族的文化自觉，树立文化自信，有助于国家发展战略的有效规划。2021年3月12日，国务院发布《中华人民共和国国民经济和社会发展第十四个五年规划和2035年远景目标纲要》，指出"坚持中西医并重和优势互补，大力发展中医药事业。健全中医药服务体系，发挥中医药在疾病预防、治疗、康复中的独特优势。加强中西医结合，促进少数民族医药发展。加强古典医籍精华的梳理和挖掘，建设中医药科技支撑平台，改革完善中药审评审批机制，促进中药新药研发保护和产业发展。"民族医药在经济社会发展中的地位得到进一步提升，民族医药的未来发展具有巨大潜力和光明前景。

一、民族医药的发展情况

根据我国各民族医药的发展历程和发展水平，可将各民族医药大致分为三种情况：第一种是已形成完备民族医药理论体系，且具有大量文献、专著和临床经验积累的民族医药，如藏族（简称藏）、蒙古族（简称蒙）、维吾尔族（简称维）、傣族（简称傣）医药；第二种是具有文献、专著和丰富的临床经验、诊疗技术的积累，但并未完全形成完备的民族医药理论体系，如壮族（简称壮）、苗族（简称苗）、彝族（简称彝）、土家族（简称土家）等民族医药；第三种是具有临床经验、诊疗技术的积累，但无文献、专著等史料记载，多仅以口口相传的师承形式进行传承，或者沿用中医药的理论但在用药方面保留了本民族特色的民族医药，如水族、布依族、白族等民族医药。

二、中华人民共和国成立后民族医药发展历程

中华人民共和国成立以后，党和政府十分重视民族医药事业的发展。20世纪60年代初，我国对民族医药发展提出了"调整、巩固、充实、提高"八字方针，各地对民族医药进行了大量的调查、发掘、整理。《四部医典》《晶珠本草》《回回药方》等民族医药经典理论著作得到了整理和出版，《藏医基础理论》《新疆药材》《中国壮医学》等民族医药著作也得以出版问世，《中国民族医药杂志》《新疆中医药》《内蒙古中医药》等刊物相继出版。

1982年我国颁布的《中华人民共和国宪法》明确规定"国家发展医疗卫生事业"，"发展现代医药和我国传统医药"。1984年，在内蒙古自治区召开的第一届全国民族医药工作会议拉开了发掘、整理民族医药的序幕。会议同时制定了《1984—1990年民族医药古籍整理规划》。此后，我国的民族医药进入了全面振兴的新阶段，并集中体现在以下方面：

（一）民族医药资源的调查、整理工作重点进行

自20世纪70年代末，在内蒙古自治区、辽宁省、吉林省、黑龙江省、广西壮族自治区、云南省、贵州省、西藏自治区、青海省、宁夏回族自治区、新疆维吾尔自治区、甘肃省等19个省、自治区都开展了对民族医药资源的调查、挖掘、整理等工作。截至2021年底，35个少数民族

发掘整理了本民族的医学资料,但是目前对民族医药资源的开发还基本上属于挖掘、整理的范畴,还存在挖掘整理不够深入、不够平衡、不够完整等问题。

(二)民族药用资源普查深入开展

我国民族药材多达 8 000 余种,可药用资源中 85% 属于民族药用资源。我国充分注重民族药物资源的可持续发展,分别于 20 世纪 50 年代、70 年代和 80 年代进行了 3 次民族药资源的普查工作。随着近年全国第四次中药资源普查的开展,民族药用资源也得到了充分发掘:云南省第四批中药资源普查工作显示,云南省共有常用民族药 1 048 种,其中常用傣族药 737 种,占全国傣族药资源的 58.49%。恩施建始县土家族、苗族常见药用植物资源调查共发现药用植物 90 科 226 属 376 种,道地药材品质优良,鲜药资源应用历史悠久。

(三)民族医药医教研体系逐步建立

国家充分重视民族医药医教研体系的发展,藏、蒙、维、傣、朝、壮等民族建立了较为完备的民族医药医疗、教学、科研体系。在民族医院的建设方面,我国有藏、蒙、维、傣、壮、朝、苗、瑶、回等 15 个民族设置了本民族医药的医院。截至 2021 年底,我国有民族医医院 329 个,床位 42 184 张,诊疗总量超过 1 400 万人次,民族医医院医疗从业人员达 4.6 万余人,这也满足了民族地区人民群众的就医需求。国家重视民族医师的管理,将藏、蒙、维、傣、朝、壮、哈萨克等 7 种民族医纳入国家医师资格考试并自成体系,截至 2021 年 12 月,民族医医师资格考试累计通过 32 661 人。

传承是民族医药发展的根基,百年大计,教育为本。据不完全统计,截至 2022 年 9 月,全国共有北京中医药大学、西藏藏医药大学、内蒙古民族大学、新疆医科大学等 67 所高校开设了民族医学专业,并在近年新增设置了本科回医学专业、专科朝医学专业。在民族医学较为发达的西藏自治区、新疆维吾尔自治区等地设立了专门的民族医药高等院校。

此外,国家大力推进民族医药重点学科和重点实验室建设,截至 2021 年年底,共扶持建设了 139 个民族医药专家及流派传承工作室。部分高校民族医药专业和学科都列入了国家级特色专业、国家中医药管理局重点专业、国家中医药管理局重点学科和国家民族事务委员会重点学科等范畴;北京中医药大学民族医药研究所、贵州中医药大学苗医药学院、内蒙古医科大学蒙医药学院分别设有国家级、省部级民族医药重点实验室。

(四)民族医药产业蓬勃发展

民族医药不仅是卫生资源,也是经济资源。民族地区的地理环境适宜民族药物的生长,民族地区药材资源十分丰富,蕴藏量巨大。为有效激发民族贫困地区生产力,国家鼓励中药企业到贫困地区建设中药材基地,并在全国 218 个贫困县 1 309 家企业推广应用中药材追溯体系,支持建设 175 个扶贫示范基地、275 个定制药园,培训技术人员 240 余万人次。通过多年发展,民族医药产业逐步形成了集医疗、健康保健、科学研究、文旅融合等为一体的民族医药大健康产业,实现了社会效益和经济效益的双丰收,让产业经济助力脱贫致富,不仅极大地推动了民族医药产业自身的发展步伐,也带动了民族地区人民增产增收,为全面建成小康社会、巩固拓展脱贫攻坚成果做出了突出的贡献。

(五)民族医药研究成果不断增多

近年来,民族医药卫生事业不断发展,民族医药的研究成果快速产出。民族医学研究的专著和论文总量自 20 世纪 80 年代起均呈现出总体增长的趋势,自 1990 年之后逐渐开始上升,进入 21 世纪以后的相关研究产出均居于较高点,综合性和单一民族的医学研究成果呈现出波浪式的发展进程,其中综合性研究的增长幅度相对较小,单一民族医学研究的阶段性增长幅度更大,也更明显。

(六)党的十八大以来民族医药发展进入新时代

党的十八大以来,党和政府对民族医药发展高度重视,民族医药从"被扶持"走向"传承发展",迎来了传统医学智慧与现代医药产业融合的创造性转化、创新性发展的新时代。

民族医药事业发展相继被纳入《中医药健康服务发展规划（2015—2020 年）》《中医药发展战略规划纲要（2016—2030 年）》等多项国家重要战略规划。2017 年 7 月 1 日,我国首部为中医药振兴而制定的国家法律《中华人民共和国中医药法》正式实施,确立了中医药的法律地位,为继承和弘扬中医药、促进中医药事业健康发展提供了有力的法律保障。

在《"十三五"中医药发展规划》《"十四五"中医药发展规划》、优质高效医疗卫生服务体系建设和"十四五"中医药振兴发展重大工程等中医药重大规划、重点工作、重大项目中也重点向民族医药倾斜。2017 年 11 月,第四届全国少数民族医药工作会议的召开,为新时期民族医药发展指明了方向。面对新形势和新任务,2018 年 8 月,国家中医药管理局、国家民族事务委员会等 13 部门联合发布《关于加强新时代少数民族医药工作的若干意见》,提出全面传承保护少数民族医药,要求民族地区地方政府要将少数民族医药发展纳入经济社会发展规划。2019 年中共中央、国务院印发《中共中央国务院关于促进中医药传承创新发展的意见》,提出"传承创新发展中医药是新时代中国特色社会主义事业的重要内容,是中华民族伟大复兴的大事"。2022 年 3 月国务院办公厅发布的《"十四五"中医药发展规划》指出"发展少数民族医药","加大少数民族医药防治重大疾病和优势病种研究力度,有效传承特色诊疗技术和方法。鼓励和扶持少数民族医药院校教育、师承教育和继续教育。加大对少数民族医药的传承保护力度,持续开展少数民族医药文献抢救整理工作,推动理论创新和技术创新"。国家通过制定法规为民族医药发展提供必要的制度保障,推动民族医药从医疗、教育、科研、产业、文化等方面全面发展。

民族医药学是个伟大的宝库,其中的医药珍宝浩如烟海,本书所展示的内容仅为沧海一粟。相信随着后续研究的深入,仍会有大量的民族医药经典方被很好地整理挖掘出来,在新时代为中华民族的繁衍昌盛做出贡献。

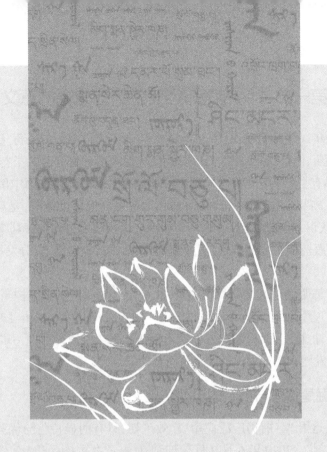

第一章

民族医药经典方筛选挖掘

第一节　民族医药经典方筛选挖掘的意义

民族医药是中华民族的传统医药,包括藏医药、蒙医药、维吾尔医药、傣医药、壮医药、苗医药、瑶医药、彝医药、侗医药、土家医药、回医药、朝医药等。医药是人类与生俱来的需求,各个民族在历史上都有自己的医学创造与医学积累。《中华人民共和国中医药法》明确提出:"中医药,是包括汉族和少数民族医药在内的我国各民族医药的统称,是反映中华民族对生命、健康和疾病的认识,具有悠久历史传统和独特理论及技术方法的医药学体系。"各民族医药是中华民族传统医药的组成部分,要努力发掘、筛选、总结、提高,充分发挥其保护各族人民健康的作用。

民族医药具有鲜明的地域文化特色和理论、诊疗、用药特色,在维护当地人民群众健康、促进经济和社会发展中发挥着不可替代的作用。民族医药经典方是历经时间验证的有效方剂,开展整理、继承、挖掘工作,使经典方的学术价值和临床价值得到进一步彰显和提升,对民族医药的传承创新发展和造福人类健康具有重要意义。

一、筛选挖掘是传承与创新的重要基础

经典方的定义是指"目前仍广泛应用、疗效确切、具有明显特色与优势的清代及清代以前医籍所记载的方剂"。2020年6月2日,习近平总书记在主持召开专家学者座谈会时指出"要加强古典医籍精华的梳理和挖掘,建设一批科研支撑平台,改革完善中药审评审批机制,促进中药新药研发和产业发展。"2018年4月国家中医药管理局发布了第一批100首《古代经典名方目录》,其是根据汉代张仲景《伤寒杂病论》经方、官修方书和历代有代表性的古医籍作为重点遴选文献,逐层筛选而成的。2020年9月28日,国家药品监督管理局发布了新的《中药注册分类及申报资料要求》,其中,将"古代经典方中药复方制剂"分为两类,即"按古代经典方目录管理的中药复方制剂"和"其他来源于古代经典方的中药复方制剂",使中药新药的注册管理更加细化。

我国56个民族传统文化中蕴含了丰富的医药知识,各民族医药知识相互交流借鉴又自成体系,共同构成了中华民族优秀的传统文化宝库。在中医和西医没有传入我国少数民族地区的历史时期,民族医药为我国各民族民众的生命健康做出了不可替代的历史贡献。由于各民族发展的历史背景不同,民族医药发展水平也存在很大差异,民族医药学在数千年的传承发展历程中,形成并保存了大量的古籍。有的民族有系统的医学体系和重要的医学典籍,例如藏、蒙、土、回、维吾尔、傣、哈萨克、彝、朝鲜等民族,有的民族则受历史条件、文字、民族文化的制约,只有少数古籍或者是口传古籍存世。有数十个民族的医药经过历史传承,形成发展脉络清晰、理论支撑坚实、开发应用广泛的医药体系。民族医药经典方是历经时间验证的有效方剂,是民族医药宝库中的明珠,作为民族医学知识主要载体的民族医药经典著作,是民族医学传承、创新、发展的源头活水,具有重要价值。因而,对民族医药经典方进行筛选与挖掘,是传承与创新的重要基础。

二、民族医药经典方具有独特优势

长期以来,化学药物的使用存在着较多的弊端,例如副作用较多,容易产生耐药性,可导致药源性疾病,以及高额的药品研发费用,等等。进入 21 世纪以来,与人类疾病谱变化相伴随的,是民众"回归自然"潮流的兴起,以民族医药为代表的天然医药取材于自然,熬制方法简单,安全性较好,价格可负担性较好,从而迎合了人们"回归自然"的生理及心理需求。

我国民族聚集区有着独特的自然条件和生活习俗,各族人民在长期的生产和生活实践中积累了丰富的针对某些疾病独特的治疗经验。如高寒地区专长于治疗风湿病,鄂伦春族对冻伤有独特治疗方法,蒙古族则善于治跌打损伤和脑震荡等。民族医药经典方作为一种可开发的资源,不仅是我国优秀传统文化的重要载体,而且具备了可供市场开发的经济要素和经济价值。目前在西藏自治区、云南、贵州、广西壮族自治区等地,民族方剂和新药的研发已成为当地新的经济增长点和支柱产业,带动地方医药产业的发展,说明了民族医药具有疗效优势和旺盛的生命力,非常值得开发利用。

中国民族医药古籍浩如烟海,凝结了历代各族人民的心血和智慧,承载着中华文明的重要成果,蕴藏着中华民族特有的精神价值、思维方式和想象力、创造力,联结着中华民族深厚的情感,是人类共同的文化遗产。通过筛选古籍,把祖国医药丰富而宝贵的文化遗产继承下来,是发展民族文化、提高民族自信心的大事,是一项关系到子孙后代的重要工作。

三、民族医药经典方筛选挖掘中存在的问题

(一)界限不清晰

民族医药领域中同一种药物通用的情况非常普遍,如诃子有 7 个民族使用,天冬有 18 个民族使用,马鞭草有 20 个民族使用,鱼腥草有 23 个民族使用,车前子则有多达 29 个民族使用。目前,藏汉共用的药物有 300 多种,蒙汉共用的药物有 400 多种,维汉共用的药物有 155 种,佤汉共用的药物有 80 种。各民族间的药物也相互沟通,如蒙药中有 10% 的药物出自藏药。民族用药的交叉问题比较复杂,有的是药名相同,基源各异;有的则是基源相同,药用部位或功效却不同,如中医用刺猬皮,朝鲜族用刺猬胆;中医用蝙蝠的粪便,傣族则用其血。中医认为红花有活血通经、散瘀止痛的功效,而维族则用其止咳。中医用白鲜皮清热燥湿、祛风止痒,而宁夏回族自治区民间则用于治疗刀伤出血。

(二)药物资源的匮乏和保护

民族医药绝大部分是天然药物。现今很多品种,特别是用途广泛、疗效特佳的药物品种,已经十分稀少,有的甚至已经灭绝。资料显示,目前国内已有近百个药物品种濒临灭绝或存量明显减少,例如:野生天麻、一把抓(还魂草)、夜落金钱、雪里见、地雷等,而现在中草药市场存在无序无章的滥采滥挖及违规经营,将有可能进一步使环境恶化,造成更多药物资源的浪费甚至枯竭。

(三)专利与知识产权保护不容乐观

我国的传统医药被看作是一个"公知领域",全球各国都在竭尽全力地进行产业化开发。

如以色列科学家向美国申报"治疗消化性溃疡和痔疮的中药组方"专利并顺利获得了授权,但其专利说明书中直接承认其配方来自我国《中华本草》的英文版。日本"汉方制剂"工业的蓬勃发展,得益于其无偿开发了《伤寒论》和《金匮要略》等中华医典中的 200 余个中医古方。目前,很多国家医学机构已经加大对我国民族医药的研究力度,对我国民族医药的专利与知识产权保护刻不容缓。

第二节　民族医药经典方筛选挖掘的方法

对于民族医药古今文献、进展动态,有必要充分利用现代科学的手段加以处理。在重视传统古籍筛选研究的基础上,以传承和创新发展为主旨,从民族医药理论源头开展梳理,运用校勘学、文献学、信息学等方法,引进计算机建模、数据挖掘等现代技术,建立民族医药经典方数据库,开展民族医药经典方筛选和挖掘,通过继承、筛选、挖掘、创新,使民族医药经典方的理论得到阐释,明确其临床疗效、安全性和经济性,了解其作用机制,使民族医药经典方的学术价值和临床价值得到进一步彰显和提升。

一、典籍筛选的范围及方源考证

(一)典籍筛选的范围

根据国家标准《中国少数民族文字古籍定级》(GB/T 36748—2018),将民族医药古籍限定为 1912 年(不含 1912 年)以前印刷的古代医籍,部分具有重要历史意义、学术价值和传承意义的古代医籍可延至 1949 年(含 1949 年)。

民族药经典方的筛选,应当重点从各民族医药体系的奠基性文献、专科方书文献、官修文献、大型综合性文献等几种经典类型的文献着手。

以下列举了部分民族经典的方书类文献或临床文献,收载有临床各科的经方、验方,是民族药经典方筛选过程中重点梳理的对象(表 1-1)。

表 1-1　部分民族医药经典文献举隅

书名	作者	成书时间	民族	内容
《月王药诊》	毗卢遮那 马哈耶那	8 世纪中期	藏	现存最早的藏医经典。载大量方剂,载药物 780 种
《四部医典》	宇妥·宁玛云丹贡布	8 世纪末	藏	藏医药学奠基著作。记载方剂 2 858 首
《嘉羊本草》	毗卢遮那	8 世纪中期	藏	收载植物药 174 种,139 种配方
《蓝琉璃》	第司·桑吉嘉措	1687 年	藏	《四部医典》的标准注释本
《长寿宝鬘》	嘎玛·丹增成列热杰	18 世纪	藏	收载 199 个方剂。方剂来源于上师喇嘛等单传的口述的验方
《秘诀方海》	占布拉却吉丹森佛仁来	1829 年	蒙	一部完整系统的蒙药方剂学经典著作

书名	作者	成书时间	民族	内容
《药方》	公·官布扎布	18世纪	蒙	汇集临床各科验方,取材于《上都回回药方》
《蒙医药选集》	罗布桑却因丕勒	19世纪	蒙	汇集临床各科验方
《珊瑚验方》	伊希丹增旺吉拉	19世纪末	蒙	汇集临床各科验方220首,收载38种药物炮制法
《普济杂方》	高世格亲	19世纪末20世纪初	蒙	方药文献,收载临证各科常用方剂170首,用藏、蒙、汉、满4种文字对照编写
《观者之喜》	吉格木德丹金扎木苏	1888年	蒙	汇集临床各科验方316首,收载常用药物570种
《御药院方》	许国祯	1267年	蒙	宋、金、元三代御药院所制成方配本
《饮膳正要》	忽思慧	1330年	蒙、回	本草文献,列养生疗疾饮膳方238首
《医学之目的》	木拉德拜克·艾里拜克	1737年	维	经典文献
《拜地依药书》	阿吉·再努勒·艾塔尔	1368年	维	记载了1 500多种维吾尔药的形态
《医学大全》	霍加·热依木阿洪	1837年	维	方药文献,草药与验方大全
《太节力验方》	胡赛因汗·太节力	19世纪	维	方药文献
《卡迪尔方剂集》	穆罕穆德·艾克拜尔·艾尔扎尼	1780年	维	方药文献
《艾克拜尔验方》	穆罕穆德·艾克拜尔·艾尔扎尼	18世纪	维	方药文献
《嘎比迪沙迪巴尼》	佚名	约1300年	傣	傣医学经典文献
《档哈雅》	佚名	约7世纪	傣	被傣族人民称为"大医药书"
《白色宫殿》	贾马力丁·阿克萨拉依	13世纪	维	印度德里伊斯兰医学院用作教材
《回回药方》	佚名	元末明初	回、维、蒙	是当时临床机构的处方集锦和指导诊断用药的重要参考文献
《瑞竹堂经验方》	沙图穆苏	1326年	回、维	方药文献,载各科方剂300余首

另外,民族医药文献的筛选和挖掘,首先应对该民族医药文献的概况有所了解,这就需要运用目录学的知识。近年来《中国少数民族古籍总目提要》《全国藏医药古籍名录》《古今藏医药文献书目编制》《西藏藏医历算古今文献目录明镜》《西藏藏医学院馆藏典籍目录》《雪域藏医历算大典·藏医部分总目录》《藏医药经典文献集成》《内蒙古自治区蒙医药博物馆·馆藏古籍文献图解》《彝族医籍录》等文献目录研究成果陆续出版,大致勾勒出本民族医药发展的脉络,为民族医药经典方剂筛选工作提供了保障。

（二）方源考证

与中医学产生发源于本土不同，许多民族的医学体系是中外结合的产物。例如，藏医、蒙医、傣医深受古代印度医学的影响，维吾尔医、回医的医学体系来源于阿拉伯医学。

丰云舒等考证《回回药方》现存的四卷中，有 117 首方剂与伊本·西那《医典》的内容相同。宋岘等通过实地考证，发现《回回药方》的内容与几种最有影响的阿拉伯古代医书有着直接的关系，所刊载的方剂来源包括《医典》《医术全书》《忒毕医经十三部》，以及拉齐、麻而瓦吉、虎迺尼·宾·亦西哈黑、撒哈而八黑忒等医家的著作。藏医的许多经典方剂，方源可以考证到龙树大师《配方百篇》马鸣大师《医学八支集要》等印度医学文献。由此可见，许多经典的方剂来源于国外的医书。因此，对于方源的考证，不能仅仅止步于国内民族医药文献，还要将研究范围扩展到海外。

方源的考证，对比方剂的名称、组成、功效主治的一致是最基础的前提。但考虑到各国古医书上的方剂常常是相袭转抄的。仅仅内容相同或相似并不能确定来源，还需要有确定方剂来源的特有标记。这在中医文献学中称为"引书著录"，如《外台秘要》所引用的方剂均明确标记出处。在民族医药文献中，也往往有明确的出处标记。但与中医学不同的是，由于音译不同，同一文献或医家即使在一本书中，也可能会出现多种形式。这是民族经典方方源考证面临的突出问题之一。

二、多种文字的互译与术语的规范

（一）多种文字互译

民族医药文献，大部分是以本民族的文字撰写的，没有汉文译本。民族地区又有不同历史阶段多种语言体系混合使用的情况存在，这样就给民族医药文献的筛选挖掘工作带来了很大的障碍。

维吾尔族先后使用过古代突厥文、古代维吾尔文、婆罗米土耳其文、摩尼字母、于阗文、阿拉伯文以及由阿拉伯文演变的察合台文字等。维吾尔族祖辈医学家即利用这些文字记录了长期医药实践中总结的医学思想、医学理论和经验。16 世纪，随着藏传佛教格律派从藏族地区传入我国蒙古地区，藏传佛教教徒诵经一律使用藏族语言文字，因此许多蒙医文献也多用藏文书写。例如蒙医的《甘露四部》原为藏文撰写，后由干朱·巴拉登等译成蒙古文。藏医的《美奇目饰》由汉文、藏文、蒙文三种语言写成。回医的《回回药方》包含多种语言文字，除去汉文，尚有阿拉伯文、波斯文、维吾尔文，甚至还有古叙利亚文，即景教僧（也里可温人）所使用的语言文字。

近几年，蒙医已筛选、翻译、研究出版文献著作和专著 260 余部。《甘露四部》《蒙药正典》《秘诀方海》《识药学》《观者之喜》等 20 余部蒙医文献均已具有汉文译本或现代蒙文译本。以李永年先生翻译的第一部汉译《四部医典》，以及《秘诀续补遗》《蓝琉璃》《晶珠本草》等，均为标志性成果。其中藏医经典著作《四部医典》还陆续出版了蒙文、英文和日文等译文本。

维吾尔医方面，出版了《医学之目的》《明净辞典》《药物之园》等多部现代维吾尔文翻译著作。回医方面，出现了《〈回回药方〉研究》《〈回回药方〉校笺》等注释及专题研究的成果。各民族医药学专家的译校成果，基本扫清了文字障碍，为医学研究者从医理、临床角度开展研究提供了便利。

需要注意的是，古籍文献在流传过程中，迭经辗转抄写翻刻，错误在所难免，因此须将多种版本加以比较。有些民族医药文献在翻译成汉文后存在一定的错误，容易造成读者的误解。因此，在梳理文献时，一定要将原文与译文相互参照。此外，民族文献的互译工作，绝不仅仅指各民族语言与汉文的互译，同一文献历史上可能流传着多种语言体系的版本，需要结合各语言体系下的版本系统互相参照，加以深入筛选挖掘。

（二）术语对照

有些民族医药文献，虽然是以汉文撰写的，但是其中包含有大量音译的医学术语，同样影响理解。例如《回回药方》中很多药名、人名、地名为阿拉伯语、波斯语、蒙语等词语的汉文音译，因此即便解决了全部音译词的问题，也不意味着就能很容易读懂《回回药方》。此外书中还有一大批医学术语，它们既不是音译过来的，也不见于中医药典籍。例如，"过药""傅药""宣药""榔药""搭药（揭药）""渍药""紧药""善药"等等，有些从字面上可以理解，但有些一时难以琢磨。

不同语言体系下，医学术语的对应历来受到重视。诸如 19 世纪，蒙医高世格亲编著的方药手册《普济杂方》，书中方药名称列有蒙、藏、汉、满文名词对照。占布拉·道尔吉所著《蒙医本草图鉴》，共载药物 879 种，每味药都以蒙、汉、藏三种文字对照。近年来藏医发布了《藏医药基本名词术语标准》《藏汉对照藏医药学名词》等，蒙医筛选了《蒙汉藏文药名对照》，维吾尔医发布了《维吾尔医药名词术语维汉对照标准》，哈萨克医发布了《哈萨克医药名词术语哈汉对照标准》等，傣医汇编了傣、汉、拉丁三种文字对照的《傣药名录》。这些研究成果，对于民族药经典方文献筛选和挖掘工作大有裨益。

三、药物基源考证

经典方均源于古代，但随着年代更迭，组成这些经典方的药物品种和药用部位都有着或多或少的变化。因此，确保古方临床使用的安全性和有效性，首要关键问题在于确定方剂组成中的药物品种和药用部位。

（一）民族医药基源考证的特殊性

基源考证同样是民族医药经典方筛选工作的难点和重点。其特殊性还涉及以下几个方面：同一药物在不同的医学体系下均入药，但药性认识和用药部位有所差异；同一药名在不同民族医学体系中基源有差异。常用蒙药中，与中药品种交叉者约 180 种，与藏药交叉者约 35 种。例如诃子，蒙医视为众药之王，广泛使用，而中医一般只用其涩肠止泻、敛肺利咽，其他方面应用很少。蒙药中的达乌里龙胆，即中药的秦艽，两者基源相同，但中医和蒙医所取用药部位不同。中医一般取根入药，而蒙医取花入药。

（二）民族医药基源考证方法示例

乳香作为经典的外来药物，在我国已有上千年的应用历史，多次出现在各类中医药、民族医药书籍当中。由于乳香原植物在我国并无野生分布，因此历代本草学文献中，无论是中药还是民族医药，对乳香基源的描述均存在一定偏差。有学者参考了《印度药典的补充》《草药概略》等外文书籍，结合《诸番志》等地理著作中"乳""香"二字的音译来源和对于产地的记载,以及其他学者的研究成果,确定"捆都而"基源为:橄榄科植物 *Boswellia carterii* Birdw,是阿拉伯语"Kundur"音译而来,英文名为"Olibanum",与中药乳香为同一药物。参考《欧亚大陆蒙古文化与征服》《饮膳正要》等,结合宋岘的研究成果,确定"麻思他其"基源为:漆树科植物"*Pistacia lentisus* L.",英文名为"Mastic"。与维吾尔药(简称维药)"洋乳香"为同一药物。

有学者将通过音译从世界植物物种列表数据库中查询到的药名(异名),参照《明净词典》关于药物形态的记载,结合产地、功效等信息,考证"八子里哈土纳"为车前科植物卵叶车前 *Plantago ovata* Forssk 的干燥成熟种子。与中医"车前子"为同科同属不同种植物,功效主治也有差异。而与维吾尔药"伊斯排胡里"为同一基源。

"蒂达"是藏医、蒙医常用的一味药材,名称由藏语音译而来。由于其多种来源和形态相似性,根据形态难以分辨。有学者根据《晶珠本草》《甘露之滴》等经典藏医药文献中对于形态描述,以及相关药图的描绘,请教藏医临床专家进行多学科考证,结合现代分子生物学鉴定技术,对"蒂达"品种进行筛选与规范。

(三)民族医药基源考证常用方法

关于药物基源的研究,中医学已经有着比较成熟的方法。中药基源考证是澄清中药材品种、入药部位混乱的重要手段之一,因为它能从复杂的异物同名品种中区分出哪个是经受过长期历史考验的传统药用品种,为确定药材正品提供文献依据。

中医常根据《图经本草》《本草纲目》等本草类文献中,对于药物形态、产地的记述,以及基源形态的描绘,规范药物基源,民族医药也有相似的文献。19 世纪中叶,由著名的蒙药学家占布拉·道尔吉所著的《蒙药正典:美丽目饰》记载了 879 种药物,分成 8 纲 24 类,每种药材的产地、来源、形态、药用部位、性、味、功能、主治、采收季节、炮制方法等内容均做了详细论述,并附有 570 余张药材图谱,开创了蒙药本草著作图文对照的先例。蒙医学家伊希巴拉珠尔所著《认药白晶鉴》,罗布桑苏勒和木所著《认药学》、占布拉·道尔吉的《蒙药正典:美丽目饰》等,均为辨识蒙药基源、纠正药名名称混乱的经典著作。维吾尔医著作《拜地依药书》,记载了 1 500 多种维药的形态。17 世纪由著名藏药学家帝玛尔·丹增彭措所著的《晶珠本草》记载了 2 294 种药物的识别,为藏医辨识药物基源的著作,类似的还有《宇妥本草》等近百种藏药材古籍文献。藏医文献《蓝琉璃》《药味铁鬘》以及许多医学唐卡中都有药物图鉴,对珍宝药、土石药、精华木药等描绘精细。1984 年由人民卫生出版社出版的《中国民族药志》,是我国第一部专论民族药之专著,第一卷共载药 135 种,第二卷载药 120 种,包括动、植、矿物药,图文并茂。《中国本草彩色图鉴》包含 2 000 种左右民族药。以上均可以作为基源考证的可信资料。

民族药物的考证,多从音译入手。根据其学术研究可能采用的各种语言体系,分别推测其可能的外文药名。由于音译往往不十分精准,因此需要从多个发音相似的异名加以考证。很多民族药物都具有"西洋名称",虽然可能与中药汉译的名称相同,但也要详细审定不同民族医药系统下,同名不同基源的药物。

有些民族药物基源的植物,在我国境内没有分布。因此,除《中国植物志》(*Flora Reipublicae Popularis Sinicae*)外,对于基源的判断还可以借助国际植物名称索引(International Plant Names Index,IPNI),全球生物多样性信息系(Global Biodiversity Information Facility,

GBIF）等国际植物数据库。

四、剂量考证

剂量是影响方药有效性及其安全性的重要和关键因素。然而由于经典方创制时间较早、早期度量衡标准不统一、历代度量衡衍变、地域学派影响、社会经济影响等原因，剂量不确切成为困扰历代医家能否安全有效使用经典方的突出问题。经典方"处方剂量"的考证，涉及古今度量衡转化、饮片形态、剂型特征、临床应用等多方面的复杂因素。

（一）标准剂量单位换算

有学者梳理了历代医家对于经方剂量的观点，依据历代度量衡换算标准，结合中医临床用药实践，对经方本原剂量问题进行了系统地研究。有学者提出，经典方药物使用剂量确定的原则，不仅要解读原方诞生时的剂量，还应厘清其在流传中的剂量变化。有条件的情况下，以权器考证法、明清经验折算法作对照实验，最终通过安全性实验、药效实验等来对几种折算方法进行比较评价。

（二）非标准剂量单位考证

2018年国家中医药管理局发布的100首经典名方中，涉及非计量单位的有76首。其中涉及药物17种，涉及煎药溶剂2种，涉及服用量器2种。例如："附子一枚""竹叶二把""竹茹一弹大""无灰酒半钟""剉如麻豆大""饮服方寸匕"等，非标准计量单位表述用量的情况，在经典名方中屡屡出现。此种现象在民族医药文献中也大量存在。目前已有学者对大枣、附子等20余种药物在经典方中的用量进行了考证和实测。有学者还对"钱匕""方寸匕"等散剂取药量器进行了考证。以上方法和原则可供民族医药经典方的筛选工作借鉴。

中医经典名方量古今换算虽然比较复杂，但毕竟处在同一度量衡体系之下。而民族医药文献的特殊之处在于，其可能处于不同的度量衡体系之中。例如维吾尔医古籍中，常用的剂量单位有带尔海木（darham），米斯卡里（miskal），赛尔（sar）等。有将记载于《回回药方》的方剂与阿维森纳《医典》的记载进行对比，发现《回回药方》方剂的剂量要比《医典》等阿拉伯医书中大25%左右。因此在民族药经典方的文献筛选过程中，一定要对不同度量衡体系下的剂量关系进行比较。另外，各民族医药体系发展状况不同，比如傣族医书对傣药无剂量记载，全凭医师经验使用，因此在剂量文献考证的基础上，更需要结合医师临床口耳相传的临床检验。

五、数字资源的应用

近年来，随着数字化、信息化技术的发展，各民族医药古籍文献的数字化工作也得到长足的发展，大量数据库的应用，为文献的筛选挖掘和经典名方的筛选提供了极大的便利。

青海省藏医药研究院基于知识元的理论，先后建设了藏医古籍本草知识库、中国藏医药电子数据库，可实现藏药的精确检索，应用于基源的考证。

内蒙古医科大学蒙医药学院建成"蒙药方剂数据库"，第一期工程收录《蒙医药方剂学》《甘露四部》《蒙医药方汇编》等文献10部，登录方剂4 814个。二期工程收录《内蒙古蒙成药标准》《四部医典》等10部文献，登录方剂5 000个。建成了"蒙医药古文献数据库""蒙医医案知识库""蒙药方剂数据库""蒙药查询系统"等。内蒙古民族大学建成了"蒙医学名词数据库""蒙药标本馆"等数字资源平台。

维吾尔医方面有维吾尔医药古籍资源网络检索平台,包含疾病、本草、方剂、古籍基本信息、名医、术语等6种专题数据库,能够提供智能化检索服务,其中所有古籍均通过维吾尔语言编写。

六、数据库和信息平台建设

(一)数据库建设

构建以藏、蒙、维等若干民族医药为示范的包括民族医药词典数据库、药物数据库等全面、完善、实用型民族医药经典方特色数据库。

数据库的构建主要采用的技术为 MySQL,MySQL 是一个关系型数据库管理系统,MySQL 是最流行的关系型数据库管理系统之一,在互联网网页应用方面,MySQL 是最好的关系数据库管理系统(relational database management system,RDBMS)应用软件之一,多用户、多线程结构化查询语言(structured query language,SQL)数据库服务器,是以客户机/服务器结构实现的,由一个服务器守护进程命令 mysqld 以及很多不同的客户程序和库组成。它能够快捷、有效和安全地处理大量的数据。数据库构建的方法为利用 MySQL 数据库,通过 MySQL 关系数据库将数据保存在不同的表中,而不是将所有数据放在一个大仓库内,这样就增加了数据库的查询速度并提高了灵活性。数据库包括民族医药经典方的方剂出处和源流,处方组成、功效和方解,剂型、制法和用法,基源和用药部位,临床应用等关键信息。

(二)信息平台构建

平台框架采用 ThinkPHP 框架,使用 MVC[模型(model)、视图(view)、控制器(controller)的缩写]模式的设计,良好地保证平台的可维护性和安全性。平台技术方面采用了 ThinkPHP、Boootsrap、MVC、MySQL,平台内容方面包含平台首页模块、民族经典名方模块、民族成药模块。其中民族经典名方模块包含基础信息、类方研究、现代对应信息、应用解读和参考文献模块。

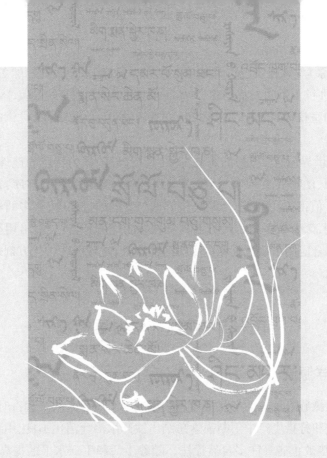

第二章

藏医药经典方

藏医学，藏语称为"索瓦日巴"，是藏族人民以本民族、本地区的自然条件、人文科学为基础，总结了与疾病进行斗争的丰富经验，借鉴了周边中医学、阿育吠陀医学等传统医学知识而创造出来的独特的医疗体系，以"三因学说""五源学说"以及药物的"六味""八性""十七效"等为主要理论。

西藏地处有"世界屋脊"美誉的青藏高原，具有以高、寒为特点的地理环境与自然环境，拥有多种植物资源、动物资源、矿物资源，是藏医药特色药材的巨大宝库，并且有多部藏医药本草学专著形成。值得关注的是，在藏医药传承与发展的过程中，众多的藏医药古籍中记载了大量的古代方剂，部分藏医药古代方剂具有独特的优势和特色，并沿用至今。从古代藏医药方剂中筛选出适合应用于现代临床的藏医药经典方，是藏医药古代方剂现代化传承与发展的重要机遇与挑战。

第一节　藏医药学发展概况

一、藏医药学源流

藏医药学是在藏族人民长期与疾病斗争中形成和发展起来的。远古时期，世居青藏高原的藏族先民在游牧和狩猎生产中不断摸索总结出饮开水治疗消化不良、用新杀动物胃中糜物热敷消肿、用酒糟热敷止痛等许多自然疗法。随着生活和生产水平的提高，在原始社会的中末期，已经开始出现供切割皮肤、放出脓血用的石器，火的利用则为火灸疗法提供了基础。当藏族社会进步到畜牧、农业生产时期，人们学会酿酒、制作酥油等，从而也就学会了利用这些手工技术的产物来治疗疾病，如用酥油汁涂抹伤口、结扎脉口以治疗出血、利用酒糟治疗外伤等。

7世纪初，松赞干布建立吐蕃王朝。据有关记载，7—9世纪，除吐蕃本土诸邦各有所长的传统医学外，另有多个不同的医学学派曾在吐蕃王朝争鸣，包括西来的希腊医学、东部的汉族中医学、南来的古吠陀医学，以及北与西北来的阿拉伯-波斯医学等。可以说，8世纪以后具有完整理论体系和医疗实践的藏医药学，是吐蕃诸医疗系统与其他各外来医学某些成分有机结合而成的。

633年，松赞干布统一全藏，迁都逻些（即今拉萨）。在松赞干布执政期间，统一了文字并引进佛教。文字统一后，西藏进入了一个有文字记载的历史时期，佛教则带来了佛学及有关的文化。当时的佛学有五明学，所谓五明，就是声明（声韵学和语文学）、工巧明（工艺、技术、历算之学）、医方明（医药学）、因明（相当于逻辑学）、内明（佛学），也就是说，印度医学也随着佛教而输入西藏。

641年，松赞干布与唐王朝文成公主联姻。文成公主入藏时，带去了当时处在世界最先进地位的中原文化，其中就包括大量医药的内容。这是吐蕃王朝首次大量接受外来医药知识的记录，对于藏医药学的形成和发展影响深远。继文成公主入藏之后，松赞干布向内地以及邻近的国家、地区请求再派医生入藏，传授医学经验和交流医疗技术。8世纪，金城公主入藏，她再次带去大量的技工及各种著作。后来，汉族医僧摩诃衍和藏族著名译师毗卢遮那编译了一部既有外国及汉族地区医学内容，又有藏族本民族医疗卫生经验的综合性医书，取名《月王药诊》。这可以说是现存最早的一部藏医经典著作。

8世纪末，藏族著名医家宇妥宁玛·云丹贡布集藏医之大成，吸收其他医学的精华编著了《四部医典》，并由其第十三世孙宇妥萨玛·云丹贡布于12世纪将其补充完善最后定稿。

《四部医典》，藏文译名为《据悉》，全名为《甘露精要八支秘密诀窍续》，是集藏医药医疗实践和理论精华于一体的藏医药学术权威工具书，被誉为藏医药百科全书。全书共分为四部，156章。第一部《根本部》，共6章，记述医学的总纲，涉及藏医起源的传说，以及对人体生理、病理、诊断原则和治疗的简要介绍；第二部《论说部》，共31章，介绍人体的解剖构造、胚胎发育、病因、发病的原理、疾病侵入人体的途径、人的起居行为、饮食、药物性能、医疗器械以及一些疾病的诊治原则，并论及对医生的道德伦理要求；第三部《秘诀部》，共92章，可谓是藏医的临床医学，除了介绍隆病、赤巴病和培根病之外，还依次介绍了临床各科疾病的病因、症状、诊断及治疗，其中包括内科、外科、妇科、儿科、皮肤科以及壮阳等多方面内容；第四部《后续部》，共27章，介绍藏医主要诊断方法脉诊和尿诊，以及汤、丸、膏、散等各种剂型和催吐、泻下、放血、药浴等各种疗法。

在《四部医典》问世后的几个世纪中，众多医药学家对它不断进行注释、修订、补充、完善，尤其是宇妥萨玛·云丹贡布，他是宇妥宁玛·云丹贡布的第13代孙，人称小宇妥·云丹贡布。小宇妥用厘定后的藏文改定《四部医典》，并加入注释，根据时地差别，适时补宜，以实践医诀加以充实，在《根本部》中增补了一些章节；《论说部》增加了茶、药、食等章；《后续部》中补充了《月王药诊》中原遗漏的精华部分，如诊脉、子母生克等；《秘诀部》中也有增补，使《四部医典》成了一部更为完善、丰富的医学巨著。

在帕姆竹时期，藏医药学出现了一个学术繁荣的局面，开始形成南北两个学派。北方学派主要活动于拉萨西北地区，以强巴·朗杰札桑为代表，主要总结高原地区潮湿寒冷等环境下治疗风湿等疾病的经验，擅长用温热性药物、艾灸及放血等疗法，代表著作有《八支集要如意珠宝》；南方学派地处南方雅鲁藏布江流域一带，以舒卡·年姆尼多吉为代表，对当地常见温热病症治疗经验丰富，擅长运用清凉性药物，代表著作有《千万舍利》。南方学派与北方学派互相学习、学术争鸣，也互相取长补短，大大推进了这一时期藏医药学的发展。

17世纪，第司·桑吉嘉措秉承达赖旨意修订《扎塘版四部医典》，刻版印刷了现行的《四部医典》，并对这部用偈颂文体写成的经典进行了全面注释和补充，写成《医学广论药师佛意庄严四续光明蓝琉璃》（通常简称《蓝琉璃》）一书。第司·桑吉嘉措还组织著名画师绘制了《四部医典彩色系列挂图》（又称"曼唐"）79幅，使博大精深的藏医学理论更趋形象化、具体化，为藏医学习和传承提供了捷径，对藏医发展做出了重大贡献。18世纪，帝尔玛·丹增平措著成《治病伏魔药物功能直讲·无垢晶球》和《甘露药物名称功能评解·无垢晶鬘》。前书主要论述药物的功能，后者分述各种药物的性能及其功用。两书合称为《无垢晶串（鬘）》（即《晶珠本草》），共收载药物2 294种，是历代收载药物数量最多，集藏药大成的经典藏药著作，与《本草纲目》同为中国传统医学宝库中的瑰宝。

随着佛教的传播，以《四部医典》为代表的诸多医学文献也传入蒙古地区，为蒙古传统医学理论的形成奠定了基础。同时，以藏传佛教寺院中曼巴扎仓（医明学院）为中心的医学教学模式也传入蒙古地区,1788—1920年在蒙古地区建立了以《四部医典》为教学内容的曼巴扎仓有十余所,推动了《四部医典》学术思想的传播和临床实践应用。

二、中华人民共和国成立后藏医药学发展

1951年西藏和平解放后,中国政府高度重视藏医药学的发展,出台了各种民族政策和医学政策鼓励扶持藏医药学事业的发展。1995年中华人民共和国卫生部公布了《中华人民共和国卫生部药品标准·藏药》;2016年正式公布作为名词标准规范的《藏医药学名词(2016)》。在党和政府的大力支持下,藏医的医疗、科研、教育、文化、产业等各方面都得到了飞速的发展;2017年开始实施的《中华人民共和国中医药法》从法律层面保障包括汉族和少数民族医药在内的我国各民族医药的发展。目前,西藏自治区藏医院是唯一的民族医药国家临床研究基地;西藏藏医药大学和青海大学藏医学院设有全国藏医博士学位授予点。

2018年5月,藏医药代表性著作《四部医典》进入《世界记忆亚太地区名录》;2018年11月,"藏医药浴法——中国藏族有关生命健康和疾病防治的知识与实践"被列入联合国教科文组织人类非物质文化遗产代表作名录。这一切都充分表明,今天的藏医药学已经在国际舞台上被世界广泛认同,得到了国际社会的重视与尊重。

第二节　藏医药学理论体系

藏医的基础理论中,五源学说和三因学说是其中最重要的内容。

一、五源学说

藏医学运用土、水、火、风、空五种物质之间的相互滋生和变化来解释人体的形成、疾病的发生、药物的性能,以及这三者之间的关系。藏医认为包括人在内的世间万物均由五源,即土、水、火、风、空构成,其中土、水、火、风是基本物质,而"空"则是物质存在必有的空间。"土"有坚固和聚拢机体、促进身体生长等功能;"水"有滋养、湿润、下沉和聚拢机体的功能;"火"有增加体温、促进成熟的功能;"风"有促使机体运动、输送血液和精华的功能;"空"有为机体的存在、增长和运动提供空间的功能。

二、三因学说

三因即隆、赤巴和培根,是构成人体生命活动的三种物质,也是引发疾病的三大因素。在正常生理状态下,三种因素在人体有一定的容量和固定的居处,相互依存、相互制约,保持一种平衡和和谐的状态,共同维持人体的生命活动,保证人体健康无病。但是,在病理状态下,三者的容量及存在的位置发生了变化,出现偏盛偏衰、互相篡位,原先的平衡和协调的状态被破坏,就会导致疾病。

(一)隆

在生理状态下,主要功能是推动血液循环、主管呼吸及机体运动,是人体生命功能的动力。根据隆的不同功能和存在部位的不同,又可以把隆分成五种。

1. 维命隆　音译索增隆。存在于人体头顶部,即中医所说的百会穴的部位,其运行的部位是咽喉部和胸部。主管人体的吞咽动作、呼吸、唾液分泌、打喷嚏、打饱嗝,并且使人的头脑清醒,记忆力增强,感官敏锐,还维持着人体正常的精神状态。

2. 上行隆　音译是紧久隆。存在于人体的胸部,运行于鼻部、舌头、喉头、食管、气管等部位。主管人体的发声,使人面色红润有光泽,充满活力,精神振奋,善于思考。

3. 遍行隆　音译为恰不其隆。存在于心,并运行于全身,将血液等饮食生化的七精华运送到全身各处,推进循环。主管人体四肢的活动,屈伸行走,眼睛及口唇的开合,以及人的语言和思维活动。

4. 伴火隆　音译为梅年姆隆。存在于人体胃脘部位,运行于大小肠,运送营养至所有脉管之中。主管人体的消化功能,负责把食物中的精华和糟粕部分分开,并促使血液生成和成熟起来。

5. 下泄隆　音译为吐色隆。存在于人体的肛门部位,运行于人体的下部,包括大肠、膀胱、会阴等部位以及大腿的内侧。主管人体精液、月经、大小便的控制与排出,以及妇女分娩过程等。总之,凡人体下半身的各种功能,都由它来司理。

(二) 赤巴

在生理状态下,有为机体提供热能、促进消化的功能。根据赤巴的不同功能和存在部位的不同,可以分成五种。

1. 能消赤巴　音译为赤巴久觉。存在于胃肠之间,为五种赤巴之首,主要作用是协助把食物中的精华和糟粕加以分解,使其产生出热能,并使其他各种赤巴的作用能正常地进行,更好地发挥其生理作用。另外,还有温热和干燥身体中水液的功能。

2. 变色赤巴　音译为赤巴当久,存在于人体的肝脏,主要作用是使食物中的精微所包含的色素变成体内各种成分应具有的色泽。如血液中具有的红颜色、胆汁中的黄绿色,以及肌肉的红色、粪便中深浅不同的黄褐色等。

3. 能作赤巴　音译为赤巴朱且。存在于心部位,主要作用是管理人的思想意识,负责人的胆略,心胸开朗,有谋识。人的欲望及骄傲自豪的情绪也与它有关。

4. 能视赤巴　音译为赤巴通且。存在于人的眼睛部位,主要作用是主宰人体的视觉,使人能看到体外周围的物体,并辨别其颜色。

5. 明色赤巴　音译为赤巴多塞。存在于人体的皮肤,主要作用是使人的皮肤细腻、润泽和光亮。

(三) 培根

在生理状态下,有提供人体津液和湿润的功能。根据其所在的位置及功能,也分为五种。

1. 能依培根　音译为培根丹且。位于胸中,为五种培根之首,可协助其他四种培根正常功能的运转。当人体体内的体液水分产生异常,即过多或过少时,可以起调节作用,使其恢复正常。

2. 能化培根　音译为培根涅且。位于胃上部食物未消化部位,能磨碎食物、消化腐熟食物。当然,这一功能还需与其他两种因素,即能消赤巴、伴火隆来共同完成。

3. 能味培根　音译为培根良且。位于舌头的部位,主要功能是主管人体尝味的功能以辨别食物中的各种不同味道。

4. 能足培根 音译为培根其木且。位于头部,在外界刺激作用下,它能使人体产生各种精神情绪,如喜、怒、哀、伤等。

5. 能合培根 音译为培根居而且。分布于人体的各个关节部位,功能是连结和润滑关节,能使关节灵活地活动。

三、病因、病缘与疾病分类

藏医认为疾病发生的原因分为远因和近因。远因是由于人的无明而产生的贪、嗔、痴三毒,使人体的隆、赤巴、培根失调,从而产生疾病。近因是由于隆、赤巴、培根三者的平衡状态失调而产生了疾病,危害着身体健康。热证主要由赤巴紊乱产生,寒证主要由培根紊乱产生。隆既具有热的性能也具有寒的性能,且在全身各处运行着,所以隆是疾病产生的关键因素。

此外,疾病的发生还需要有三个外缘性条件,即发起、蓄积和诱发。其中,发起与时令、人体的五官以及起居行为相关,凡是这几方面出现不足、过盛或相反现象时,都可以是疾病的发起。但是,这些疾病发起了也不是马上就能得病,还要有其他因素的协同作用,而且要有一个逐渐蓄积的过程,并且与季节、时间有十分密切的关系。疾病的诱发因素则分为共同的诱因和特殊的诱因两种。共同的诱因包括季节因素、起居饮食不当、误用毒品以及医生误诊误治等;特殊的诱因则是针对隆病、赤巴病和培根病的发生有各自不同的原因。

对疾病的分类,一般来说有三种方式:从病因分类,分为后天所生疾病、遗传疾病、先后天并发疾病三类。从疾病所生之处分类,分为男子所生疾病、妇女所生疾病、老人所生疾病、儿童所生疾病、综合性疾病 5 种。从形态分类,包括按隆、赤巴、培根分类 101 种,按疾病病势分类 101 种,按发病部位分类 101 种,按疾病性质分类 101 种,总共有 404 种疾病。藏医还认为,这些病证中有 101 种不治自愈、101 种治后痊愈、101 种治而不愈,另 101 种是不治之症。

四、疾病的诊断

藏医的诊断方法分为望诊、触诊和问诊。对于望诊,凡是能用眼睛看到的都要观察,要看体型、观察肤色,尤其是要观察尿与舌。藏医尿诊是藏医诊断法中的特色之一。在验尿时分热、温、凉三个阶段进行,观察九个指标,即"三时九诊"法。尿热阶段指尿液刚排出体外,热气未散失,此阶段主要观察尿的颜色、蒸气、气味、泡沫;尿温阶段指尿液热气部分消失,此时主要观察混悬物、浮皮;尿凉阶段指尿液冷却阶段,这时主要观察尿液转变,包括转变时间、转变方式和转化后的尿色。采用尿诊来判定人体疾病,尤其是六腑疾病,是藏医疾病诊断中的重要手段之一,一直运用于藏医医疗实践中,是藏医临床常用、必备的诊断方法。

触诊是触摸全身的寒热,皮肤的燥润、凸起等,特别是要诊脉。脉诊在藏医诊断学中也占有十分重要的地位,其方法就是以医者用手指去按切患者的脉搏,这在一定程度上与汉族中医的脉诊有很多相似之处,但又不完全一致。脉诊通过医者用手指去按切患者手腕"冲""甘""恰"部位的脉搏,来判定患者体内的真实情况。在腕部第 1 条横纹向肘窝部量 1 寸(相当于本人大拇指末节掌面的长度)处按下医者的食指,这就是"冲"部;往肘窝方向,离

"冲"部约一青稞粒的宽度处,按下医者的中指,这就是"甘"部;再隔一粒青稞的宽度,布下医者的无名指,这里就是"恰"部。脉诊是藏医疾病诊断中必备的重要手段之一。

问诊包括询问病因、患病的时间、患病的部位等,尤其是病因、部位和症状,因为问清病因就可以知道患的是什么病,问清部位可以知道发病途径,问清疾病的症状和特征就可以知道病情的细微差异而不致混淆。根据望触问三诊诊断得到的印象,加以综合分析和归纳,从发病原因判断疾病的性质,从症状和体征判断疾病的类型,从而辨证施治。

五、治疗方法

藏医药学不仅具备完整的理论体系和诊疗体系,而且其诊疗经验涵盖内、外、妇、儿及预防、养生等各个领域,内容丰富、特色鲜明,是我国传统医学的重要组成部分。藏医认为不论是疾病的预防,还是疾病的治疗,不外乎从饮食、起居、药物和外治四个方面着手。在饮食方面,有适宜于各种病证应用的食物和饮料;在起居方面,涉及住处、环境、衣着及行为;在药物治疗方面,除丰富的药物资源外,还有适宜于各种病证的不同剂型,如汤剂、散剂、丸剂、药露、药油、泄剂、补剂、吐剂等;就外治法来说,则包括医疗器械治疗、油涂、按摩、针灸、放血、发汗、温熨、药浴等。这些融于一体、丰富多彩的预防与治疗方法,在藏医学体系中显得格外突出。

(一)饮食疗法

藏医治疗体系中,饮食疗法受到高度的重视,认为当人患病时,最好是用调理饮食的方法来进行治疗,并注意起居养生,只有当饮食疗法失效之后,才去寻求其他的疗法,如药物治疗等。

藏医认为饮食与身体健康及疾病的关系极为密切,对各种各类的饮料和食物都有重要而明确的规定。食物可以分为谷物、油脂、肉类、绿叶蔬菜和饮料等几类。在饮料等液态饮食中,最为重视奶类和水的治疗作用。

(二)起居疗法

藏医十分注意平时起居、生活制度的养生,以预防和辅助治疗。除一般按天气冷暖变换和增减衣服外,还要注意平时的起居饮食,尤其是老年人,以达到养生长寿的目的。

(三)药物疗法

藏医古籍记载中,藏药的剂型有汤剂、散剂、丸剂、油膏等多种形式。藏医的药方绝大多数都用复方,少者三五味药,多时可达百味以上,一般多由十多味药组成。方剂中各种药物之间起着互相协助、加强作用的功效,同时也有互相制约、取长补短的作用,从而增效减毒。在给药途径方面,除了口服以外,还有外敷、滴鼻、滴耳、滴眼、阴道栓剂等。

(四)外治疗法

外治疗法是利用药物、物理及外科手术等手段,从体外实施治疗,通过疏通经络、活血化瘀,排出脓血、剔除腐肌等以达到内病外治目的一种治疗方法。

藏医外治法按患者接受治疗时的疼痛感觉,分为缓外治法和峻外治法两种。缓外治法是施术时患者痛苦较小的一种疗法,包括熨敷法、药浴法及涂搽法三种;峻外治法是施术时疼痛较大的一种疗法,包括放血疗法、火灸疗法、金针疗法(穿刺疗法)三种。

第三节　藏医方药特色

藏医药产生于青藏高原,有十分明显的民族、宗教、社会与自然环境特点。由于青藏高原具有的地理环境与自然环境特点,因而拥有多种植物资源、动物资源、矿物资源,且这些药材资源药力强、纯天然、无污染,为藏医药的发展提供了不竭动力。藏医学和藏药学在早期是互相融合的,并无单独的药学专著,这一点可以从7—8世纪藏医的代表性著作《月王药诊》《四部医典》中看到。自10世纪开始,陆续有藏药学的著作问世。

藏医药学对药物的认识,主要包括药味、消化后味、药性、炮制、服药方法等内容。

一、药物的五源

万物之生机来于五源,药物的生长亦来于五源,其中,土为药物生长之本源,水为药物生长汁液,火为药物生长热源,风为药物生长之动力,空为药物生长之空间。五源中如果没有空这一元素,药物则无生机。这一精辟论述,阐明了药物生长与自然环境的辩证关系,也就是当今所说的生态环境对植物生长的特殊性。同时它认为药物的味、性、效亦来源于五源。五源中的土水火风两两为主组合后生成药性理论中的六味,具体为土与水、火与土、水与火、火与风、土与风两两为主,生成的药材分别显甘、酸、咸、苦、辛、涩。

土性药其性重、稳、钝、柔、润、干。其作用是能使身体坚实,主要能医治隆病。水性药其性稀、凉、重、钝、润、柔、软,其作用是能滋润身体,主要是能医治赤巴病。火性药其性辛、锐、干、糙、轻、润、动,其作用是能生火热,主要医治培根病。风性药物其性轻、动、寒、糙、燥、干,其作用是使身体坚实,精气通行,主要能医治培根病和赤巴病。空性药物统率其他四大种所生的药物,遍行全身,主要治疗综合性的疾病。因此,五大种相合生成各物,地上无物不为药。向上运行的药物是火性药和风性药;下行药物是土性药和水性药。

二、六味与消化后味

藏药的药味共有甘、酸、咸、苦、辛、涩六种,具有甘、酸、咸、辛味的药物能医治隆病;具有苦、甘、涩味的药物能医治赤巴病;具有辛、酸、咸味的药物能医治培根病。

1. **甘味药物**　甘味药物适宜身体的需要,能增长元气和体力,对老人、儿童有补益作用,治疗消瘦、气管炎、肺病有特效,还能使身体的肌肉丰满,愈合疮伤,焕发容颜,使五官灵敏,延年益寿,治疗中毒症、隆病、赤巴病等都有效用。但是甘味药物运用过量时,则会诱发培根病、肥胖症、消化能力下降、遗尿症、甲状腺肿大等疾病。

2. **酸味药物**　酸味药物能生胃火,增长消化能力,能使油脂糜烂稀释,还能顺气。但是用量过多,则会产生血液病、赤巴病,使肌肉松弛、视物昏花、头晕、水肿、膜胀,发生丹毒、疥癣、皮疹、口渴等疾病。

3. **咸味药物**　咸味药物能使身体坚实,有疏通作用,能治闭塞梗阻症,用以罨熨时则产生胃火,有健胃作用。但是应用过量时,则会产生头发脱落、头发变白、面部皱纹增多,体力减弱,也能诱发麻风、丹毒、血液病、赤巴病等许多疾病。

4. **苦味药物**　苦味药物能开胃、驱虫、止渴、解毒,也能医治麻风、晕眩、瘟疫、赤巴病等疾病。有收敛作用,能使心智敏锐,能治乳房炎症、声音嘶哑等病。服用过量时,则会诱发体力减弱、隆病、培根病等。

5. **辛味药物**　辛味药物能去腐生肌、愈合疮伤、温胃,消食,开胃,泻下,用于白喉、麻风病、浮肿、疮疥、胃寒、消化不良、不思饮食。服用过量时,则会诱发神疲体倦、忽然昏倒、腰背疼痛。

6. **涩味药物**　涩味药物能清热、凉血、疗疮,润泽皮肤,用于血病、赤巴病、疮疥、皮肤粗糙等。服用过量时,则会产生胃液淤积、大便秘结、脘腹胀满、心疾病、劳伤虚损等。

7. **消化后味**　消化后味,也称为三化味,即消化后变化的情况,药物服后,与胃火相遇,这时培根、赤巴被隆依次消化。甘味和咸味被消化后转化为甘味;酸味处于中间阶段,消化后仍为酸味;苦、辛、涩味消化后,转化为苦味。消化后的每一种药味,能医治两种疾病,即甘味能治隆病和赤巴病,酸味能治培根病和隆病,苦味能治培根病和赤巴病。

三、八性与十七效

藏医对于药性的认识,分为对味性能和对药物本身性能的认识两种。总的性能可以分为性能、力量和性效三个方面。具体性能则可分为贵重药类、土药类、矿石类、木类、精华类、平地产药类、草药类和动物类八类。

1. **八性**　八性指的是重、润、凉、钝、轻、糙、热、锐八种性能。重、钝两者能医治隆病和赤巴病;轻、糙、热、锐能医治培根病;轻、糙、凉三者能诱发隆病;热、锐、润三者能诱发赤巴病;重、润、凉、钝四者能诱发培根病。藏医学将药物的属性和疾病的属性同归为寒、热两大类。隆病、培根病属寒性;赤巴病和血病属热性;黄水病和虫病为寒热并存。这是主导,其他六性介于其间。因此,临床理论则依据对治原则,即热性病以寒性药物治之;寒性病以热性药物治之;寒热并存之病则以寒热药兼用。可见,药物的性质是和疾病的属性对应而治的,寒与热,轻与重,锐与钝,润与糙是相互对立又相互制约的矛盾对立统一体。

2. **十七效**　十七效指的是藏药对疾病具有十七种对治效能,即滑、重、温、腻、稳、寒、钝、凉、软、稀、干、燥、热、轻、锐、糙、动。其中滑与糙、重与轻、温与凉、腻与干/燥、稳与动、寒与热、钝与锐、软与稀互为对治。所谓对治,就是采用药性与病性两两相对或相反的方法进行治疗。寒性病用热性药治之,热性病用寒性药治之。同理,温以凉;轻以重;柔以燥等进行对治,这就是用药的指导理论和原则。

总之,藏药的药性、药味和效能均与五源有密切的关系,十七效与六味亦紧密相关。药物的药味若与"三化味"相同,在临床上疗效较佳。

四、特殊炮制方法

在藏药的炮制上,有一种比较特殊的炮制方法,即"佐太"。"佐太"为藏语音译,为藏药特有的一种炮制工艺,是将水银按照规范操作洗炼炮制后,制成无毒且功效加倍的粉末,作为一种药物成分用于处方中。藏药"佐太"中除汞外还含有八种金属、八种矿物和数百种原辅料,是一种具有藏药传统代表性的特殊炮制技术,这一工艺已被列入国家级非物质文化遗产。

五、方剂与剂型

关于藏药的组方原则和方法,最早记载于《四部医典》。药物的配合法分为药味配合和药性配合两种。

药味配合是指基于药物甘、酸、咸、苦、辛、涩 6 种味道进行组方的方法,用以治疗隆、赤巴、培根三因盛衰不平衡而导致的百种疾病。最终形成两味配合方 15 种,三味配合方 20 种,四味配合方 15 种,五味配合方 6 种,六味配合方 1 种,再加上六味各自组成的单味配方 6 种,一共是 63 种药味配合方。药性配合是指根据具体药物各自的性效,针对不同病证,以同性配伍为基本原则的配伍方法。

藏药的剂型有汤剂、散剂、丸剂、油膏等多种形式。随着历史的发展,剂型上逐渐向散剂和丸剂过渡,一是散剂、丸剂比较方便,免除熬药的麻烦,二则是高原地区海拔高,水的沸点低,不能把所有的有效成分都溶解在汤剂里,不如丸剂、散剂有效。

在服药时间上,藏医认为隆病多发生在凌晨和夜晚,赤巴病多发生在正午和午夜,培根病多发生在早晨和黄昏。所以治疗隆病的药一般在凌晨或夜晚服用,治疗赤巴病的药在中午和午夜服用,治疗培根病的药在早晨或黄昏服用。

第四节　藏医药经典方筛选挖掘

民族医药作为中医药的重要组成部分,与传统汉族中医中药既存在共性的特点,又存在其各自的特点。藏药成方制剂与汉族中医传统中使用的饮片处方有较大的区别。因此,在经典方的研发日益精细化、标准化的今天,综合考虑各民族经典方的特点,找准定位,精准管理,就显得非常重要。

一、藏医药经典方的历史背景

2008 年国家中医药管理局发布的《中药注册管理补充规定》中的第七条规定:"来源于古代经典名方的中药复方制剂,是指目前仍广泛应用,疗效确切,具有明显特色与优势的清代及清代以前医籍记载的方剂",2017 年国家中医药管理局发布的《古代经典名方目录制定的遴选范围和遴选原则》,进一步补充了经典名方遴选的范围为 1911 年前出版的古代医籍。藏医药历史悠久,理论基础深厚,属于我国医学的重要组成部分,因此,藏药经典方可一定程度上借鉴参考中医药经典名方的筛选原则。但藏医药的大多数古代方剂目前缺乏相关的基础及临床研究,部分药物虽有临床研究,但大都属于质量偏低的文献。因此,藏医药经典方的筛选应结合自身特点进行。

二、藏医药经典方筛选的一般原则

藏医药主要以口服药物为主,以丸、散剂最为常用。对于藏医药古代方剂,应对其进行初步筛选与考究,取其精华,去其糟粕,使真正安全有效的藏药古代经典方造福社会。本部分以上遴选原则,藏医药古代方剂至少应具备以下几点才能被遴选为藏医药经典方:

1. 历史悠久且被较多古代医籍与医案记载　国家中医药管理局以"清代及清代以前医籍所记载的方剂""1911 年以前出版的古代医籍所记载的方剂"对经典名方的历史时期进行了相应的限定。古代方剂的经典性首先体现在历史悠久方面,最好被不同历史时期的多部医学著作或者医案记载。

2. 目前仍广泛使用且疗效确切　不同的历史时期,其自然环境、社会环境等所造成的疾病谱、人的体质等也有一定的差异,如果藏药古代方剂在现代临床仍然被广泛应用,且取得较好的临床疗效,在一定程度上也说明其具有经典性的特征。因此,遴选符合现代临床应用特点,目前仍被广泛应用且疗效确切的古代方剂作为藏药经典方,也是当今社会以健康需求为导向的体现。

3. 安全性好　在安全性方面,实践是检验藏医药古代方剂的主要标准,藏医药古代方剂经过长期、大量的古代与现代临床实践,已证明其在安全性方面是有所保障的。2018 年国家药品监督管理局发布的《古代经典名方中药复方制剂简化注册审批管理规定》中也指出,对于符合要求的经典名方制剂申请上市,在安全性方面可以仅提供非临床的安全性研究资料,这也是基于古代经典名方在安全性方面进行长期临床实践所做出的规定,具有一定的合理性。此外,在经典方筛选的过程中,还要对处方进行严格评价,处方中不能含配伍禁忌或药品标准中标识有"剧毒""大毒"及现代毒理学证明有毒性的药物,这也是保证经典方安全性的基础和前提。

4. 具有明显的优势与特色　藏医药具有深厚的理论基础和实践经验,在这些理论指导下产生了众多藏医药独具特色的诊疗方法。我国特色藏药资源多种多样,这些特色道地藏药材均是藏药经典方剂取效的关键。

5. 权威的专家认可　民族医药在临床研究与基础研究方面均存在科研条件薄弱、文献相对不足且研究质量相对偏低等一系列共性问题。权威的藏医学专家具有多年的临床实践经验,对藏医药古代方剂的历史源流,药物组成的合理性、临床疗效、安全性均有一定程度的临床实践和理论积淀。在藏医药古代方剂缺乏高质量循证证据的前提下,权威的专家意见可对经典方的筛选提供一定的指导意见。

三、建立筛选标准

在经典方的筛选上,根据《药品注册管理办法》(2020 年 1 月 22 日国家市场监督管理总局令第 27 号公布)、《国家药监局关于促进中药传承创新发展的实施意见》(国药监药注〔2020〕27 号)、《中药注册管理补充规定》(国食药监注〔2008〕3 号)等文件的意见,将古代经典方、名老藏医验方和医疗机构制剂 3 个方面来源的处方进行了综合考量,确定了筛选标准。

(一)排除标准

1. 已上市品种。

2. 现代临床罕用药物、毒性较大药物、贵细药物且无替代品者。

3. 方剂需要特殊制备,不适宜作为现代临床常用剂型的方剂。

4. 功用主治描述不确切者。

5. 剂量不明确者。

（二）优先纳入标准

1. 有方名者。

2. 方剂来源可考者。

3. 处方中的药材具有法定标准。

4. 处方中的药材资源质量与数量有保障，具有可持续性。

5. 组方与上市品种相似度低，所治疗的病种在市场上尚未有大量中成药占领者。

6. 具有临床需求的特色品种（如儿童用药），并在处方上满足上市条件。

7. 处方来源为医疗机构藏药院内制剂品种。

四、进行处方筛选

根据前文纳入和排除标准进行筛选，形成备选处方52首：十味血热汤散、驱虫丸、六味余甘子汤散、三味蒺藜汤散、三味红汤散、七味螃蟹甲丸、十九味草果散、五味清热汤散、二十九味羌活散、四味藏木香汤散、二十五味冰片散、二十五味狐肺散、二十五味寒水石散、二十味金汤散、十一味寒水石散、十二味石榴散、十二味冰片散、十八味牛黄散、十三味草果散、十五味止泻木散、十五味铁粉散、十五味雏凤丸、十味丛菔散、十味铁粉散、七味马钱子丸、七味兔耳草散、七味消肿丸、七味宽筋藤汤散、七味槟榔散、七味熊胆散、七珍汤散、八味石榴散、八味红花清腑热散、八味金礞石散、八味野牛血散、九味石榴丸、九味藏紫菀花散、三味干姜散、小檗眼药膏、五味马钱子汤散、五味角蒿油、六味甘草丸、六味野牛血丸、甘露灵丸、石榴莲花散、石榴普安散、四味光明盐汤散、四味辣根菜汤散、诃子吉祥丸、茜草丸、秘诀十三味红花散、黄药解毒散。

基于藏医古籍和专家论证对52首备选处方进行进一步筛选，其中藏医古籍涉及1 094部古籍，包括《藏医药大典》（民族出版社）中的古籍492部；《中国藏医药影印古籍珍本》（西藏人民出版社）中1~22卷医学部的古籍502部；《雪域藏医历算大典·藏医部分》（中国藏学出版社）的古籍83部；"藏医珍稀古籍丛书"系列（四川民族出版社）的古籍17部。专家论证主要由藏医专家、藏药专家进行。

在查阅古籍和经过专家咨询的基础上，最终确定了藏医药29首经典方（见附表6 29首藏医药经典方目录）。

第五节　29首藏医药经典方

一、七珍汤散

（一）方剂出处

本方来源于由8世纪著名藏医药学家宇妥宁玛·云丹贡布编著的《四部医典》中，为四味藏木香汤散和三果汤的合方。

（二）处方组成、功效和方解

1. **处方组成**　藏木香70g、悬钩木225g、宽筋藤125g、干姜50g、诃子90g、毛诃子50g、余甘子100g。

2. **功效** 解表散寒。主治血、隆等三邪紊乱,风寒感冒,热病初起,恶性发热,关节疼痛。

3. **方解** 方中藏木香味甘、苦、辛,能平逆降压,和胃安胎,理气;悬钩木味甘、微辛,消化后味为甘、温,能清热解毒,调整隆、赤巴、培根;宽筋藤味甘、凉,有清热润肺、健胃、消炎、退热的功效;干姜味辛、涩,能解表散寒,化痰止咳,破血,生火;诃子味苦、涩、温,能滋补养身,升胃火,助消化,藏医学认为诃子具备六味、八性、三化味和十七效,能治疗"隆""赤巴""培根"诱发的疾病,《晶珠本草》中诃子被称为"藏药之王";毛诃子味涩,消化后味苦,性凉,效钝、干,可清热解毒,收敛养血,调和诸药;余甘子味甘、酸、涩,性凉,可凉血清热,消食健胃。以上 7 味药物,药味以甘为主,配以辛、涩,能够治疗隆病和赤巴病,正符合平息隆而不使热滋长这一原则。藏木香温胃火,调隆血之热;悬钩木、宽筋藤清隆热;干姜清培隆,除瘀血;诃子、毛诃子和余甘子清热症,调和三因。诸药合用煎汤,解表散寒,行气活血,可以治瘟病初期的虚热症。

(三)剂型、制法和用法

1. **剂型** 浅黄色粗粉,气微香,味微涩苦。

2. **制法** 以上 7 味,粉碎成粗粉,过筛,混匀,即得。

3. **用法** 一次 3g,一日 2 次,水煎服。

(四)基源和用药部位

1. **藏木香** 本品为菊科植物土木香 *Inula helenium* L. 和总状土木香 *Inula racemosa* Hook f. 的干燥根。秋末采挖,除净残基、泥土,粗大者切片或块,晒干。

2. **悬钩木** 本品为蔷薇科植物粉枝莓 *Rubus biflorus* Buch.-Ham. ex Smith 或青海悬钩子 *Rubus kokoricus* Hao. 的干燥茎。

3. **宽筋藤** 本品为防己科植物中华青牛胆 *Tinospora sinensis*(Lour.)Merr. 的干燥茎。全年可采,砍取地上部分,除去嫩枝及叶,晒干,或除去嫩枝、叶及外皮,晒干。

4. **干姜** 本品为姜科植物姜 *Zingiber officinale* Rosc. 的干燥根茎。冬季采挖,除去须根和泥沙,晒干或低温干燥。趁鲜切片晒干或低温干燥者称为"干姜片"。

5. **诃子** 本品为使君子科植物诃子 *Terminalia chebula* Retz. 或绒毛诃子 *Terminalia chebula* Retz. var. *tomentella* Kurt. 的干燥成熟果实。秋、冬二季果实成熟时采收,除去杂质,晒干。

6. **毛诃子** 本品为使君子科植物毗黎勒 *Terminalia bellirica*(Gaertn.)Roxb. 的干燥成熟果实。冬季果实成熟时采收,除去杂质,晒干。

7. **余甘子** 本品为大戟科植物余甘子 *Phyllanthus emblica* L. 的干燥成熟果实。冬季至次春果实成熟时采收,除去杂质,干燥。

(五)临床应用现状

七珍汤散在现代藏医临床应用广泛,各地藏医院均以院内制剂的形式在临床上使用。尽管七珍汤散在临床上被广泛使用,但现代临床研究开展得却不多,主要从治疗感冒方面开展了一些基础性研究。

1. 有学者选取甘肃省张掖市甘州区 68 名老年流行性感冒患者,采用传统藏药七珍汤散进行治疗,总有效率 89%,认为藏药七珍汤散治疗流行性感冒疗效显著,毒副作用较小,患者满意度高,值得临床推广应用。

2. 有学者将 72 例感冒患儿(隆型、赤巴型)随机分为治疗组(七珍汤散结合三臣散)38 例和对照组(小儿氨酚黄那敏颗粒)34例,连续治疗5天后,比较两组患儿的治疗效果,显示治疗组的疗效优于对照组,差异有统计学意义(*P*<0.05),认为藏药三臣散结合七珍汤散治疗小儿的隆型、赤巴型感冒疗效显著,安全性好,值得临床推广应用。

二、六味余甘子汤散

(一)方剂出处

本方来源于18世纪著名藏医药学家降白却吉丹增赤列的《秘诀宝源》。

(二)处方组成、功效和方解

1. **处方组成**　余甘子200g、芫荽75g、冬葵果75g、全缘马先蒿40g、甘肃棘豆100g、甘草50g。

2. **功效**　清热,利尿。主治热性尿闭。

3. **方解**　方中余甘子味甘、酸、涩,性凉,可凉血清热,消食健胃;芫荽味辛、咸,消化后味苦,性凉而轻、润,能清热解表,健胃;冬葵果味甘、涩,性凉,能利尿通淋,清热消肿,止咳;全缘马先蒿味甘、涩,消化后味甘,性温,能清热,消炎,祛湿利尿;甘肃棘豆味甘、微涩,性温,能利水退肿;甘草味甘,消化后味甘,性凉、柔、平,能清肺热、脉热,舒筋活络,祛痰,止咳;以上6味药,冬葵果、全缘马先蒿、甘肃棘豆3味药为君药,能补肾利尿、消肿;芫荽清热解表,健胃消食,解渴;甘草在本方中起到清热解渴作用;余甘子在本方中起到调和培赤、利尿的作用。诸药合用能清热、利尿,用于热性水肿症。

(三)剂型、制法和用法

1. **剂型**　棕黄色粗粉,气微,味微甜、苦。

2. **制法**　以上6味,粉碎成粗粉,过筛,混匀,即得。

3. **用法**　一次3g,一日2次,水煎服。

(四)基源和用药部位

1. **余甘子**　见前文相关内容。

2. **芫荽**　本品为伞形科植物芫荽 *Coriandrum sativum* L. 的成熟果实及全草。7—8月果实成熟时采饱满果实,晾干备用。

3. **冬葵果**　本品为锦葵科植物冬葵 *Malva verticillata* L. 的干燥成熟果实。夏、秋二季果实成熟时采收,除去杂质,阴干。

4. **全缘马先蒿**　本品为玄参科植物全缘马先蒿 *Pedicularis aschistorrhyncha* C. Marquand et Airy Shaw 的花。7—8月采摘花,阴干。

5. **甘肃棘豆**　本品为豆科植物甘肃棘豆 *Oxytropis kansuensis* Bunge 和黄花棘豆 *Oxytropis ochrocephala* Bunge 的全草。6—7月采集全草,洗净,晾干。

6. **甘草**　本品为豆科植物甘草 *Glycyrrhiza uralensis* Fisch.、胀果甘草 *Glycyrrhiza inflata* Bat. 或光果甘草 *Glycyrrhiza glabra* L. 的干燥根和根茎。春、秋二季采挖,除去须根,晒干。

(五)临床应用现状

本方主要用于治疗肝肾疾病引起的各种热性水肿。据西藏自治区藏医院临床回顾性资料总结数据表明,以该药为主,辨证加减应用其他药物,对治疗擦驱(热性水肿)效果较好。有研究纳入肝源性热性水肿患者20例,口服六味余甘子汤散3g,一日1次,分早、中、晚服用,疗程 5~20 日,结果总有效率 90%。

三、三味蒺藜汤散

(一)方剂出处
本方来源于 8 世纪宇妥宁玛·云丹贡布所著的《四部医典》。

(二)处方组成、功效和方解
1. **处方组成** 蒺藜 1 100g、冬葵果 900g、螃蟹 550g。
2. **功效** 利尿。主治尿闭和肾炎。
3. **方解** 方中蒺藜味甘、涩,性温,能利水祛湿;冬葵果味甘、涩,性凉,能利尿通淋,清热消肿,止咳;螃蟹味甘、微辛,消化后味甘,性温,效锐,能补肾,利尿,舒筋。以上 3 味药,蒺藜利水祛湿;冬葵果利水通淋,清热消肿;螃蟹补肾利尿。三药相合,具有补肾利尿的功效。

(三)剂型、制法和用法
1. **剂型** 粗粉剂。
2. **制法** 以上 3 味,粉碎成粗粉,过筛,混匀,即得。
3. **用法** 水煎服,一次 3~4.5g,一日 2~3 次。

(四)基源和用药部位
1. **蒺藜** 本品为蒺藜科植物蒺藜 *Tribulus terrestris* L. 的干燥成熟果实。秋季果实成熟时采割植株,晒干,打下果实,除去杂质。
2. **冬葵果** 见前文相关内容。
3. **螃蟹** 本品为蟹科动物中华绒毛鳌蟹 *Eriocheir sinensis* H. Miline-Edwalds.、溪蟹 *Potamon*(*Potamon*)*denticulata* 或云南溪蟹 *Potamon*(*Potamon*)*yunnanensis* Kemp. 的干燥体。夏、秋捕捉,洗净沙土,置开水中烫死,晒干或烘干。

(五)临床应用现状
本方主要用于各种肾脏疾病和各型水肿症的治疗。
1. **尿潴留** 西藏自治区藏医院临床病历统计尿闭症患者 54 例,每天间隔煎汤服用三味蒺藜汤散 4g,配合对症治疗,疗程 17 天,结果总有效率 94.4%。
2. **肾积水** 西藏自治区藏医院临床病历统计肾积水患者 49 例,每天间隔煎汤服用三味蒺藜汤散 4g,配合对症治疗,疗程 17 天,结果总有效率 93.8%。
3. **水肿** 西藏自治区藏医院临床病历统计水肿患者 58 例,每天煎汤服用三味蒺藜汤散 3g,每天 2 次,配合对症治疗,疗程 20 天,结果总有效率 91.3%。

四、三味红汤散

(一)方剂出处
本方来源于 8 世纪宇妥·云丹贡布所著的《四部医典》。

(二)处方组成、功效和方解
1. **处方组成** 藏茜草 300g、紫草茸 260g、藏紫草 300g。
2. **功效** 清肺,消炎,止咳。主治肺结核,肺脓肿,肺穿孔,咳嗽。

3. 方解　方中藏茜草味苦、辛，能清热凉血；紫草茸味苦、涩，性凉，能清热解毒，活血化瘀；藏紫草味甘、微苦，性凉，能清热凉血，养肺。以上 3 味药，藏茜草、藏紫草、紫草茸 3 味均对肺热、肾热、血热具有良效，3 味合并可增效。

（三）剂型、制法和用法

1. 剂型　紫红色粗粉，味涩。

2. 制法　以上 3 味，粉碎成粗粉，过筛，混匀，即得。

3. 用法　一次 2~3g，一日 1~2 次，水煎服。

（四）基源和用药部位

1. 藏茜草　本品为茜草科植物光茎茜草 *Rubia wallichiana* Decne. 或西藏茜草 *Rubia tibetica* Hook. f. 的干燥根及根茎。春、秋二季采挖，除净泥沙，晒干。

2. 紫草茸　本品为胶蚧科动物紫胶虫 *Laccifer lacca* Kerr. 的雌体寄生于豆科黄檀属 *Dalbergia* L. f. 和梧桐科火绳树属 *Eriolaenea* DC. 等为主的多种植物的树干上，所分泌的胶质物。7—8 月将成熟的紫胶连枝剪下，取胶去枝，置干燥、阴凉通风处，至干燥不结块。

3. 藏紫草　本品为紫草科植物长花滇紫草 *Onosma hookeri* Clarke. var. *longiforum* Duthie 及细花滇紫草 *Onosma hookeri* C. B. Clarke 的根。秋季挖取根部，除去木质心，阴干。

（五）临床应用现状

本方常用于肺部热性疾病的辅助治疗，较少单独使用。以本药为主配合其他药物治疗肺部感染、肺结核、肺脓肿具有良好的疗效。

1. 肺部感染　西藏自治区藏医院临床病历统计肺部感染患者 50 例。口服三味红汤散 3g，煎汤一天 1~2 次，同时对症治疗，14 天后病人症状明显改善，结果胸片复查感染病灶消失，总有效率达 92%。

2. 肺结核　西藏自治区藏医院临床病历统计肺结核患者 20 例，男性 12 例，女性 8 例，平均年龄 45 岁，病程最长为 1 年，最短为 3 个月。口服三味红汤散 3g 煎汤，一天 1~2 次，同时对症治疗，结果：经治疗 6~9 个月，症状和体征明显改善，有效率达 85%。

3. 肺脓肿　西藏自治区藏医院临床病历统计肺脓肿患者 15 例，男性 10 例，女性 5 例，平均年龄 48 岁，病程最长 2 年，最短半年。口服三味红汤散 3g 煎汤，一天 1 次，同时对症治疗，疗程 35~40 天，结果病人症状及体征明显改善，相关检查明显好转，有效率达 85%。

五、七味螃蟹甲丸

（一）方剂出处

本方来源于 18 世纪噶玛·额顿丹增赤列绕杰所著的《长寿珠串》。

（二）处方组成、功效和方解

1. 处方组成　螃蟹甲 150g、诃子 100g、石灰华 150g、甘草 70g、丛菔 150g、檀香 60g 和丁香 30g 组成。

2. 功效　清热解毒，消炎止咳。主治感冒咳嗽，气管炎，音哑。

3. 方解　方中螃蟹甲味甘、涩，消化后味甘，性平，能散寒，润喉；诃子性味苦、涩、温，能滋补养身，升胃火，助消化；石灰华性凉、锐，能清热消炎；甘草味甘，消化后味甘，性凉、柔、平，能清肺热、脉热,疏筋活络,祛痰,止咳;丛菔味甘、苦,消化后味甘,性凉,效糙,能清肺止咳,消炎、止血、愈创;檀香味涩,微苦,性凉,能清血热,行气;丁香味辛、苦,性温,能祛风寒,温胃,消食、镇痛。以上7味,螃蟹甲、石灰华清肺热、消炎症;甘草、丛菔清肺止咳、祛痰;诃子、丁香调和药性及三因。全方清热解毒,消炎止咳。

(三) 剂型、制法和用法

1. **剂型** 棕黄色水丸,气微,味甜、涩。

2. **制法** 以上7味粉碎成细粉,过筛,混匀,用水泛丸,干燥,即得。

3. **用法** 一次10丸,一日2次。

(四) 基源和用药部位

1. **螃蟹甲** 本品为唇形科植物螃蟹甲 *Phlomis younghusbandii* Mukerjee 的干燥块根。秋季挖取,洗净,晒干。

2. **诃子** 见前文相关内容。

3. **石灰华** 本品为水溶解岩石沉积而成的碳酸盐类矿物,主含碳酸钙（$CaCO_3$）。全年均可采集,除去泥土、杂石。

4. **甘草** 见前文相关内容。

5. **丛菔** 本品为十字花科植物宽果丛菔 *Solms-Laubachia eurycarpa*（Maxim.）Botsch. 的带根全草。7—9月采全草。采后除泥土及枯叶,洗净切段,晒干备用。

6. **檀香** 本品为檀香科植物檀香 *Santalum album* L. 树干的干燥心材。

7. **丁香** 本品为桃金娘科植物丁香 *Eugenia caryophyllata* Thunb. 的干燥花蕾。当花蕾由绿色转红时采摘,晒干。

(五) 临床应用现状

本方主要用于各种羌巴（感冒）等呼吸系统疾病的治疗中,在临床上可以单独应用,也可根据症状及证型的不同,配以其他药物灵活交替使用。

有研究应用七味螃蟹甲丸治疗羌巴（感冒）,共纳入患者45例,病程1~3天不等,年龄16~76岁,其中男性23例,女性22例,服用本方7丸,平均治疗天数7天,结果总有效率93.3%。

六、四味辣根菜汤散

(一) 方剂出处

本方来源于8世纪宇妥宁玛·云丹贡布所著的《四部医典》。

(二) 处方组成、功效和方解

1. **处方组成** 高山辣根菜200g、紫草茸100g、力嘎都160g、甘草100g。

2. **功效** 清肺热,祛痰止咳。主治肺热咳嗽,发烧,气短,痰中带血。

3. **方解** 方中高山辣根菜味苦、微甘、涩而微辣,消化后味甘,性凉,效润,能清热养肺,止咳,退烧,滋补元气;紫草茸味苦、涩,性凉,能清热解毒,活血化瘀;力嘎都味苦、微辛,性平、凉,能清热解毒止泻,祛风湿,活血通经;甘草味甘,消化后味甘,性凉、柔、平,能清肺热、脉热,舒筋活络,祛痰,止咳。四药合用,清热止咳、祛痰清肺,对多种呼吸系统疾病有咳嗽、咳痰、发热症状者有治疗效果。

（三）剂型、制法和用法

1. **剂型** 紫棕色粗粉,气微,味微甜。

2. **制法** 以上 4 味,粉碎成粗粉,混匀,即得。

3. **用法** 一次 3~4g,一日 2 次,水煎服。

（四）基源和用药部位

1. **高山辣根菜** 本品为十字花科植物无茎荠 *Pegaeophyton scapiflorum*（Hook. f. et Thoms.）Marq. et Shaw 的干燥根和根茎。秋季采挖,除去须根和泥沙,晒干。

2. **紫草茸** 见前文相关内容。

3. **力嘎都** 本品为虎耳草科植物岩白菜 *Bergeria purpurascens*（Hook. f. et Thoms.）Engl. 的干燥根及根茎。9—10 月挖根,清洗污泥,除去粗皮,晾干。

4. **甘草** 见前文相关内容。

（五）临床应用现状

1. 有学者应用四味辣根菜汤散治疗慢性支气管炎 280 例,结果总有效率 100%,证实四味辣根菜汤散具有清肺热、祛痰止咳之功效,并且疗效短,见效快,治愈率高,复发性低,是一种治疗慢性支气管炎的良药。

2. 有学者开展了四味辣根菜汤散口服治疗各种呼吸系统疾病引起的咳嗽、咳痰的临床研究,以 10 日为 1 个疗程,每日 3 次,每次 2g。结果显示,经过 10 日的治疗,患者的症状有效率达到 93.3%。

七、十九味草果散

（一）方剂出处

本方来源于 14 世纪藏医药学家强巴·朗杰扎桑研制的方剂。

（二）处方组成、功效和方解

1. **处方组成** 草果 40g、天竺黄 20g、巴夏嘎 25g、红花 7g、獐牙菜 20g、波棱瓜子 20g、木棉花 20g、诃子（去核）30g、水柏枝 20g、紫草茸 15g、藏紫草 15g、豆蔻 10g、木香 10g、榜嘎 15g、蒺藜子 10g、渣驯膏 10g、大托叶云实 10g、余甘子（去核）18g、甘松 25g。

2. **功效** 补脾。主治寒热性脾脏病。

3. **方解** 方中草果味辛、性温,能温补脾胃,助消化;天竺黄味微甘、性凉,能解热消炎;巴夏嘎味苦、涩,消化后味苦、性凉,效稀、轻、糙,能清热凉血,消炎止痛;红花味甘、微苦、性凉,效重,能清热,活血,滋补;獐牙菜味苦性寒,化后味苦,可清肝利胆,退黄疸;波棱瓜子味特苦,消化后味苦、性凉,效糙、锐,能清热解毒,凉血降热,利胆,助消化;木棉花味涩、微苦,消化后味苦、性糙,能清肺热,心热及肝热;诃子味苦、涩、温,能滋补养身,升胃火,助消化;水柏枝味涩、苦,消化后味苦,性凉、钝、重,能清热解毒,止咳,干黄水;紫草茸味苦、涩、性凉,能清热解毒,活血化瘀;藏紫草味甘、微苦、性凉,能清热凉血,养肺;豆蔻味甘、辛、性温,能健胃消食,温肾壮阳;木香味辛、苦,消化后味苦、性温,效润而湿,能温胃,行气,止痛,破痞结,生肌;榜嘎味苦、性凉,能清热解毒,生肌收敛,燥湿;蒺藜子味辛、性平,能清肾热,肺热,健胃,燥黄水;渣驯膏主要用于治疗诸热症,特治肝胃肾热症;大托叶云实味辛、涩、苦,消化后味苦、性温,能补肾,温胃;余甘子味甘、酸、涩,性凉,可凉血清热,消食健胃;甘松味苦,消化后味苦,性凉而糙,能清热解毒,祛寒消肿。以上 19 味药,草果、豆蔻、木香清胃、脾寒证;紫草茸、紫草、巴夏嘎、大托叶云实清热症,治血热症,肝、脾、肾扩散热及混乱热症;榜嘎、波棱瓜子、红花、獐牙菜、余甘子凉血,增强清热作用,治血、胆陈旧热症;诃子、水柏枝、渣驯膏、甘松调和气血,清热解毒;木棉花、菥蓂子、天竺黄清热消炎,治肝、脾、肾扩散热症。诸药合用,清热健脾,治寒、热引起的各种脾脏病。

(三) 剂型、制法和用法

1. **剂型**　红棕色粉末,气微香,味苦。

2. **制法**　以上 19 味,粉碎成粗粉,过筛,混匀,即得。

3. **用法**　一次 1.3g,一日 3 次,温开水送服。

(四) 基源和用药部位

1. **草果**　本品为姜科植物草果 *Amomum tsao-ko* Crevost et Lemaire 的干燥成熟果实。秋季果实成熟时采收,除去杂质,晒干或低温干燥。

2. **天竺黄**　本品为禾本科植物青皮竹 *Bambusa textilis* McClure 或华思劳竹 *Schizostachyum chinense* Rendle 等秆内的分泌液干燥后的块状物。秋、冬二季采收。

3. **巴夏嘎**　本品为爵床科植物鸭嘴花 *Justicia adhatoda* L. 的树干及树枝。夏季采集,除去杂质,晒干。

4. **红花**　本品为菊科植物红花 *Carthamus tinctorius* L. 的干燥花。夏季花由黄变红时采摘,阴干或晒干。

5. **獐牙菜**　本品为龙胆科植物普兰獐牙菜 *Swertia purpurascens* Wall. 及同属多种植物的干燥全草。秋季花期采收,晾干。

6. **波棱瓜子**　本品为葫芦科植物波棱瓜 *Herpetospermum pedunculosum*(Ser.)C. B. Clarke 的干燥种子。秋季采收成熟果实,晒干,取出种子。

7. **木棉花**　本品为木棉科植物木棉 *Gossampinus malabarica*(DC.)Merr. 的干燥花。春季花盛开时采收,除去杂质,晒干。

8. **诃子**　见前文相关内容。

9. **水柏枝**　本品为柽柳科植物水柏枝 *Myricaria paniculata* P. Y. Zhang 及同属数种植物的干燥嫩枝。春、夏季采集,晒干。

10. **紫草茸**　见前文相关内容。

11. **藏紫草**　见前文相关内容。

12. **豆蔻**　本品为姜科植物白豆蔻 *Amomum kravanh* Pierre ex Gagnep. 或爪哇白豆蔻 *Amomum compactum* Soland ex Maton 的干燥成熟果实。按产地不同分为 "原豆蔻" 和 "印尼白蔻"。

13. **木香**　本品为菊科植物木香 *Aucklandia lappa* Decne. 的干燥根。秋、冬二季采挖,除去泥沙和须根,切段,大的再纵剖成瓣,干燥后撞去粗皮。

14. **榜嘎**　本品为毛茛科植物唐古特乌头 *Aconitum tanguticum*(Maxim.)Stapf 和船盔乌头 *Aconitum naviculare*(Bruhl.)Stapf 的干燥全草。夏末秋初开花期连根采挖,除去杂质,阴干。

15. **菥蓂子**　本品为十字花科植物菥蓂 *Thlaspi arvense* L. 的成熟种子。7—8 月果实成熟时采收,取出种子,晒干。

16. **渣驯膏** 本品为含金、银、铜、铁等多种元素的岩隙中流出来的汁液和鼯鼠科动物橙足鼯鼠 *Trogopterus xanthipes* Milne-Eduards、鼠兔科动物红耳鼠兔 *Ochotona erythrotis* Buchner 进食该汁液后排泄物的混合物熬制而成的膏。

17. **大托叶云实** 本品为豆科植物大托叶云实 *Caesalpinia crista* L. 的干燥成熟种子。果实成熟时采收。

18. **余甘子** 见前文相关内容。

19. **甘松** 本品为败酱科植物甘松 *Nardostachys jatamansi* DC. 的干燥根及根茎。春、秋二季采挖,除去泥沙和杂质,晒干或阴干。

(五)临床应用现状

本方在临床上主要用于脾脏疾病和皮肤病的治疗,属藏医治疗脾脏病的常用药品之一。对治疗其尔乃、叭乃等疾病具有良好的效果。

1. **脾脏疾病** 西藏自治区藏医院临床病历统计脾脏疾病患者37例,症状和体征有腹胀、腹痛,口腔溃疡,脾大。早、中各服用十九味草果散1.3g,平均治疗天数21天,结果总有效率86.4%。

2. **皮肤病** 西藏自治区藏医院临床病历统计皮肤病患者23例,主要症状和体征有皮肤瘙痒、皮疹、皮癣、皮屑,服用十九味草果散1.3g治疗17天。结果总有效率86.9%。

八、十味血热汤散

(一)方剂出处

本方来源于17世纪达莫门让巴·洛桑曲扎所著的《达莫·秘籍》。

(二)处方组成、功效和方解

1. **处方组成** 诃子175g、藏紫草100g、毛诃子(去核)75g、紫草茸75g、余甘子150g、宽筋藤200g、藏木香150g、藏茜草75g、悬钩木300g、干姜50g。

2. **功效** 清热降压。主治血热症、瘟疠引起的高烧、胸肋疼痛、头眩口干、巩膜充血、音哑等。

3. **方解** 方中诃子味苦、涩、温,能滋补养身,升胃火,助消化;藏紫草味甘、微苦,性凉,能清热凉血,养肺;毛诃子味涩,消化后味苦,性凉,效钝、干,可清热解毒,收敛养血,调和诸药;紫草茸味甘、咸,性凉,能清热解毒,活血化瘀;余甘子味甘、酸、涩,性凉,可凉血清热,消食健胃;宽筋藤味甘、凉,有清热润肺、健胃、消炎、退热的功效;藏木香味甘、苦、辛,能平逆降压,和胃安胎,理气;藏茜草味苦、辛,能清热凉血;悬钩木味甘、微辛,消化后味甘,性温,能清热解毒,调整隆、赤巴、培根;干姜味辛、涩,能解表散寒,化痰止咳,破血,生火。本方是三味红汤散与七珍汤散的合方,对血热证、温疠引起的高烧、胸肋疼痛、头眩口干、巩膜充血、音哑等症状具有良效。

(三)剂型、制法和用法

1. **剂型** 紫红色的粗粉,气微香,味苦。

2. **制法** 以上10味,粉碎成粗粉,过筛,混匀,即得。

3. **用法** 一次5g,一日2次,水煎服。

（四）基源和用药部位

1. **诃子** 见前文相关内容。

2. **藏紫草** 见前文相关内容。

3. **毛诃子** 见前文相关内容。

4. **紫草茸** 见前文相关内容。

5. **余甘子** 见前文相关内容。

6. **宽筋藤** 见前文相关内容。

7. **藏木香** 见前文相关内容。

8. **藏茜草** 见前文相关内容。

9. **悬钩木** 见前文相关内容。

10. **干姜** 见前文相关内容。

（五）临床应用现状

本方为藏医治疗各种"隆""血"不调引起的病症药物之一。据西藏自治区藏医院回顾性资料总结数据表明，该药配伍其他药物，对辅助治疗查隆病、索隆病等有较好疗效。

1. **查隆病（高血压）** 西藏自治区藏医院临床病历统计查隆病患者130例，主要症状和体征有叹气，打哈欠，伸懒腰，寒震，寒战，头痛，耳鸣，口干舌燥，咳嗽气逆，四肢僵硬，胸背部对痛，胸骨柄和第6~7胸椎上有明显的压痛。每天间隔煎汤服用十味血热汤散或七珍汤散，配合其他对症治疗，总有效率96.9%。

2. **索隆病（神经症）** 西藏自治区藏医院临床病历统计索隆病患者102例，每天间隔煎汤服用十味血热汤散治疗，平均治疗天数20天，总有效率96%。

九、驱虫丸

（一）方剂出处

本方来源于16世纪贡曼·贡却彭达所著的《验方百篇》。

（二）处方组成、功效和方解

1. **处方组成** 铁棒锤5g、诃子25g、藏菖蒲15g、木香10g、麝香5g、酸藤果120g。

2. **功效** 杀虫，驱虫。主治头虫、牙虫、肠道寄生虫。对"年虫""年急腹痛"有特效。

3. **方解** 方中铁棒锤味甘、微苦，性温，有大毒，能祛寒止痛，祛风定惊；诃子味苦、涩，性温，能滋补养身，升胃火，助消化；藏菖蒲味辛、苦，消化后味苦，性温，效轻而糙，能温胃，消食，消炎止痛；木香味辛、苦，消化后味苦，性温，效润而湿，能温胃，行气，止痛，破痞结，生肌；麝香味苦、辛，消化后味苦，性凉，效轻，能解毒，消炎止痛，驱虫；酸藤果味甘、酸，性平，能杀虫，提升胃温。本方是以五鹏丸的处方为基础，加上酸藤果组成的。五鹏丸（诃子、木香、藏菖蒲、铁棒锤、麝香）具有清热解毒、消肿止痛、祛风除湿、杀虫止痒的功效；酸藤果杀虫，提升胃温，增强五鹏丸的杀虫功效。

（三）剂型、制法和用法

1. **剂型** 褐色水丸，气香，味涩。

2. **制法** 以上6味，除麝香另研细粉外，其余共研成细粉，过筛，加入麝香细粉，混匀，加适量水泛丸,干燥,即得。

3. **用法** 小儿用药。口服,一次 1 丸,一日 2 次;或晚上临睡时塞入肛门 1 丸。

(四)基源和用药部位

1. **铁棒锤** 本品为毛茛科植物伏毛铁棒锤 *Aconitum flavum* Hand.-Mazz. 或铁棒锤 *Aconitum pendulum* Busch. 的干燥块根。秋末采挖根,除去须根及泥沙,晒干。

2. **诃子** 见前文相关内容。

3. **藏菖蒲** 本品为天南星科植物藏菖蒲 *Acorus calamus* L. 的干燥根茎。秋、冬二季采挖,除去须根和泥沙,晒干。

4. **木香** 见前文相关内容。

5. **麝香** 本品为鹿科动物林麝 *Moschus berezovskii* Flerov、马麝 *Moschus sifanicus* Przewalski 或原麝 *Moschus moschiferus* Linnaeus 成熟雄体香囊中的干燥分泌物。

6. **酸藤果** 本品为紫金牛科植物酸藤子 *Embelia laeta*（L.）Mez 的果实。7—8 月,果实成熟后采集,阴干。

(五)临床应用现状

本方主要用于各种寄生虫病的治疗,在临床根据症状及证型的不同,常配以其他药物灵活交替使用。

1. **久垄森布(肠道寄生虫)** 西藏自治区藏医院临床病历统计 23 例久垄森布患者,临床表现为颇垄朗踏(胃肠绞痛),肛口瘙痒、疼痛,消瘦,大便中排泄绦虫、钩虫、蛔虫。服用驱虫丸 2 丸治疗,疗程 20 天,总有效率 78.2%。

2. **庆森(肝包囊虫)** 35 例肝包囊虫病的患者服用驱虫丸 2 丸配合其他对症治疗,疗程 28 天,总有效率 88.5%。

3. **响蟊(痔疮)** 64 例痔疮患者每天早上服用驱虫丸 1g,配合其他药物对症治疗,疗程 23 天,总有效率 92.1%。

十、九味石榴丸

(一)方剂出处

本方来源于 8 世纪宇妥宁玛·云丹贡布所著的《四部医典》。

(二)处方组成、功效和方解

1. **处方组成** 石榴子 620g、荜茇 207g、肉桂 289g、豆蔻 186g、蛇床子 166g、干姜 331g、胡椒 248g、肉豆蔻 83g、草果 83g。

2. **功效** 止泻,温胃,健脾。主治急性或慢性腹泻,腰痛,完谷不化等。

3. **方解** 方中石榴子味酸、甘,消化后味酸,性温、润,能助消化,温胃肾;荜茇味辛,消化后味苦,性温,效糙而锐,能温中散寒,下气消食;肉桂味辛,性温,能益胃火,祛风,散寒止痛,止泻;豆蔻味甘、辛,性温,能健胃消食,温肾壮阳;蛇床子味辛,性温,能祛寒,消食;干姜味辛、涩,能解表散寒,化痰止咳,破血,生火;胡椒味辛,性温,效糙、锐,能温中散寒,助消化;肉豆蔻味辛、甘,消化后味苦,性重、润、温,能消隆,温胃,消食;草果味辛,性温,能温补脾胃,助消化;本方以四味石榴丸为基础,加上蛇床子、干姜、胡椒、肉豆蔻、草果而成。用于止泻、温胃、健脾、急性或慢性腹泻,腰痛,完谷不化等。

(三)剂型、制法和用法

1. **剂型** 本品为棕色水丸,气香、味辣、酸。

2. **制法** 以上 9 味共研成细粉,过筛,混匀,用红糖加适量水泛丸,干燥,即得。

3. **用法** 一次 2 丸,一日 2 次。

(四)基源和用药部位

1. **石榴子** 本品为石榴科植物石榴 *Punica granatum* L. 的种子。9—10 月果实成熟,顶端开裂时采摘,将种子剥出,晒干,备用。

2. **荜茇** 本品为胡椒科植物荜茇 *Piper longum* L. 的干燥近成熟或成熟果穗由绿变黑时采收,除去杂质,晒干。

3. **肉桂** 本品为樟科植物肉桂 *Cinnamomum cassia* Presl 的干燥树皮。多于秋季剥取,阴干。

4. **豆蔻** 见前文相关内容。

5. **蛇床子** 本品为伞形科植物蛇床 *Cnidium monnieri*(L.)Cuss. 的干燥成熟果实。夏、秋二季果实成熟时采收,除去杂质,晒干。

6. **干姜** 见前文相关内容。

7. **胡椒** 本品为胡椒科植物胡椒 *Piper nigrum* L. 的果实。秋末至次春果实呈暗绿色时采收,晒干,为黑胡椒。果实变红时采收,用水浸渍数日,擦去果肉,晒干,为白胡椒。

8. **肉豆蔻** 本品为肉豆蔻科植物肉豆蔻 *Myristica fragrans* Houtt. 的干燥种仁。

9. **草果** 见前文相关内容。

(五)临床应用现状

有学者对九味石榴丸治疗慢性腹泻的临床疗效进行了研究,观察了 1 年内收治的 76 例慢性腹泻患者,将其分为对照组和观察组,每组 38 例。对照组使用诺氟沙星(氟哌酸)治疗,观察组在此基础上使用藏药九味石榴丸治疗,比较其临床疗效。结果观察组在治疗后的显效率和总有效率均明显高于对照组,表明使用藏药九味石榴丸治疗慢性腹泻患者可取得更佳的治疗效果。

十一、三味干姜散

(一)方剂出处

本方来源于 11 世纪祥·斯吉巴所著的《医书无垢灿烂之注释》。

(二)处方组成、功效和方解

1. **处方组成** 干姜 400g、肉豆蔻 267g、豆蔻 333g。

2. **功效** 性温,可治疗隆病以及上燥症。主治小儿肝炎、寒性肝炎、肝肿大。

3. **方解** 方中干姜味辛、涩,能解表散寒,化痰止咳,破血,生火;肉豆蔻味辛、甘,消化后味苦,性重、润、温,能消隆,温胃,消食;豆蔻味甘、辛,性温,能健胃消食,温肾壮阳。

(三)剂型、制法和用法

1. **剂型** 本品为黄褐色粉末,气芳香,味苦、辛。

2. **制法**　以上 3 味,粉碎成细粉,过筛,混匀,即得。

3. **用法**　开水煮服,一次 1g,一日 2 次。

（四）基源和用药部位

1. **干姜**　见前文相关内容。

2. **肉豆蔻**　见前文相关内容。

3. **豆蔻**　见前文相关内容。

（五）临床应用现状

1. 有学者观察了三味干姜散对菌群失调联合肝损伤动物模型的影响,发现三味干姜散能改善联合模型的肝损伤程度及菌群失调水平,说明三味干姜散可能具有保肝和调节肠道菌群的双重作用。

2. 有学者发现三味干姜散对大鼠急性酒精性肝损伤和小鼠 ConA 免疫性肝损伤均有一定的保护作用,其机制与三味干姜散抗肝脏线粒体损伤和调控 Nrf2/Bach1-ARE 抗氧化酶通路有关。

3. 研究表明三味干姜散可通过改变 Nrf2 核转位率与核 Nrf2/Bach1 比值调控 Nrf2 与 Bach1 在肝细胞中的表达,促进机体氧化应激的调节与抗肝损伤。

十二、八味野牛血散

（一）方剂出处

本方来源于 16 世纪贡珠·云丹嘉措所著的《临床札记·札记精粹》。

（二）处方组成、功效和方解

1. **处方组成**　牛心血 15g、诃子 15g、熊胆 0.25g、麝香 0.05g、红花 15g、荜茇 15g、胡椒 10g、安息香 10g。

2. **功效**　温中化痰,散瘀破结。主治培根症、胃溃疡、食管痞瘤等。

3. **方解**　方中牛心血味甘,性平能养心安神;诃子味苦、涩,性温,能滋补养身,升胃火,助消化;熊胆味苦、微甘,消化后味甘,性寒,能清热解毒,镇静,止痛,利胆明目,健胃,杀虫;麝香味苦、辛,消化后味苦,性凉,效轻,能解毒,消炎止痛,驱虫;红花辛温,能活血通经,散瘀止痛;荜茇味辛,消化后味苦,性温,效糙而锐,能温中散寒,下气消食;胡椒味辛,性温,效糙、锐,能温中散寒,助消化;安息香味苦、涩,消化后味苦,性凉、钝,能清热解毒。诸药合用,具有温中化痰、散瘀破结的功效。

（三）剂型、制法和用法

1. **剂型**　浅黄色粉末,气微香,味苦、涩。

2. **制法**　以上 8 味,粉碎成细粉,过筛,混匀,即得。

3. **用法**　一次 1.2g,一日 2~3 次。

（四）基源和用药部位

1. **牛心血**　本品为牛科动物牦牛 *Bos grunniens* Linnaeus 的血。

2. **诃子**　见前文相关内容。

3. **熊胆**　本品为熊科动物黑熊 *Selenarctos thibetanus*. Cuvier 或棕熊 *Ursus arctos* L. 经胆囊手术引流胆汁而得的干燥品。

4. **麝香** 见前文相关内容。

5. **红花** 见前文相关内容。

6. **荜茇** 见前文相关内容。

7. **胡椒** 见前文相关内容。

8. **安息香** 本品为安息香科植物白花树 *Styrax tonkinensis*（Pierre）Craib ex Hart. 的干燥树脂。树干经自然损伤或于夏、秋二季割裂树干，收集流出的树脂，阴干。

（五）临床应用现状

有研究应用八味野牛血散卡插尖疗法对 50 例食管癌患者进行治疗，结果显示总有效率 25%，临床效果明显。通过采用藏药内服卡插治疗助消化、保护胃黏膜、改善胃肠功能，能起到缓解病情、提高生命质量、延长生存周期，甚至能抑制肿瘤生长，达到带瘤生存的效果。

十三、石榴普安散

（一）方剂出处

本方来源于 19 世纪洛桑曲培所著的《藏医精选·心宝》。

（二）处方组成、功效和方解

1. **处方组成** 石榴子 40g、肉桂 15g、豆蔻 15g、荜茇 20g、红花 10g、蒺藜子 10g、甘青青兰 5g、兔耳草 5g、翼首草 5g、獐牙菜 10g、沙棘（膏）15g、芒果核 5g、蒲桃 5g、大托叶云实 5g、芫荽 5g、木香 5g、寒水石（制）25g、金腰草 5g、干姜 20g、渣驯膏 20g、胡椒 15g。

2. **功效** 益胃火，除痰湿，温肾。主治"培根甲布"，"木布"病，胃火，衰弱，消化不良，腰部冷痛，小便不利，妇女血病等。现代藏医运用此方治疗胃病及肾病。

3. **方解** 方中石榴子味酸、甘，消化后味酸，性温、润，能助消化，温胃肾；肉桂味辛，性温，能益胃火，祛风，散寒止痛，止泻；豆蔻味甘、辛，性温，能健胃消食，温肾壮阳；荜茇味辛，消化后味苦，性温，效糙而锐，能温中散寒，下气消食；红花辛温，能活血通经，散瘀止痛；蒺藜子味辛，性平，能清肾热、肺热，健胃，燥黄水；甘青青兰味甘、苦、辛，性寒，能清胆胃之热，止血，干黄水；兔耳草味苦，消化后味苦，性凉，效糙，能清热解毒，干坏血；翼首草味苦，性寒，有小毒，能解毒，清热止痢，祛风通痹；獐牙菜味苦性寒，化后味苦，可清肝利胆，退黄疸；沙棘（膏）味酸，性平，能清热止咳，活血化瘀，愈溃疡；芒果核味甘、酸、苦，性平，能滋阴，补肾；蒲桃味甘、酸，性温，能温肾祛寒；大托叶云实味辛、涩、苦，消化后味苦，性温，能补肾，温胃；芫荽味辛、咸，消化后味凉，性凉而轻、润，能清热解表，健胃；木香味辛、苦，消化后味苦，性温，效润而湿，能温胃，行气，止痛，破痞结，生肌；寒水石总的味涩，消化后味苦，其猛制寒水石味涩、微辛，消化后味苦，奶制寒水石味涩、微甘，消化后味亦苦，能清热，滋补，健胃，止泻，消肿；金腰草味极苦，性凉，效糙、干，能清热利胆；干姜味辛、涩，能解表散寒，化痰止咳，破血，生火；渣驯膏主要用于治疗诸热症，特治肝胃肾热症；胡椒味辛，性温，效糙、锐，能温中散寒，助消化。本方是在 8 世纪《四部医典》中记载的四味石榴散的基础上，加上红花、蒺藜子、甘青青兰、兔耳草、翼首草、獐牙菜、沙棘（膏）、芒果核、蒲桃、大托叶云实、芫荽、木香、寒水石（制）、金腰草、干姜、渣驯膏和胡椒而成。

（三）剂型、制法和用法

1. **剂型** 灰色粉末，气辛，味辣、甘。

2. **制法** 以上 21 味,粉碎成细粉,过筛,混匀,即得。

3. **用法** 一次 1.2g,一日 2 次。

(四) 基源和用药部位

1. **石榴子** 见前文相关内容。

2. **肉桂** 见前文相关内容。

3. **豆蔻** 见前文相关内容。

4. **荜茇** 见前文相关内容。

5. **红花** 见前文相关内容。

6. **菥蓂子** 见前文相关内容。

7. **甘青青兰** 本品为唇形科植物甘青青兰 *Dracocephalum tanguticum* Maxim. 的干燥地上部分。幼苗期或花初开时分别采收,除去杂质,阴干。

8. **兔耳草** 本品为玄参科植物短管兔耳草 *Lagotis brevituba* Maxim. 的干燥全草。7—8 月采集带根全草,洗净,晾干。

9. **翼首草** 本品为川续断科植物匙叶翼首草 *Pterocephalus hookeri*(C. B. Clarke)Höeck 的干燥全草。夏末秋初采挖,除去杂质,阴干。

10. **獐牙菜** 见前文相关内容。

11. **沙棘** 本品为胡颓子科植物沙棘 *Hippophae rhamnoides* L. 的成熟果实。秋、冬二季果实成熟或冻硬时采收,除去杂质,干燥或蒸后干燥。

12. **芒果核** 本品为漆树科植物芒果 *Mangifera indica* L. 的干燥种子。夏、秋果熟时采摘,收集果核,干燥即得。

13. **蒲桃** 本品为桃金娘科植物海南蒲桃 *Syzygium cumini*(L.)Skeels 的干燥果实。秋季采集果实,洗净,晾干。

14. **大托叶云实** 见前文相关内容。

15. **芫荽** 见前文相关内容。

16. **木香** 见前文相关内容。

17. **寒水石** 本品为硫酸盐类矿物硬石膏族红石膏,主含含水硫酸钙($CaSO_4 \cdot 2H_2O$),称北寒水石;或为碳酸盐类矿物方解石族方解石,主含碳酸钙($CaCO_3$),称南寒水石。采挖后,除去泥沙及杂石。

18. **金腰草** 本品为虎耳草科植物裸茎金腰子 *Chrysosplenium nudicaule* Bge. 及同属数种植物的干燥全草。秋季采集,除去枯叶,洗净,晒干。

19. **干姜** 见前文相关内容。

20. **渣驯膏** 见前文相关内容。

21. **胡椒** 见前文相关内容。

(五) 临床应用现状

有学者观察了口服藏药结合艾灸疗法治疗"居干"病(热邪下落于腑或寒证不消化而引起的久泻不愈)的疗效。选取 46 例"居干"病患者作为研究对象,采用石榴普安散结合艾灸疗法进行治疗,结果总有效率为 91%。

十四、六味甘草丸

（一）方剂出处

本方来源于8世纪宇妥宁玛·云丹贡布所著的《四部医典》。

（二）处方组成、功效和方解

1. **处方组成**　甘草50g、木瓜40g、酸藤果25g、藏茴香20g、芫荽35g、大米（炒）40g。

2. **功效**　和胃止吐。主治恶心、呕吐，临床多运用六味甘草丸治疗胃病。

3. **方解**　方中甘草味甘，消化后味甘，性凉、柔、平，能清肺热、脉热，舒筋活络，祛痰，止咳；木瓜味酸、甘，消化后味酸，能调节"培根"，健胃，助消化；酸藤果味甘、酸，性平，能杀虫，提升胃温；藏茴香味苦、辛、涩，消化后味苦，性平，效润，能理气，止痛，解毒；芫荽味辛、咸，消化后味苦，性凉而轻、润，能清热解表，健胃。诸药合用共奏和胃止痛之功。

（三）剂型、制法和用法

1. **剂型**　水丸。

2. **制法**　以上6味，研成细粉，过筛，混匀，加适量水泛丸，干燥，即得。

3. **用法**　一次2丸，一日3次。

（四）基源和用药部位

1. **甘草**　见前文相关内容。

2. **木瓜**　本品为蔷薇科植物贴梗海棠 *Chaenomeles speciosa*（Sweet）Nakai 的干燥近成熟果实。夏、秋二季果实绿黄时采收，置沸水中烫至外皮灰白色，对半纵剖，晒干。

3. **酸藤果**　见前文相关内容。

4. **藏茴香**　本品为伞形科植物葛缕子 *Carum carvi* L. 的果实。8—9月果实成熟时采集，晒干备用。

5. **芫荽**　见前文相关内容。

6. **大米**　本品为禾本科植物稻 *Oryza sativa* L. 的去壳种仁。秋季颖果成熟时，采收，脱下果实，除去果壳及种皮，筛去米糠。

十五、九味结血蒿汤散

（一）方剂出处

本方来源于16世纪贡珠·云丹嘉措所著的《临床札记·札记精粹》。

（二）处方组成、功效和方解

1. **处方组成**　结血蒿500g、麝香20g、穆库尔没药250g、棘豆200g、臭蚤草150g、唐松草250g、藏茜草250g、藏菖蒲250g、黑冰片200g。

2. **功效**　消炎，止血。主治瘟热病及外伤，可节育。西藏自治区藏医院目前将该药用于预防新冠和治疗感冒。

3. **方解**　方中结血蒿味苦、辛，性寒，能清热解毒，杀虫利湿；麝香味苦、辛，消化后味苦，性凉，效轻，能解毒，消炎止痛，驱虫；穆库尔没药味苦、涩，消化后味苦，性凉、钝，能清热解毒；棘豆味苦而甘，消化后味苦，性凉，有毒，能清热解毒生肌愈疮，涩脉止血；臭蚤草味苦，消化后味苦,性寒。能清热,消炎,消肿;唐松草味苦,消化后味苦,性凉,能清热解毒;藏茜草味苦、辛,能清热凉血;藏菖蒲味辛、苦,消化后味苦,性温,效轻而糙,能温胃,消食,消炎止痛;黑冰片味辛,化后味苦,性温,能驱寒、温胃、消食、消积。

（三）剂型、制法和用法

1. **剂型** 本品为灰黑色水丸,味酸、苦。

2. **制法** 以上 9 味,粉碎成粗粉,过筛,混匀,即得。

3. **用法** 一次 3g,一日 2 次,水煎服。

（四）基源和用药部位

1. **结血蒿** 本品为菊科植物毛莲蒿 *Artemisia vestita* Wall. ex Besser 的地上部分。花期割取,除净杂质,晒干,备用。

2. **麝香** 见前文相关内容。

3. **穆库尔没药** 本品为橄榄科植物穆库尔没药 *Commiphora mukul* Eng 及同属种植物树干皮部渗出的油胶树脂。

4. **棘豆** 本品为豆科植物镰形棘豆 *Oxytropis falcata* Bunge 或小叶棘豆 *Oxytropis microphylla* (Pall.) DC 的干燥全草。7—8 月采全草,除去泥土,晾干。

5. **臭蚤草** 本品为菊科植物臭蚤草 *Pulicaria insignis* Drumm. ex Dunn 的干燥全草。7—9 月采收,除去泥沙,干燥。

6. **唐松草** 本品为毛茛科植物狭序唐松草 *Thalictrum atriplex* Finet et Gagnep. 和芸香叶唐松草 *Thalictrum rutaefolium* Hook. f. et Thoms. 的全草。7—8 月采全草,除去泥土,晾干。

7. **藏茜草** 见前文相关内容。

8. **藏菖蒲** 见前文相关内容。

9. **黑冰片** 本品为猪科动物野猪 *Sus scrofa* L. 的干燥粪便。全年均可采集,干燥。

十六、石榴莲花散

（一）方剂出处

本方来源于 18 世纪藏曼·益西桑布所著的《藏曼医著集》。

（二）处方组成、功效和方解

1. **处方组成** 石榴子 40g、肉桂 5g、豆蔻 5g、荜茇 10g、波棱瓜子 5g、黑冰片（碳）20g、诃子 15g、蔷薇花 15g。

2. **功效** 温中健胃,消食。主治"培根甲布"病、积食不化、赤巴病,"木布"病,胃肠传染病等。现代藏医运用此方治疗各种胃病。

3. **方解** 方中石榴子味酸、甘,消化后味酸,性温、润,能助消化,温胃肾;肉桂味辛,性温,能益胃火,祛风,散寒止痛,止泻;豆蔻味甘、辛,性温,能健胃消食,温肾壮阳;荜茇味辛,消化后味苦,性温,效糙而锐,能温中散寒,下气消食;波棱瓜子味特苦,消化后味苦,性凉,效糙、锐,能清热解毒,凉血降热,利胆,助消化;黑冰片味辛,化后味苦,性温,能驱寒、温胃、消食;诃子味苦、涩,性温,能滋补养身,升胃火,助消化;蔷薇花味甘,消化后味苦,性寒,效重、柔,能降气清胆,活血调经。本方是在四味石榴散的基础上,加上波棱瓜子、黑冰片（碳）、诃子和蔷薇花而成。

（三）剂型、制法和用法

1. **剂型** 褐黄色粉末，气微，味微苦。

2. **制法** 以上 8 味，粉碎成细粉，过筛，混匀，即得。

3. **用法** 一次 1g，一日 1 次。

（四）基源和用药部位

1. **石榴子** 见前文相关内容。

2. **肉桂** 见前文相关内容。

3. **豆蔻** 见前文相关内容。

4. **荜茇** 见前文相关内容。

5. **波棱瓜子** 见前文相关内容。

6. **诃子** 见前文相关内容。

7. **蔷薇花** 本品为蔷薇科植物多花蔷薇 *Rosa multiflora* Thunb. 的干燥花。夏季花盛开时采摘，晒干。

8. **黑冰片** 见前文相关内容。

十七、十一味寒水石散

（一）方剂出处

本方来源于 8 世纪宇妥宁玛·云丹贡布所著的《四部医典》。

（二）处方组成、功效和方解

1. **处方组成** 寒水石 214g、石榴子 71g、甘青青兰 71g、绿绒蒿 71g、红花 143g、荜茇 71g、木瓜 71g、木香 71g、巴夏嘎 71g、沙棘（膏）71g、渣驯膏 71g。

2. **功效** 镇痛、制酸。主治"培根木布"病、胃痉挛、消化不良以及食欲不佳等。现代藏医运用此方治疗胃溃疡及十二指肠溃疡。

3. **方解** 方中寒水石总的味涩，消化后味苦，其猛制寒水石味涩、微辛，消化后味苦；奶制寒水石味涩、微甘，消化后味亦苦，能清热，滋补，健胃，止泻，消肿；石榴子味酸、甘，消化后味酸，性温、润，能助消化，温胃肾；甘青青兰味甘、苦、辛，性寒，能清胆胃之热，止血，干黄水；绿绒蒿味甘、涩，性凉，能清热利尿，消炎止痛；红花辛温，能活血通经，散瘀止痛；荜茇味辛，消化后味苦，性温，效糙而锐，能温中散寒，下气消食；木瓜味酸、甘，消化后味酸，能调节"培根"，健胃，助消化；木香味辛、苦，消化后味苦，性温，效润而湿，能温胃，行气，止痛，破痞结，生肌；巴夏嘎味苦、涩，消化后味苦，性凉，效稀、轻、糙，能清热凉血，消炎止痛；沙棘（膏）味酸，性平，能清热止咳，活血化瘀，愈溃疡。渣驯膏味甘，微苦，能清热解毒。

（三）剂型、制法和用法

1. **剂型** 本品为浅青色粉末，气微香，味稍辛而酸。

2. **制法** 以上 11 味，粉碎成细粉，过筛，混匀，即得。

3. **用法** 一次 3g，一日 2 次。

（四）基源和用药部位

1. **寒水石** 见前文相关内容。

2. **石榴子** 见前文相关内容。

3. **甘青青兰** 见前文相关内容。

4. **绿绒蒿** 本品为罂粟科植物全缘绿绒蒿 *Meconopsis integrifolia*（Maxim.）Franch. 及五脉绿绒蒿 *Meconapsis quintuplinervia* Regel、长叶绿绒蒿 *Meconopsis lancifolia*（Fra-nch.）Franch. 等的干燥全草。夏季拔取全草，除去杂质，整株或切段，阴干。

5. **红花** 见前文相关内容。

6. **荜茇** 见前文相关内容。

7. **木瓜** 见前文相关内容。

8. **木香** 见前文相关内容。

9. **巴夏嘎** 见前文相关内容。

10. **沙棘** 见前文相关内容。

11. **渣驯膏** 见前文相关内容。

十八、十二味冰片散

（一）方剂出处

本方来源于 8 世纪宇妥宁玛·云丹贡布所著的《四部医典》。

（二）处方组成、功效和方解

1. **处方组成** 冰片 100g、天竺黄 100g、红花 100g、丁香 100g、肉豆蔻 50g、牛黄 25g、檀香 100g、力嘎都 50g、石榴子 25g、蒲桃 25g、朱砂 25g、胡芦巴 50g。

2. **功效** 清热解毒，消炎。主治小儿流感，脑炎等瘟热疾病，亦可用于治疗伤口发炎等外伤类疾病。现代藏医运用此方治疗热性疾病。

3. **方解** 方中冰片味苦、辛，性凉，能消炎，退热；天竺黄味微甘，性凉，能解热消炎；红花辛温，能活血通经，散瘀止痛；丁香味辛、苦，性温，能祛风寒，温胃，消食，镇痛；肉豆蔻味辛、甘，消化后味苦，性重、润、温，能消隆，温胃，消食；牛黄味苦、甘，性凉，能清热解毒，镇惊；檀香味涩、苦，消化后味苦，性凉、钝、轻、糙，能清热，降血气，消炎，滋补；力嘎都味苦、微辛，性平、凉，能清热解毒止泻，祛风湿，活血通经；石榴子味酸、甘，消化后味酸，性温、润，能助消化，温胃肾；蒲桃味甘、酸，性温，能温肾祛寒；朱砂味甘，性凉，有毒，能愈合创伤，生新肌，清疮伤热、肺热、肝热、脉热；胡芦巴味苦、甘，性温，能温中燥湿，祛风祛寒，止泻干脓，滋补肾力。

（三）剂型、制法和用法

1. **剂型** 淡粉红色粉末，气香，味甜、涩。

2. **制法** 以上 12 味，除牛黄另研细粉外，其余共研成细粉，过筛，加入牛黄细粉，混匀，即得。

3. **用法** 一次 1.2g，一日 2 次。

（四）基源和用药部位

1. **冰片** 本品为樟科植物樟 *Cinnamomum camphora*（L.）Presl 的新鲜枝、叶经提取加工制成。

2. **天竺黄** 见前文相关内容。

3. **红花** 见前文相关内容。

4. **丁香** 见前文相关内容。

5. **肉豆蔻** 见前文相关内容。

6. **牛黄** 本品为牛科动物牛 *Bos taurus domesticus* Gmelin 的干燥胆结石。宰牛时,如发现有牛黄,即滤去胆汁,将牛黄取出,除去外部薄膜,阴干。

7. **檀香** 见前文相关内容。

8. **力嘎都** 见前文相关内容。

9. **石榴子** 见前文相关内容。

10. **蒲桃** 见前文相关内容。

11. **朱砂** 本品为硫化物类矿物辰砂族辰砂,主含硫化汞(HgS)。采挖后,选取纯净者,用磁铁吸净含铁的杂质,再用水淘去杂石和泥沙。

12. **胡芦巴** 本品为豆科植物胡芦巴 *Trigonella foenum-graecum* L. 的干燥成熟种子。夏季果实成熟时采割植株,晒干,打下种子,除去杂质。

十九、十八味牛黄散

(一) 方剂出处

本方来源于 18 世纪藏曼·益西桑布所著的《藏曼医著集》。

(二) 处方组成、功效和方解

1. **处方组成** 牛黄 35g、檀香 6.5g、降香 9g、沉香 25g、小伞虎耳草 25g、诃子 2.5g、矮紫堇 5g、余甘子 8.5g、绿绒蒿 5g、波棱瓜子 0.5g、藏木香 5g、芫荽 5g、甘青青兰 5g、渣驯膏 15g、木香 5g、天竺黄 17g、红花 25g、巴夏嘎 8g。

2. **功效** 活血,化瘀。主治肝血增盛引起的胸背刺痛,"木布"增盛,肝胃不适等。现代藏医运用此方治疗肝胃疾病。

3. **方解** 方中牛黄味苦、甘,性凉,能清热解毒,镇惊;檀香味涩、苦,消化后味苦,性凉、钝、轻、糙,能清热,降血气,消炎,滋补;降香味辛,性温,能化瘀止血,理气止痛;沉香味苦、辛,性温,能宁心,安神,通脉,降气;小伞虎耳草味苦,性寒,效锐,能清肝胆之热,排脓敛疮;诃子味苦、涩,性温,能滋补养身,升胃火,助消化;矮紫堇味苦,消化后味苦,性凉,能凉血,清热消炎,止泻;余甘子味甘、酸、涩,性凉,可凉血清热,消食健胃;绿绒蒿味甘、涩,性凉,能清热利尿,消炎止痛;波棱瓜子味特苦,消化后味苦,性凉,效糙、锐,能清热解毒,凉血降热,利胆,助消化;藏木香味甘、苦、辛,能平逆降压,和胃安胎,理气;芫荽味辛、咸,消化后味苦,性凉而轻、润,能清热解表,健胃;甘青青兰味甘、苦、辛,性寒,能清胆胃之热,止血,干黄水;渣驯膏主要用于治疗诸热症,特治肝胃肾热症;木香味辛、苦,消化后味苦,性温,效润而湿,能温胃,行气,止痛,破痞结,生肌;天竺黄味微甘,性凉,能解热消炎;红花辛温,能活血通经,散瘀止痛;巴夏嘎味苦、涩,消化后味苦,性凉,效稀、轻、糙,能清热凉血,消炎止痛。

(三) 剂型、制法和用法

1. **剂型** 灰棕色粉末,气微香,味苦、甘。

2. **制法** 以上 18 味,除牛黄、渣驯膏另研细粉外,其余共研成细粉,过筛,加入牛黄、渣驯膏细粉,混匀,即得。

3. **用法** 一次 1g,一日 2~3 次。

（四）基源和用药部位

1. **牛黄** 见前文相关内容。

2. **檀香** 见前文相关内容。

3. **降香** 本品为豆科植物降香檀 *Dalbergia odorifera* T. Chen 树干和根的干燥心材。全年均可采收,除去边材,阴干。

4. **沉香** 本品为瑞香科植物白木香 *Aquilaria sinensis*（Lour.）Gilg 含有树脂的木材。全年均可采收,割取含树脂的木材,除去不含树脂的部分,阴干。

5. **小伞虎耳草** 本品为虎耳草科植物小伞虎耳草 *Saxifraga umhellulata* Hook. f. et Thoms. 的干燥全草。夏季采集,阴干。

6. **诃子** 见前文相关内容。

7. **矮紫堇** 本品为罂粟科植物尼泊尔黄堇 *Corydalis hendersonii* Hemsl. 的干燥全草。8—9 月采全草,洗净,除去枯枝残叶,晾干。

8. **余甘子** 见前文相关内容。

9. **绿绒蒿** 见前文相关内容。

10. **波棱瓜子** 见前文相关内容。

11. **藏木香** 见前文相关内容。

12. **芫荽** 见前文相关内容。

13. **甘青青兰** 见前文相关内容。

14. **渣驯膏** 见前文相关内容。

15. **木香** 见前文相关内容。

16. **天竺黄** 见前文相关内容。

17. **红花** 见前文相关内容。

18. **巴夏嘎** 见前文相关内容。

二十、十味丛菔散

（一）方剂出处
本方来源于 18 世纪降白却吉丹增赤列所著的《秘诀宝源》。

（二）处方组成、功效和方解

1. **处方组成** 丛菔 50g、红花 250g、草果 250g、石榴子 350g、肉豆蔻 250g、豆蔻 250g、丁香 250g、降香 250g、檀香 250g、石灰华 250g。

2. **功效** 补肺。主治各种肺病。现代藏医运用此方治疗肺系疾病。

3. **方解** 方中丛菔味甘、苦,消化后味甘,性凉,效糙,能清肺止咳,消炎,止血,愈创;红花辛温,能活血通经,散瘀止痛;草果味辛,性温,能温补脾胃,助消化;石榴子味酸、甘,消化后味酸,性温、润,能助消化,温胃肾;肉豆蔻味辛、甘,消化后味苦,性重、润、温,能消隆,温胃,消食;豆蔻味甘、辛,性温,能健胃消食,温肾壮阳;丁香味辛、苦,性温,能祛风寒,温胃,消食,镇痛;降香味辛,性温,能化瘀止血,理气止痛;檀香味涩、苦,消化后味苦,性凉、钝、轻、糙,能清热,降血气,消炎,滋补;石灰华性凉,能清热消炎。

（三）剂型、制法和用法

1. **剂型** 黄棕色粉末,气芳香,味辛辣、微苦。

2. **制法** 以上 10 味,粉碎成细粉,过筛,混匀,即得。

3. **用法** 一次 0.9~1.5g,一日 3 次。

（四）基源和用药部位

1. **丛菔** 见前文相关内容。

2. **红花** 见前文相关内容。

3. **草果** 见前文相关内容。

4. **石榴子** 见前文相关内容。

5. **肉豆蔻** 见前文相关内容。

6. **豆蔻** 见前文相关内容。

7. **丁香** 见前文相关内容。

8. **降香** 见前文相关内容。

9. **檀香** 见前文相关内容。

10. **石灰华** 见前文相关内容。

二十一、十味铁粉散

（一）方剂出处

本方来源于 8 世纪宇妥宁玛·云丹贡布所著的《四部医典》。

（二）处方组成、功效和方解

1. **处方组成** 铁粉(制)180g、诃子 20g、毛诃子 20g、余甘子 20g、力嘎都 20g、酸藤果 20g、小米辣 20g、干姜 20g、荜茇 20g、胡椒 20g。

2. **功效** 疏肝,消水,消肿。主治肝中毒引起的寒性浮肿、水肿、尿涩等。现代藏医运用此方治疗水肿。

3. **方解** 方中铁粉味微酸,消化后味微酸,能利肝明目,清热;诃子味苦、涩,性温,能滋补养身,升胃火,助消化;毛诃子味甘、涩,性平,可清热解毒,收敛养血,调和诸药;余甘子味甘、酸、涩,可除湿化痰,凉血清热,消食健胃,生津止咳;力嘎都味苦、微辛,性平、凉,能清热解毒止泻,祛风湿,活血通经;酸藤果味甘、酸,性平,能杀虫,提升胃温;小米辣味辛、微甘,性温、平,能提升胃温,杀虫;干姜味辛、涩,能解表散寒,化痰止咳,行气活血;荜茇味辛,消化后味苦,性温,效糙而锐,能温中散寒,下气消食;胡椒味辛,性温,效糙、锐,能温中散寒,助消化。本方在铁粉(制)的基础上,加上三果汤和四种热药,即小米辣、干姜、荜茇和胡椒。

（三）剂型、制法和用法

1. **剂型** 黑色粉末,气微香,味辣、涩。

2. **制法** 以上 10 味,粉碎成细粉,过筛,混匀,即得。

3. **用法** 一次 2g,一日 2~3 次。

（四）基源和用药部位

1. **铁粉** 本品为矿石赤铁矿、磁铁矿、褐铁矿、菱铁矿和黄铁矿等,经冶炼而成。

2. **诃子**　见前文相关内容。

3. **毛诃子**　见前文相关内容。

4. **余甘子**　见前文相关内容。

5. **力嘎都**　见前文相关内容。

6. **酸藤果**　见前文相关内容。

7. **小米辣**　本品为茄科植物小米辣 *Capsicum frutescens* L. 的干燥成熟果实。秋季果熟时采收,晒干。

8. **干姜**　见前文相关内容。

9. **荜茇**　见前文相关内容。

10. **胡椒**　见前文相关内容。

二十二、七味宽筋藤汤散

(一)方剂出处

本方来源于 16 世纪贡珠·云丹嘉措所著的《临床札记·札记精粹》。

(二)处方组成、功效和方解

1. **处方组成**　宽筋藤 30g、诃子 25g、毛诃子 25g、余甘子 25g、獐牙菜 25g、巴夏嘎 25g、力嘎都 25g。

2. **功效**　清热解毒,透疹。主治痘疹、瘟疫病等。现代藏医运用此方配合治疗感冒等疾病。

3. **方解**　方中宽筋藤味甘,性凉,有清热润肺、健胃、消炎、退热的功效;诃子味苦、涩,性温,能滋补养身,升胃火,助消化;毛诃子味甘、涩,性平,可清热解毒,收敛养血,调和诸药;余甘子味甘、酸、涩,可除湿化痰,凉血清热,消食健胃,生津止咳;獐牙菜味苦,性寒,化后味苦,可清肝利胆,退黄疸;巴夏嘎味苦、涩,消化后味苦,性凉,效稀、轻、糙,能清热凉血,消炎止痛。力嘎都味苦、微辛,性平、凉,能清热解毒止泻,祛风湿,活血通经。本方中宽筋藤为主药,加以三果汤、獐牙菜、巴夏嘎和力嘎都。

(三)剂型、制法和用法

1. **剂型**　黄绿色粗粉,气微,味苦。

2. **制法**　以上 7 味,粉碎成粗粉,过筛,混匀,即得。

3. **用法**　一次 3g,一日 2 次,水煎服。

(四)基源和用药部位

1. **宽筋藤**　见前文相关内容。

2. **诃子**　见前文相关内容。

3. **毛诃子**　见前文相关内容。

4. **余甘子**　见前文相关内容。

5. **獐牙菜**　见前文相关内容。

6. **巴夏嘎**　见前文相关内容。

7. **力嘎都**　见前文相关内容。

二十三、八味金礞石散

（一）方剂出处

本方来源于18世纪降白却吉丹增赤列所著的《秘诀宝源》。

（二）处方组成、功效和方解

1. **处方组成**　金礞石15g、螃蟹20g、蒺藜15g、冬葵果20g、硇砂15g、豆蔻15g、喜马拉雅紫茉莉20g、田螺20g。

2. **功效**　利尿，排结石。主治寒热性尿闭，膀胱结石。现代藏医运用此方治疗尿路结石。

3. **方解**　方中金礞石味甘、咸，性寒，能利肾，通尿。螃蟹味甘、微辛，消化后味甘，性温，效锐，能补肾，利尿，舒筋；蒺藜味甘、涩，性温，能利水祛湿；冬葵果味甘、涩，性凉，能利尿通淋，清热消肿，止咳；硇砂味咸、辛，性温，能消积软坚，破瘀去翳，泻脉利尿，排脓去腐；豆蔻味甘、辛，性温，能健胃消食，温肾壮阳；喜马拉雅紫茉莉味甘、辛，性温，能温肾，生肌，利尿，排石，干黄水；田螺味甘、辛，性温，能杀虫，消腹水。

（三）剂型、制法和用法

1. **剂型**　灰色粉末，气微香，味苦、涩。

2. **制法**　以上8味，粉碎成细粉，过筛，混匀，即得。

3. **用法**　一次1.6g，一日2~3次。

（四）基源和用药部位

1. **金礞石**　本品为变质岩类蛭石片岩或水黑云母片岩。采挖后，除去杂石和泥沙。

2. **螃蟹**　见前文相关内容。

3. **蒺藜**　见前文相关内容。

4. **冬葵果**　见前文相关内容。

5. **硇砂**　本品为卤化物类矿物。含氯化铵（NH_4Cl）。

6. **豆蔻**　见前文相关内容。

7. **喜马拉雅紫茉莉**　本品为紫茉莉科植物山紫茉莉 *Oxybaphus himalaicus* Edgew. 的干燥根。秋季采挖，刮去外皮，晒干。

8. **田螺**　本品为田螺科动物中华圆田螺 *Cipangopaludina cahayensis*（Heuda.）的贝壳。捕杀后，干燥。

二十四、五味锦鸡儿汤散

（一）方剂出处

本方来源于19世纪居·米旁绛央朗杰嘉措所著的《居米旁医著集》。

（二）处方组成、功效和方解

1. **处方组成**　藏锦鸡儿750g、矮紫堇500g、巴夏嘎500g、兔耳草500g、西藏猫乳500g。

2. **功效**　活血祛风，行气降压。主治高血压引起的胸胁胀痛，肩背串痛，肝区疼痛，气喘，眼膜赤红。是治疗血液性疾病的良药，功效与放血无二。现代藏医运用此方治疗高血压。

3. **方解**　方中藏锦鸡儿味涩，性寒，能破血、化瘀、降压；矮紫堇味苦，消化后味苦，性凉，能凉血,清热消炎,止泻;巴夏嘎味苦、涩,消化后味苦,性凉,效稀、轻、糙,能清热凉血,消炎止痛;兔耳草味苦,消化后味苦,性凉,效糙,能清热解毒,干坏血;西藏猫乳味微苦,性凉,能凉血,敛干黄水,消肿,熬膏外用能消肿,治疮毒。

(三) 剂型、制法和用法

1. **剂型**　本品为黄褐色粗粉,味酸、苦。

2. **制法**　以上 5 味,粉碎成细粉,过筛,混匀,即得。

3. **用法**　一次 5g,一日 2 次,水煎服。

(四) 基源和用药部位

1. **藏锦鸡儿**　本品为豆科植物鬼箭锦鸡儿 *Caragana jubata*（Pall.）Poir. 的红色木质部心材。5—10 月采根、茎。去掉外皮,取木部心材,切段,阴干。

2. **矮紫堇**　见前文相关内容。

3. **巴夏嘎**　见前文相关内容。

4. **兔耳草**　见前文相关内容。

5. **西藏猫乳**　本品为鼠李科植物西藏猫乳 *Rhamnella gilgitica* Mansf. et Melch. 的干燥树干及枝条。

二十五、小檗眼药膏

(一) 方剂出处

本方来源于 16 世纪措麦堪钦释迦旺久所著的《秘诀精髓集要》。

(二) 处方组成、功效和方解

1. **处方组成**　小檗皮(膏)100g、诃子(去核)200g、红花 200g、冰片 20g、熊胆 1g、麝香 1g。

2. **功效**　消炎止痛。主治目赤痒痛、流泪、沙眼等眼病。现代藏医运用此方治疗各种眼病。

3. **方解**　方中小檗皮(膏)味苦、涩,性凉,能解毒,收敛黄水,消炎;诃子味苦、涩,性温;能滋补养身,升胃火,助消化;红花辛温,能活血通经,散瘀止痛;冰片味苦、辛,性凉,能消炎,退热;熊胆味苦、微甘,消化后味甘,性寒,能清热解毒,镇静,止痛,利胆明目,健胃,杀虫;麝香味苦、辛,消化后味苦,性凉,效轻,能解毒,消炎止痛,驱虫。

(三) 剂型、制法和用法

1. **剂型**　棕褐色油膏,气香。

2. **制法**　以上六味,除冰片、熊胆、麝香另研成极细粉外,其余共研成极细粉,合并以上粉末,过筛加基质,混匀,分装,灭菌即得。

3. **用法**　点眼,适量。

(四) 基源和用药部位

1. **小檗皮**　本品为小檗科植物甘肃小檗 *Berberis kansuensis* Schneid.、鲜黄小檗 *Berberis diaphana* Maxim.、匙叶小檗 *Berberis vernae* Schneid.、或刺红珠 *Berberis dictyophylla* Franch. 等同属数种植物的干燥皮。夏季采收,晒干。

2. **诃子**　见前文相关内容。

3. **红花**　见前文相关内容。

4. **冰片** 见前文相关内容。

5. **熊胆** 见前文相关内容。

6. **麝香** 见前文相关内容。

二十六、五味角蒿油

（一）方剂出处

本方来源于 16 世纪贡珠·云丹嘉措所著的《临床札记·札记精粹》。

（二）处方组成、功效和方解

1. **处方组成** 角蒿 50g、萝卜 70g、大蒜 40g、木香 80g、麝香 1g。

2. **功效** 消炎，止痛。主治中耳炎，耳聋疼痛。现代藏医运用此方治疗耳病。

3. **方解** 方中角蒿花味甘，性凉而重，根及种子味苦，消化后味苦，性温，效稀而软，种子能补虚聪耳，消炎止痛，根及花能补虚，消食通便；萝卜味辛、微苦，消化后味苦，性温，能温胃、消食，生培根，消肿，敛疮；大蒜味辛，性味，能解毒，开胃，止泻；木香味辛、苦，消化后味苦，性温，效润而湿，能温胃，行气，止痛，破痞结，生肌；麝香味苦、辛，消化后味苦，性凉，效轻，能解毒，消炎止痛，驱虫。

（三）剂型、制法和用法

1. **剂型** 清油状淡黄色透明液体，气微香。

2. **制法** 以上 5 味，除麝香外，其余共研成粗粉，包于纱布内，置 200ml 菜油中，煎煮至焦黄，去渣，放冷后加入麝香细粉，搅匀，即得。

3. **用法** 用时摇匀。一次 1~2 滴，一日 2 次，滴耳。

（四）基源和用药部位

1. **角蒿** 本品为紫葳科植物密生波罗花 *Incarvillea compacta* Maxim. 的花、种子和根。夏、秋二季采收，除去杂质，晒干。

2. **萝卜** 本品为十字花科植物萝卜 *Raphanus sativus* L. 的种子和根。6—9 月采集根及成熟种子，洗净。根鲜用或切段晒干。

3. **大蒜** 本品为百合科植物大蒜 *Allium sativum* L. 的鳞茎。夏季叶枯时采挖，除去须根和泥沙，通风晾晒至外皮干燥。

4. **木香** 见前文相关内容。

5. **麝香** 见前文相关内容。

二十七、秘诀十三味红花散

（一）方剂出处

本方来源于 17 世纪第司·桑吉嘉措所著《秘诀补遗》。

（二）处方组成、功效和方解

1. **处方组成** 煅羊颅 75g、龙骨 125g、獐牙菜 50g、红花 50g、金腰草 25g、打箭菊 50g、铁棒锤（幼苗）25g、榜嘎 50g、熊胆 25g、炉甘石 25g、波棱瓜子 25g、马尿泡 40g、石花 15g。

2. **功效** 清热镇痛，凉血，杀虫。主治赤巴症引起的头痛，脑炎，黑白"亚玛"头痛，热性脑部疾病。现代藏医运用此方治疗脑部疾病。

3. 方解　方中煅羊颅、龙骨,可排脓,去腐生肌,消肿,止痛;獐牙菜味苦,性寒,化后味苦,可清肝利胆,退黄疸;红花辛温,能活血通经,散瘀止痛;金腰草味极苦,性凉,效糙、干,能清热利胆;打箭菊味微苦,消化后味苦,性凉,能活血化瘀,祛风除湿,消炎止痛;铁棒锤味甘、微苦,性温,有大毒,能祛寒止痛,祛风定惊;榜嘎味苦,性凉,能清热解毒,生肌收敛,燥湿;熊胆味苦、微甘,消化后味甘,性寒,能清热解毒,镇静,止痛,利胆明目,健胃,杀虫;炉甘石味甘、性凉、平,能清热,收湿止痒,敛疮;波棱瓜子味特苦,消化后味苦,性凉,效糙、锐,能清热解毒,凉血降热,利胆,助消化;马尿泡根味苦、涩,性凉,种子味苦、辛,性平,根及种子均有毒,能消炎镇痛,消肿,杀虫,主治寄生虫引起的内脏、头部等疼痛及皮肤病;石花味涩,性凉,能清热,解毒。本方是在 8 世纪《四部医典》中记载的汤药之首三味头汤散的基础上,加上红花、金腰草、打箭菊、铁棒锤(幼苗)、榜嘎、熊胆、炉甘石、波棱瓜子、马尿泡和石花而成。

(三) 剂型、制法和用法

1. 剂型　浅黄绿色粉末,气微香,味苦。

2. 制法　以上 13 味,除熊胆另研细粉外,其余共研成细粉,过筛,加入熊胆粉,混匀,即得。

3. 用法　一次 1.5g,一日 2 次。

(四) 基源和用药部位

1. 煅羊颅　本品为牛科动物绵羊 *Ovis aries* Linnaeus 的颅骨的炮制加工品。

2. 龙骨　本品为古代哺乳动物如象类、犀类、三趾马、牛类、鹿类等的骨骼化石或象类门齿的化石。

3. 獐牙菜　见前文相关内容。

4. 红花　见前文相关内容。

5. 金腰草　见前文相关内容。

6. 打箭菊　本品为菊科植物川西小黄菊 *Pyrethrum tatsienense*(Bur. et Franch.)Ling ex Shih 的花序。7—8 月采收,去杂质,晾干。

7. 铁棒锤　见前文相关内容。

8. 榜嘎　见前文相关内容。

9. 熊胆　见前文相关内容。

10. 炉甘石　本品为碳酸盐类矿物方解石族菱锌矿,主含碳酸锌($ZnCO_3$)。采挖后,洗净,晒干,除去杂石。

11. 波棱瓜子　见前文相关内容。

12. 马尿泡　本品为茄科植物马尿脬 *Przewalskia tangutica* Maxim. 的种子及根。秋末果熟后采挖,除去地上部分,洗净,采集种子,干燥。

13. 石花　本品为梅花衣科植物藻纹梅花衣 *Parmelia saxatilis*(L.)Ach. 的全体。全年均可采收,水中漂洗,除去杂质,晒干。

二十八、黄药解毒散

(一) 方剂出处

本方来源于 18 世纪,降白却吉丹增赤列所著的《秘诀宝源》。

（二）处方组成、功效和方解

1. **处方组成**　檀香 10.5g、牛黄 15.5g、天竺黄 15.6g、红花 7.5g、渣驯膏 7.5g、榜嘎 11g、麝香 0.5g、安息香 7.5g、棘豆 7.5g、铁棒锤（幼苗）1.05g、羌活 35g。

2. **功效**　清热解毒。主治"赤巴"入脉道，眼黄，瘟疫，眩晕等。现代藏医运用此方治疗肝胆病。

3. **方解**　方中檀香味涩、苦，消化后味苦，性凉、钝、轻、糙，能清热，降血气，消炎，滋补；牛黄味苦、甘，性凉，能清热解毒，镇惊；天竺黄味微甘，性凉，能解热消炎；红花辛温，能活血通经，散瘀止痛；渣驯膏主要用于治疗诸热症，特治肝胃肾热症；榜嘎味苦，性凉，能清热解毒，生肌收敛，燥湿；麝香味苦、辛，消化后味苦，性凉，效轻，能解毒，消炎止痛，驱虫；安息香味苦、涩，消化后味苦，性凉、钝，能清热解毒；棘豆味苦而甘，消化后味苦，性凉，有毒，能清热解毒生肌愈疮，涩脉止血；铁棒锤味甘、微苦，性温，有大毒，能祛寒止痛，祛风定惊；羌活味微苦、辛，消化后味苦，性温，能消炎祛寒，除风镇痛，止血杀虫。

（三）剂型、制法和用法

1. **剂型**　淡黄色粉末，气微香，味微苦。

2. **制法**　以上各味，除牛黄、红花、麝香另研细粉外，其余共研成细粉，过筛，加入牛黄、红花、麝香细粉，混匀，即得。

3. **用法**　一次 1g，一日 2 次。

（四）基源和用药部位

1. **檀香**　见前文相关内容。

2. **牛黄**　见前文相关内容。

3. **天竺黄**　见前文相关内容。

4. **红花**　见前文相关内容。

5. **渣驯膏**　见前文相关内容。

6. **榜嘎**　见前文相关内容。

7. **麝香**　见前文相关内容。

8. **安息香**　见前文相关内容。

9. **棘豆**　见前文相关内容。

10. **铁棒锤**　见前文相关内容。

11. **羌活**　本品为伞形科植物羌活 *Notopterygium incisum* Ting ex H. T. Chang 或宽叶羌活 *Notopterygium franchetii* H. de Boiss. 的干燥根茎和根。春、秋二季采挖，除去须根及泥沙，晒干。

二十九、二十九味羌活散

（一）方剂出处

本方来源于 18 世纪，降白却吉丹增赤列所著的《秘诀宝源》。

（二）处方组成、功效和方解

1. **处方组成**　羌活 170g、铁棒锤根 85g、铁棒锤幼苗 85g、铁棒锤 85g、黑冰片 430g、结血蒿（膏）430g、北豆根 430g、小伞虎耳草 430g、降香 430g、牛黄 170g、天竺黄 430g、红花 430g、力嘎都 430g、少花延胡索 430g、渣驯膏 430g、角茴香 430g、榜嘎 430g、麝香 85g、安息香 430g、棘豆 430g、沉香 430g、牛心血 430g、藏菖蒲 170g、硫黄 170g、多刺绿绒蒿 430g、熏倒牛(同臭蚤草)430g、丁香 430g、波棱瓜子 430g、打箭菊 430g。

2. **功效** 清热消炎,镇痛杀疠。主治瘟疠疾病、痢疾、白喉、疫黄、痘疹、炭疽等。现代藏医运用此方治疗热性病。

3. **方解** 方中羌活味微苦、辛,消化后味苦,性温,能消炎祛寒,除风镇痛,止血杀虫;铁棒锤味甘、微苦,性温,有大毒,能祛寒止痛,祛风定惊;冰片味苦、辛,性凉,能消炎、退热;结血蒿味苦、辛,性寒,能清热解毒,杀虫利湿;小伞虎耳草味苦,性寒,效锐,能清肝胆之热,排脓敛疮;降香味辛,性温,能化瘀止血,理气止痛;牛黄味苦、甘,性凉,能清热解毒,镇惊;天竺黄味微甘,性凉,能解热消炎;红花辛温,能活血通经,散瘀止痛;力嘎都味苦、微辛,性平、凉,能清热解毒止泻,祛风湿,活血通经;少花延胡索,味苦、甘,性寒,能清热解毒;渣驯膏主要用于治疗诸热症,特治肝胃肾热症;角茴香味苦,性寒,有小毒,能清热解毒,消炎,镇痛;榜嘎味苦,性凉,能清热解毒,生肌收敛,燥湿;麝香味苦、辛,消化后味苦,性凉,效轻,能解毒,消炎止痛,驱虫;安息香味苦、涩,消化后味苦,性凉、钝,能清热解毒;棘豆味苦而甘,消化后味苦,性凉,有毒,能清热解毒生肌愈疮,涩脉止血;沉香味苦、辛,性温,能宁心,安神,通脉,降气;牛心血味甘,性平,能养心安神;藏菖蒲味辛、苦,消化后味苦,性温,效轻而糙,能温胃,消食,消炎止痛;硫黄味涩、辛,消化后味苦,能排脓血,燥黄水,解毒,杀虫;多刺绿绒蒿味淡、苦,消化后味苦,性微寒,能清热,止痛,活血化瘀;臭蚤草又名矮垂头菊,味苦,消化后味苦,性寒,能清热,消炎,消肿;丁香味辛、苦,性温,能祛风寒,温胃,消食,镇痛;波棱瓜子味特苦,消化后味苦,性凉,效糙、锐,能清热解毒,凉血降热,利胆,助消化;打箭菊味微苦,消化后味苦,性凉,能活血化瘀,祛风除湿,消炎止痛。

(三) 剂型、制法和用法

1. **剂型** 浅灰褐色粉末,气微香,味苦。

2. **制法** 以上各味,除牛黄、麝香另研细粉外,其余共研成细粉,过筛,加入牛黄、麝香细粉,混匀,即得。

3. **用法** 一次 1.6g,一日 2 次,用宽筋藤汤或热开水送服。

(四) 基源和用药部位

1. **羌活** 见前文相关内容。

2. **铁棒锤** 见前文相关内容。

3. **黑冰片** 见前文相关内容。

4. **结血蒿** 见前文相关内容。

5. **北豆根** 本品为防己科植物蝙蝠葛 *Menispermum dauricum* DC. 的干燥根茎。春、秋二季采挖,除去须根及泥沙,洗净,润透,切厚片,干燥。

6. **小伞虎耳草** 见前文相关内容。

7. **降香** 见前文相关内容。

8. **牛黄** 见前文相关内容。

9. **天竺黄** 见前文相关内容。

10. **红花** 见前文相关内容。

11. **力嘎都** 见前文相关内容。

12. **少花延胡索** 本品为罂粟科植物少花延胡索 *Corydalis alpestris* C. A. Mey. 的全草。秋季采挖,洗净,除去杂质,阴干。

13. **渣驯膏** 见前文相关内容。

14. **角茴香** 本品为罂粟科植物节裂角茴香 *Hypecoum leptocarpum* Hook. f.et Thoms. 的干燥全草。7—8 月份采集带根全草,洗净,晾干。

15. **榜嘎** 见前文相关内容。

16. **麝香** 见前文相关内容。

17. **安息香** 见前文相关内容。

18. **棘豆** 见前文相关内容。

19. **沉香** 见前文相关内容。

20. **牛心血** 见前文相关内容。

21. **藏菖蒲** 见前文相关内容。

22. **硫黄** 本品为自然元素类矿物硫族自然硫,采挖后,加热熔化,除去杂质;或用含硫矿物经加工制得。

23. **多刺绿绒蒿** 本品为罂粟科植物多刺绿绒蒿 *Meconopsis horridula* Hook. f. et Thoms. 的花或全草。夏季采收,洗净,切段,晒干。

24. **臭蚤草** 见前文相关内容。

25. **丁香** 见前文相关内容。

26. **波棱瓜子** 见前文相关内容。

27. **打箭菊** 见前文相关内容。

第六节　结　语

藏医药古代方剂虽多,但目前来看,仅小部分藏药方剂被临床应用,开发上市的方剂则更少,绝大多数目前仍"尘封"或者处于整理阶段。1998 年《中华人民共和国卫生部药品标准藏药》收载藏药成方 200 种;2010 年版《中国药典》收载藏药方剂 17 种,2015 年版《中国药典》收载藏药成方制剂 23 种。目前藏药企业生产藏药上市品种中仅部分属于藏药古代方剂。当前临床常用的藏药方剂在常见病及疑难病等方面取得了满意的临床疗效,但总体来看,藏医药古代方剂绝大部分未开发上市或仅在局部地区应用,从而极大限制了藏医药古代方剂的传承与推广,也制约了其社会效益及经济效益释放。因此,对藏药古代方剂进行筛选并对筛选出的经典藏药方剂进行基础及临床研究,在保证安全有效前提下推进藏医药经典方剂上市,做好上市后评价工作,并形成高质量的循证证据,将为藏医药的传承、发展及推广奠定良好的基础,更对藏医药的振兴起到积极的推动作用。

本书是藏医药方剂筛选的一次重要实践,从藏医药经典方筛选过程中,主要获得的启示与借鉴有以下几个方面:

第一,要重视藏医药古今文献的整理与研究。对藏医药古今文献进行整理是筛选经典方的基础与关键。在今后对藏医药古籍文献研究的过程中,应适当引入与藏医学相关的史学家、语言学家等进行藏医药古籍文献的勘误与训诂工作,从而使藏医药古籍的翻译及名词术语的标准化更加规范。此外,由于藏药材种类繁多,在对其进行文献考证的过程中除了要参考藏医药经典著作,同时也要加强现代文献的整理与研究,对藏药材的基源、炮制方法、用药剂量等进行考证,确保筛选出的古代方剂既与古代医籍中的记载相符合,又能保证其有效性和安全性。

第二,要加强古代方剂历史源流的考证。处方的历史沿革考证是筛选经典名方的基础及关键步骤,通过藏医药古代方剂的历史沿革进行考证与分析,可对藏医药古代方剂正本清源。在古代方剂考证的过程中要综合考虑药品现实应用价值、方药信息是否完整等因素,同时还要考虑方剂的成药性是否良好,是否符合现代制剂的开发等。因此对古代方剂进行历史源流的考证能够为经典方同名不同方,药物组成、剂量、炮制方法、煎煮方法的选择提供参考和依据,是经典方筛选过程中的关键步骤。

第三,要强化古代方剂药味的考证。对处方药味的考证,主要包括药材的基源、炮制方法、用药剂量等。其中药材的基源考证主要是对古代方剂中药材的品种及用药部位进行考证,藏药材的基源复杂,部分药物属于外来引入的品种,部分藏药与中药有交叉部分,因此对藏药基源的考证,要参考藏药学的古今文献、中药学及部分外文文献。此外,还要考虑到药物的可及性,部分濒危药材需在保证方剂有效及安全性的前提下寻找替代品。处方中还应不涉及国家重点保护的野生动物药材品种目录中的一级保护品种。

在药物炮制的考证方面,应结合文献对药物所处历史时期的炮制方法进行考证,厘清药物炮制方法的历史演变。由于古代方剂中记载的药物炮制方法可能已不适合现代临床或者需改进,因此除了对古代文献进行考证外,还需结合 2020 年版《中国药典》等现代文献进行综合考量。在其用药剂量方面,由于不同历史时期,剂量的度量标准也有较大差异,需要根据不同历史时期的度量标准对药物的剂量进行折合,也存在古代方剂中的用药剂量折合后仍然与现代用药剂量悬殊较大等问题,今后有待进一步深入研究。对藏药古代方剂药味的考证,除了进行以上方面还需要对古代方剂的制备方法、剂型、给药途径等方面进行考证,要尽量与古医籍中的记载保持一致。

第四,要注重古代方剂功能主治的考证。对处方功能主治的考证,原则上要遵循与古代医籍记载基本一致的原则,但是不同历史时期古医籍中记载的同一首方剂的功能主治也会有所不同,这与自然环境、社会环境等的变化所引起的疾病谱的变化、人体体质的变化等有一定关系。因此在功能主治方面应综合考证古今文献中所记载的适应证,最终筛选出以当今健康需求为导向的经典方。

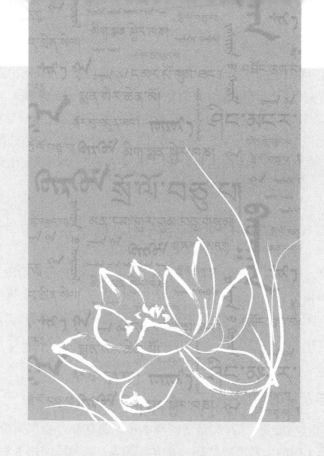

第三章

蒙医药经典方

蒙医学是在蒙古族原有诊疗技术的基础上,创造性地吸收了藏医、中医及古印度医学理论的精华而形成的传统医学,其拥有游牧文化背景,具有以"三元学说""七素学说""脏腑(象)学说""整体观念""辨证论治"等形成的完整理论体系和独特诊治技术。蒙药是蒙医防治疾病的具有"两力""六味""八性""十七效能"特色的工具。蒙药药源有植物、动物、矿物等三大类,蒙医主要以蒙医基础理论为指导,遵循蒙药药理学原理配伍调剂使用。蒙药及其制剂具有"三小""三效""五方便"等特点。

第一节　蒙医药学发展概况

蒙医药历史悠久,历经四个阶段:13世纪以前的萌芽和经验积累阶段,13—16世纪的理论形成阶段,17—20世纪的快速发展阶段,20世纪中叶到现在的跨越发展阶段。古时蒙古族治疗疾病多采用单味药物,在长期的实践中总结出了蒙药的六味、八能、二力、十七功、三化等药物理论,有效地指导了蒙药的使用。根据药物的味、能、化配合原则,将相关药物配制在一起,有效地发挥了药物功能,起到更好的治疗作用,从而形成了蒙药方剂。

一、蒙医药学萌芽时期

前8世纪—13世纪,即第一阶段,是蒙医药学理论萌芽和经验积累阶段,以"策格"(酸马奶)疗法为主的养生保健为其主要特征。北方各部落人民熟练使用灸法、放血、针刺、药浴等传统疗术,并在"策格"疗法、骨伤疗法、温病防治等方面积累了扎实的实践经验。如《内经·异法方宜论》记载:"……灸炳者,亦从北方来";8世纪的著名医学家宇妥·元丹贡布的《四部医典·本续》有"蒙古灸法"的记载;唐代医学家孙思邈的《备急千金要方》记载了匈奴人用的祛寒丸,名"匈奴露宿丸(礜石、桂心、附子、干姜)"。

二、蒙医药学形成时期

13—16世纪,即第二阶段,是蒙医药学理论形成阶段,以蒙医寒热理论的形成和骨伤科疾病的诊治为其主要特征。随着1206年成吉思汗创建大蒙古国并继续扩张,国内各民族之间的交流不断扩大,与欧亚各国间的交往也日趋频繁。这个时期蒙医有了很大的发展,在原有临床经验的基础上产生了寒热理论等初步的医学理论,形成了古代蒙医学。其早期的药物知识、针刺疗法、灸疗法、放血疗法、解剖学知识、疗伤技术、骨伤治疗技术及饮食疗法等都有了长足的发展。1330年,元太医忽思慧著《饮膳正要》,其后"策格(酸马奶)"疗法传入欧洲。

三、蒙医药学发展时期

16世纪—20世纪中叶,即第三阶段,是蒙医药学快速发展阶段。以蒙医药理论体系的完善和实用型人才的培养等为其主要特征。这个时期在蒙古族地区创建了数十所"曼巴扎仓(医学专科学校)"培养高端专业人才,并授予"马冉巴(相当于博士)"学位。在此期间,蒙医药三大经典著作问世,即伊希巴拉珠尔的《甘露四部》、占布拉·道尔吉的《蒙药正典》、占布拉的《方海》,另有近100部医学专著付梓刊行。

四、蒙医药学跨越时期

20世纪中叶至今,即第四阶段,是蒙医药学跨越式发展阶段。以学科建设、人才培养、科学研究、平台建设、国际交流等为其主要特征。1956年内蒙古创建中蒙医研究所,1958年开办蒙医本科教育,1985年创办蒙医药硕士研究生教育。治疗冠心病、心绞痛的国家三类蒙药新药于1998年获临床批件。2010年颁布《内蒙古自治区蒙医药中医药条例》。2012年"服务国家特殊需求蒙药学博士人才培养项目"获批,2013年开始招收蒙药学博士研究生,2016年第一届博士生顺利毕业。从此,内蒙古自治区实现了全国蒙药学博士点零的突破。蒙药学博士点的设立,不仅填补了中国蒙医药学深层次学习、研究的空白,也有益于世界蒙医药学的可持续发展。

第二节 蒙医药学理论体系

一、蒙医学理论

蒙医学理论由"寒热学说""三元学说""七素三秽学说""六基症理论""脏象学说""温病辨证"等组成,是古代蒙医学家在对大自然现象及其相互关系的观察中总结出来的哲学理论,是认识世界和解释自然的理论工具,是朴素唯物论和自发的辩证法思想。"寒热学说""三元学说"和"七素三秽学说"是蒙医学理论体系中的核心部分。蒙医学最基本的特点,可概括为"整体观""辨证观"和"防重于治,治重于本"三个方面。

(一) 三元学说

三元学说是蒙医基础理论的核心内容之一,所谓三元(亦可译为三体素或三根),是指赫依、希拉、巴达干。赫依,汉意为"气",与中医的"气"和"风"有些相似,但其内涵更为广泛,它具有轻、糙、动、凉、细(微)、坚等六种秉性,是人体呼吸运动、血液循环、新陈代谢功能和心理活动及肢体活动等一切生命运动的一种内在动力。希拉,汉意为"胆"(与生理上的胆有所区别),与中医的"火"有些相似,但其内涵更为广泛,它具有热、锐、腻、轻、臭、泻、湿等七种秉性,主要分布于人体肝、胆、血液之内。希拉是人体热能的源泉,具有产生热能和调节体温、促进消化、增加食欲、开胃进食,使人容光焕发、神色充沛、思维敏捷、意志坚强等功能。巴达干,汉意为"痰、黏液或水土",与中医的"痰"有些相似,但其内涵更为广泛,它具有腻、寒、重、钝、软、固、黏等七种秉性。巴达干使得体质强壮,富有耐力,宽宏大量,产生睡意,记忆牢固,关节活动灵活,皮肤细腻滑润,并能降低机体热能。

这三者为构成人体的主要物质基础,也是人体生命活动的重要能量和动力。三元来源于父母的精卵之中,并依靠人的饮食、起居、时节等因素不断地滋生来补充自身生理活动中的损耗,以保持三者之间的协调与相对平衡,使包括人体行为、言语、心理活动等在内的一切生命活动过程顺利进行。人体的生理功能受三元支配,如机体生理基本特性之一的新陈代谢,即饮食消化、分离清浊,将饮食精微逐一分解消化为七素滋养机体,排出代谢浊物和三秽等全身代谢均在三元支配下进行;包括关节、肌肉等肢体活动及言语等思维活动和视、听、味、嗅、触等五官感觉都在三元作用下完成其生理功能。由于每个人在生长发育过程中所遇到的条件不同,致使每一个体赫依、希拉、巴达干的滋生不尽相同,从而以不同构成比例达到一种比较稳定的相对平衡状态。这种个体差异是人们体质与个性特征的生理基础。由于赫依、希拉、巴达干自身的生理活动以及人的饮食、起居、时节及其他因素的影响,赫依、希拉、巴达干具有过于滋生或损耗,导致失去协调的可能性。因此,三元又成为使人发生疾病的内在原因之一。每当三元中的任何一个或几个因素出现过于增生或衰减的情况时,它们则变为病理性物质,即三邪(亦称三弊),表现为赫依病态、希拉病态或巴达干病态。治疗上就需要对三者进行调整,恢复其原来的相对平衡状态,使生命活动得以正常进行。蒙医学认为,人体赫依、希拉、巴达干各具特性及功能,三者互相依存,互相制约,关系密切,协调统一。

(二)七素三秽学说

七素,即食物精微、血液、肌肉、脂肪、骨骼、骨髓、精液(经血)也包括滋养这些物质的元素,即七素各自的清质(指精华之精)。七素是构成人体形态结构的最基本单位,也是人体三元赖以存在的物质基础。三秽则指食物被消化过程中排泄出的废物,包括二便及汗液等。人体七素的形成、滋补与更新所需要的原料是由食物供给的。食物含有的各种营养成分,必须经过消化系统的消化和吸收,才能被人体利用。当食物在口腔内经过牙齿的咀嚼、舌的搅拌,与唾液混合后,经咽、食管进入胃内。由于巴达干的作用,食物在胃内初步消化成食糜,食糜在希拉的作用下得到进一步消化,与此同时,在赫依的运动下把食物的精华与糟粕分离,食物的糟粕又要分成稠稀两个部分(即二便)被排出体外。食物之精华继续分解为清质与浊质,前者被胃和小肠吸收,进入血液循环,后者辅助滋养胃之巴达干。由胃和小肠吸收来的精华部分,随着血液先流经肝脏,在希拉的作用下还分解成清质与浊质,其中浊质变成胆汁而贮存于胆囊,清质则滋补血液,随后依次变成(或滋养)肌肉、脂肪、骨骼、骨髓和精液(经血)。精液(经血)最终又分解为清质与浊质,其清质-活力素存在于心脏,遍布全身,使人容光焕发,健康长寿,浊质是成年男女之精卵。

(三)六基症理论

蒙医学认为,人之所以患病是因为人体赫依、希拉、巴达干、奇素(血)、协日乌素(黄水)、黏(虫)等因素发生了变化。由于饮食、起居、时节及其他因素的影响,上述各种物质的任何一个或几个在量或存在部位等方面失去常态时均可变成致病因素,即成为疾病的本质而损害健康。赫依、希拉、巴达干、奇素(血)、协日乌素(黄水)、黏(虫)既是致病因素,又是疾病的本质。临床上,把赫依病、希拉病、巴达干病、血病、黄水病、虫病,统称为"六种基本病症",简称"六基症"。其中,把两种致病因素导致的疾病称为"合并症",三种以上致病因素引起的疾病称为"聚合症"。

(四)脏象学说

亦称"脏腑学说",是研究人体脏腑及其相关组织器官的形态结构、生理功能和疾病特点以及它们之间相互关系的学说。

脏象学说的形成,是与蒙医学对人体解剖有一定的实践认识相联系的。蒙医学认为人体有五脏六腑,五脏指心、肺、肝、脾、肾,六腑指胃、小肠、大肠、胆、膀胱和三舍(精府)。由于脏腑中三元的分布、运行之道及依存部位不同,其功能等也不尽相同,但它们都以白脉、血脉和赫依的运行路径相互贯通连接,形成一个有机的整体。脏腑系统以赫依为动力,受三元支配,在饮食消化、七素的清浊生华及滋生等生命活动中,起着重要的生理作用。

(五) 温病辨证

温病(热证)是由血、希拉引起的,临床上以发热等希拉属性增加而产生的症状为主的一组疾病的总称。疾病外因致使体内希拉偏盛,焚烧七素三秽而发病,故称温病。蒙医温病学是以蒙医基础理论为指导,研究温病在人体内发生、发展、转归规律的一门独立的临床学科。温病(热证)种类繁多,错综复杂,病情发展快,危及生命迅速,而且诊断及治疗又比较困难。在临床上根据温病的发病原因可归纳为伤热、骚热(紊乱热)、毒热及疫热(瘟疫)四大类。大部分温病,特别是疫热在临床上病理过程具有特定的规律,按病程可分未成熟热期、增盛热期、寒热间期三个阶段。在此过程中,若治疗不当或遇其他因素影响时又可发生空虚热、隐伏热、陈热、浊热等不同的病理变化。

二、蒙药学基本理论

蒙药在蒙古民族的医疗保健中占有重要地位,也是蒙古族文化优秀遗产的重要组成部分。蒙药大多数来源于动植物或矿物等天然物质,毒副作用小,且一味药物含多种成分,能广泛用于治疗多种疾病。蒙药的应用多用复方的形式,通过合理地配伍组方,即可用于治疗各种病症。蒙药学的基本理论可以概括为五元、六味、八性、十七效等。

(一) 五元

五元是指土、水、火、气、空五大元素。蒙医学以五元学说为理论指导,认为世上物质虽包罗万象,但都是由土、水、火、气、空五种基本元素演化而成。药物也是如此,土为药物发育形成的根基,水为药物生长滋润之源泉,火为药物生长成熟的热能,气为药物生长运动之动力,空为药物生长存在的空间。药物的生成与土壤、水分、日照、空气等自然条件密切相关,缺一不可。在各种药物的生成发育过程中,由于五种元素参与的程度有所不同,从而使各种药物具有不同的味道、性能和效力。

(二) 六味

六味是指甘、酸、咸、苦、辛、涩六种味道。它们是在药物由"五元"演化生成过程中某两个元素偏盛而产生的。土水偏盛则味甘,火土偏盛味酸,水火偏盛味咸,水气偏盛味苦,火气偏盛味辛,土气偏盛味涩。一般来说,甘味药具有调和气血、滋补强身的功能,酸味药能健脾胃、助消化,咸味药可暖脾胃、促食欲,苦味药则有清热降火、利胆解毒作用,辛味药能祛风散寒、健胃化食,涩味药可以润泽肤色、清热收敛。就药味的综合功效来说,一般甘、酸、辛味可镇赫依;甘、苦、涩味可镇希拉,诱发巴达干;酸、咸、辛味可镇巴达干,诱发希拉;苦、涩味则诱发赫依。此外,蒙药还有"三化味"之说。蒙医认为,药物在人体内被消化的过程中,它固有的药味将会发生一定变化,即咸变甘,辛、涩变苦;甘、苦、酸不变,六味被人体消化后最终为甘、苦、酸三种味。所以,"三化味"是指药物被消化而转变的药味。

(三) 八性

八性是指重、腻、寒、钝、轻、糙、热、锐等八种主要药性。蒙医临床常用具有重和腻性的药物医治赫依病,即用其治疗神志恍惚、头晕耳鸣、失眠健忘、酸懒乏力、麻木瘫痪等证候;寒和钝性药物主治希拉病,即主要用于治疗身热便黄、口苦烦渴、热泄及黄疸等热证及肝胆疾患;轻、糙、热、锐性的药物则用于治疗巴达干病,即主治肢体寒凉、心身沉重、食欲不振、消化不良、呕吐、泄泻、腰膝疼痛、嗜睡及肥胖症等寒性疾患。

(四)十七效

十七效是指药物的软、重、温、腻、固、凉、钝、寒、柔、稀、燥、淡、热、轻、锐、糙、动等十七种效能,它们大都是从药物六味产生。药味又是由土、水、火、气、空五元决定。这些效能分别与三元的二十种秉性(特性)有着相互对应的克制或滋生的关系。概括为十七效克制三邪(病态的三元)。二十种秉性(特性)的对应关系为:克制赫依病症属性时,软克糙(前者为药物效能,后者为三邪秉性,下同)、重克轻、温克凉、腻克微与坚、固克动;克制希拉病症属性时,凉(淡)克腻、钝克锐、寒克热、柔克轻、稀克臭、燥克湿与泻;克制巴达干病症属性时,淡克腻、热克寒、轻克重、锐克钝、糙克软与黏、动克固。蒙医临床就是根据疾病的不同属性,选择运用具有相应"十七效"的药物来调节各种病因所致人体三元失去平衡的病症,使之恢复正常,从而达到治疗疾病的目的。

蒙药理论还有"两力"之说。它是针对蒙医临床将所有疾病归属为热性病和寒性病两大类而言的。也就是将所有药物也归纳为热力药与寒力药两大类,用具有寒力的药物治疗热性病,用具有热力的药物治疗寒性病。

第三节 蒙医方药特色

一、蒙药组方特色

蒙药在临床上的应用,一般都是在蒙医理论指导下,根据疾病的不同证候,按照组方的方法和原则,选择适宜的若干种药物,以恰当的比例配合在一起,并制成一定剂型后使用。任何药物,如果药味、"三化味"及功能(功效)三者合理搭配,则对其所针对的疾病最为有效。蒙药组方的方法主要有性味组方、功能组方、"三化味"组方三种。

性味组方是以药物的味、性、效为主要依据进行组方的一种方法,即针对病情选择具有与病情相适应的味或性、效的药物来组合配方;功能组方是以药物的功能为依据,即选择具有与病症相适应功能的一些药物进行组方;"三化味"组方是以药物原有的味将在人体内消化转变的味为主要依据,选择相应药物进行组方的一种方法。

蒙医在采用上述方法进行组方时,绝不是把药物性味简单地堆砌或将药物功能单纯地累加,而是有着一定原则的。组方时非常注重"君(主药)、臣(辅药)、佐、使",这就是蒙药组方原则的基本内容。

君药是一方中的主药,即对某种疾病或病变部位能起到重要治疗作用的药物,如治疗心赫依的肉豆蔻、治疗肺热的北沙参、治疗肝热的牛黄、治疗脾寒的草果、治疗肾赫依的豆蔻等都是作为君药使用的,一般方中君药只有1~2种,用量比较大。臣药是一方中辅助君药治疗主病、主症,具有增强君药功效的药物,故配伍时常与君药等份或少一份使用。佐药是指对君药等的毒性作用或过于偏性的药性起制约作用的药物,以及协助君药治疗兼病或次要症状的药物。使药是除对君臣药起到桥梁作用之外，具有协调制剂作用的药物，它可减少剧毒药物的毒性，缓和其烈性，如草乌制剂常配诃子为使药，以解其毒性、烈性。

总之，蒙药组方或用其性味，或用其功能，都要遵循上述"君、臣、佐、使"基本原则。但是，在选择组方时不要求"君、臣、佐、使"俱全，也不限定方中药物的味数，而是根据病症的需要来决定。单味药经过合理配伍组合，不但能增强或改变它原有的功效，又能调和偏盛及不足，制其毒性，解除或缓和对人体的不利影响，应充分利用诸药的综合效能，整体作用，从而获得理想的临床效果。

二、蒙药和中药的区别

蒙医学经历了千百年发展历程，形成了完整的理论体系及独特的用药经验，这与蒙古民族所处地理位置、生活环境及饮食起居习惯等密不可分。近几年对蒙医药与中医药进行对比研究的报道开始出现，在针灸方法、脑震荡治疗、炭疽的认识、汤剂应用等方面发现众多不同之处，但目前尚未见到蒙药与中药的异同点的系统研究报道。研究对比蒙药和中药的异同点，有助于互相借鉴，共同发展，尤其对于蒙药的推广应用及深入研究起到促进作用。

（一）药物来源

蒙药和中药均属天然药物，并且以植物药为主。除常用蒙药和中药中一部分为交叉使用外，蒙药有其多种不同来源。首先，在长期沿用过程中，蒙医药领域逐渐形成了自己的特色药材，如广枣、草乌花、草乌芽等；仅在内蒙古科尔沁罕山地区特色蒙药材就有数十种，目前正在调查、保护及可持续利用的研究过程中，而中医常用的山茱萸、吴茱萸、半夏等药蒙医却不多用。其次，同名而不同药用部位的现象较多，一些蒙药和中药其药名相同，但药用部位有所不同，如蒙药龙胆药用部位为其花，而中药用其根。最后，同名同物但常用程度不同的情况更普遍。一部分蒙药和中药属同名同物，但用药频率不同。如蒙药诃子在蒙药方剂中出现率相当高，据不完全统计，50%以上蒙药复方制剂中有诃子入药，而中药处方中出现却不很频繁；中药甘草在中药复方制剂或处方中出现率较高，而蒙药中只有在止咳祛痰平喘的复方和少数止吐复方中出现，甘草在蒙药复方中出现率远没有中药复方高。因此，蒙药和中药中同名同物但其常用程度不同的药物占绝大多数。

（二）炮制加工

蒙药炮制加工过程中，常采取的方法有洗、漂、泡、润、水飞、煅、炮、煨、炒、烫、炙、焙与烘、蒸、煮、淬等方法，这些方法在中药炮制过程中也常用。蒙药炮制加工特点主要在于其所用辅料上，蒙药常用牛奶、马奶、酸马奶、羊肉汤、羊骨汤等作为辅料进行炮制，这与蒙古民族生活环境及饮食习惯等关系密切，如蒙药手掌参用牛奶浸泡一定时间，取出，晾干，其滋补强壮作用可加强。蒙药炮制方法亦有其特色，如蒙药草乌用诃子汤浸泡，以降低其毒性等。需要强调的是，蒙药多数生用，需要炮制蒙药的远没有中药多，而中药的炮制方法更多，应用更广泛，研究得更深入。

（三）功能主治

蒙药学基础理论与中药学基础理论完全不同，蒙药学基础理论中有五元、六味、十七效、八性及两力之说。而中药有四气、五味、升降浮沉、归经等内容。各种药味具体性、味、功能主治和临床用法更是截然不同。如蒙药肉豆蔻为"心之好"，味辛，性温，用于胸满心烦、叹气、心慌、头晕、失眠、谵语等症，常用于心赫依、心刺痛等病症；而中医认为肉豆蔻可温中，行气，消食，除痰，固肠，醒酒解毒，可以治疗寒凝气滞之心腹胀痛，脾虚或肾虚之泻泄、呕吐，食积腹痛等诸症。又如蒙药麻黄，味苦，性寒，有清肝热、止血、破痞、疗伤、消肿、发汗之功效，主要用于各种肝脏疾病；而中医认为麻黄味辛、微苦，性温，归入肺、膀胱经，具有发汗解表、宣肺平喘、利水消肿之功能，主要用于外感风寒，表实咳喘。再如蒙药苦参味苦，性平，有促使热病成熟，发汗，燥协日乌苏，调和三根之功效，主治热病初期，协日乌苏病，临床上主要用于感冒初期、关节病和皮肤病，尤其常用于感冒发烧，热病初期的蒙药复方中必有苦参；而中医认为苦参味苦，性寒，归肝、肾、大肠、小肠经，具有清热燥湿，祛风杀虫之功能，主治湿热泻痢、肠风便血、黄疸、小便不利、水肿、带下、阴痒、皮肤瘙痒等病症，常用于治疗带下阴痒、湿疹疥癣、小便不利等。在临床应用苦参方面，蒙医和中医两者有相似之处，但其侧重点不同。性、味、功能主治不同是蒙药和中药最显著的差异之处。另外，中药"归经"是区别于蒙药的特点之一，而蒙药理论中除寒热温凉药性以外尚有"效"，如蒙药石榴味甘、酸，性热，效锐、涩、浮、腻、燥、轻；中药石榴味甘、酸、涩，性平，入大肠、肾经。

（四）用法用量

1. 临床处方不同　蒙医治疗疾病一般用复方，并且一天选用多种复方制剂，分早、中、晚服用，即每天3次，每次1或2种复方制剂，少则每天用3种制剂，多则每天用6种制剂，这是蒙医临床用药的突出特点。其目的在于全面顾及患者体质、病情及主次矛盾，从多方面、多角度解决问题，治疗疾病的同时调节体素，取得最佳疗效。

2. 汤剂用法不同　在外观性状方面，蒙药汤剂是指汤散剂（粉末状）；而中药汤剂多数指由中药饮片组成的汤药。在煎煮方法方面，蒙药汤剂一般煎煮1次，服用其水煎液或连药渣服下；而中药汤剂一般煎煮2~3次，合并水煎液，分2~3次服用，煎煮时根据药材饮片的性质与化学成分，有先煎、后下、包煎、另煎等要求。在煎煮溶媒方面，蒙药汤剂除了用水外，也常用牛奶或骨头汤等，以用羊骨汤居多，根据病情灵活运用；而中医一般都用水煎煮。在用法及功效方面，蒙药汤剂多与其他药合并使用或作药引子用，以凉性汤剂居多，其化学成分以水溶性成分为主；而中药汤剂适用范围更广泛，对于各种疾病均常用，尤其适用于慢性疾病，其有效成分几乎包含了各种类型的化学成分。在用量方面，蒙药汤剂一般每次用药量较小（3~5g），患者每次服用水煎液一般为数毫升至十几毫升。但蒙药因已制成粉末状，其水煎液中有效成分的溶解较充分，因此其疗效也一直良好；而中药汤剂每次服用数十克以上，由于每剂药量大，水煎液量自然也大，一般每次服用数十毫升至数百毫升水煎液。另外，蒙药汤剂一般为成药，患者可在医院和药店买到成药汤散剂；而中医开汤剂处方，根据医生临床四诊信息和患者病情，经常加减药味，以达到辨证施治。

3. 药引子不同　蒙药和中医药引子的作用均可归纳为增强疗效，引导主药直达病处（中药包括引经药）及缓解"毒性"等，但蒙医和中医所用药引子各有其特点。蒙医临床上汤剂为最常用的药引子，如清血热药用"三子汤"，利尿药用"蒺藜三味汤"，助消化药用"光明盐四味汤"，协日乌苏病药用"文冠木四味汤"做药引子。其次为根据病人体素特征的不同分别选用药引子，如治疗赫依病蒙药用羊骨汤，治疗协日病蒙药用冰糖，治疗巴达干病蒙药用蜂蜜，滋补强壮药用牛奶、马奶、红糖、黄油分别做药引子等。而中医同样出于增强疗效,引导主药,缓解"毒性"的目的,健脾胃助消化的中药汤剂,常放入大枣;产后瘀血多、乳汁少,最好用红糖送服;应用甘遂、大戟等有毒或烈性药物,常用大枣为引等。

第四节　蒙医药经典方筛选挖掘

一、筛选挖掘范围

1. 古代时间的界定　我国的历史分期普遍采用的是将 1840 年作为古代和近代的分界,而《中药注册管理补充规定》第七条又明确提出了"清代及清代以前"(1616—1911 年)。鉴于此,本次遴选的下限时间定为 1911 年。

2. 经典方的界定　经典方是指出自古代经典医籍,或具有代表性的古医籍中,长期为各代医家使用,并沿用至今,现代临床仍广泛应用的疗效确切、具有明显特色与优势的方剂。

二、蒙医药古代典籍

根据经典方筛选要求,选择 1911 年以前成书的蒙医典籍作为筛选目标,并通过专家会议论证,确定将《甘露四部》《秘诀方海》《蒙医药选编》《珊瑚验方》《观者之喜》五部书籍作为蒙医经典方来源。

(一)《甘露四部》

《甘露四部》是《甘露之泉》《甘露洁晶》《甘露点滴》《甘露庆宴》等四部医学典籍的总称,原著为藏文木刻版,书名音译为《都德泽西》,意译为《甘露四部》,由伊希巴拉珠尔于1751—1785 年间用藏文编著,共 4 部。该著作系作者将古印度医学《医经八支精义之要》和藏医学《四部医典》的理论与蒙古人的体质特征、生活习惯、居住地区环境和气候等实际情况及传统蒙医学理论有机地结合在一起,进行创造性研究的成果。

第一部《甘露之泉》是蒙医学基础理论经典著作,全名为《医海精诊集要甘露之泉》,藏文译作《都德泽楚俊》,由伊希巴拉珠尔于 1751 年用藏文编著,共 20 页,约 4 万字。该书主要论述了蒙医学的起源,生理、病理、治疗原则和方法,医者等;并在此部著作中首次提出了蒙医学的"六基症"理论。

第二部《甘露洁晶》是以蒙医临床为主的综合性典籍,全名《治疗甘露泉之分支缩略手法甘露洁晶》,藏文名为《都德泽希勒嘎尔》(音译),意译为《甘露洁晶》。由伊希巴拉珠尔于1752 年用藏文编著,共 47 页,约 13.8 万字。该书主要论述临床各科病症,即明细分类论述了内、妇、儿,五官、外、温病、"黏病"(传染病)、中毒、脏腑病、零星杂症、疮伤的病因及治疗原则、症状和治疗方法。此外,还编入了脉诊、尿诊、滋养、怀胎、泻剂、催吐剂、方剂须知,制盐手法、药物的炮制和针刺穴位,《根本医典》论集等内容。书中首次提出旱獭是传播鼠疫的传染源之一的观点。

第三部《甘露点滴》是蒙医学临床、药物方剂、疗术的综合性典籍,是伊希巴拉珠尔于1759 年用藏文编著,全名《医学秘诀汇总甘露点滴》,藏文名为《都德泽梯格巴》,意译为《甘露精华》共 38 页,约 31 万字。该书将六基症、十要症、五官、脏腑病、陈旧性顽症、中毒、特殊病症、疮疡、外伤、骨折、关节脱位、烧伤、破裂、乎杨病(白脉病)、零星杂症、妇、儿、老年病等临床各科疾病的治疗内容,分 20 章、54 节进行论述;同时还编入了常规用药,加味药剂、酊剂、药引子、药物的质与量、方剂配伍原则、峻性剂 7 种、疗术 5 种、震脑术等内容。

第四部《甘露庆宴》是蒙医临床经验汇编专著,全名《医疗汇总甘露庆宴》,藏文名《都德泽嘎敦》(简称),为甘露庆宴之意,由伊希巴拉珠尔于 1785 年编著,共 7 页,0.9 万字。该书汇总论述了六基症,十要症、内、外病引起的病症及由年龄,性别因素引起的各种疾病的治疗方法。

《甘露四部》在 18 世纪中叶中国青海佑宁寺、呼和浩特西乌素图(庆缘寺)以木刻版印刷出版,还在北京以藏汉合璧木刻印刷。1973 年,内蒙古锡林郭勒盟蒙医研究所将此书译成蒙古文铅印内部发行。1994 年,青海民族出版社以《松巴医著集》之名用藏文出版发行。《甘露四部》在中国、蒙古国、俄罗斯等国家和地区广泛流传,对现代蒙医和藏医的发展起到了巨大的作用。

(二)《秘诀方海》

《秘诀方海》系一部蒙医方剂学经典著作,为蒙药学家占巴拉却吉丹森佛仁来于 1829 年用藏文编著而成。全书共 112 章,1 077 页,约 23 万字。书中收录近 2 000 个方剂,简明扼要地撰写了每种方剂组成、药味剂量、制剂方法、主治功能。同时,该书还根据药剂的功效进行分类,并论述了每章方药的治疗各种病症的类别、症状、治疗方法等,尤其是将眼疾分为 391 种,演绎概述了其治疗方法,并汇编了中医金丹的应用等一些中医疗法。内蒙古人民出版社 1977 年用蒙语翻译出版了该书以及它的 4 本释义书,取蒙语译名为《额尔敦因秦》,汉译名为《蒙医金匮》。

(三)《蒙医药选编》

《蒙医药选编》系一部以蒙医临床为主,简述蒙药、方剂、疗术等内容的综合性医学著作,藏文名《哲对宁诺尔》(音译),意译为《选集要义如意宝》。该书在 19 世纪由蒙医学家罗布桑却配勒用藏文编著,全书共 121 章,约 20 万字。作者在收集整理了《四部医典》注释及其他蒙、藏医药书籍中的方剂和各种实用方剂的基础上编写了该书;同时加编了某些有经验的医生的治疗方法及临床经验。值得提出的是,该书详细论述了鼻饲药、温和导剂缓下疗法和有关灌肠导泻剂(尼如哈)、脉泻剂的使用,放血、针灸、罨敷、涂擦、沐浴等疗法,方药加味用药原理,三邪的作用,药物的简略名称,天然温泉疗法等,这些内容的水平均高于当时所写的书籍。在该书中不仅编入了《四部医典》中不曾有的多种病种和疗术,还对各种病症的性质、治疗方法、药剂等内容做了论述,既简单明了,又具鲜明的民族特点,明确了成型药剂应根据病变实际情况加减用药的方法,从而使该书在研究、学习使用蒙医学方面具有很高的价值。此书曾在俄罗斯布里亚特等地以几种不同的木刻版印刷出版,在俄罗斯布里亚特共和国、蒙古国,以及中国内蒙古自治区、西藏自治区、青海省、四川省、新疆维吾尔自治区、甘肃省、辽宁省等地区广泛流传,对这些地区医药卫生事业的发展起到了重要的推进作用。该书由内蒙古医学院(现更名为内蒙古医科大学)中蒙医系用维吾尔金蒙古文编译,取名《蒙医药选编》,1974 年由内蒙古人民出版社出版发行。1982 青海民族出版社用藏文出版发行。1999 年,蒙译本由内蒙古人民出版社以《哲对宁诺尔》(选集要义如意宝)之名出版发行。

(四)《珊瑚验方》

《珊瑚验方》系一部蒙医学临床治疗手法汇编,又名《珊瑚颈鬘》,全名为《医海汇集微益珊瑚颈鬘》,藏文名《朱如道沙勒》(音译),意译《珊瑚颈鬘》。约在 1868 年,蒙医学家伊希丹金旺吉拉用藏文编著,是诗歌体蒙医临床手册。该书以《四部医典》的基本理论为指导,总结了作者多年的临床经验,并博采了各地蒙医的有效经验,同时兼收了汉、藏等兄弟民族及俄罗斯的医学成果。可谓是集百家之大成熔于一炉之作,所以内容极其丰富。全书以内、妇、儿、皮肤、五官、温病、时疫等多发病的治疗为主,同时还载入 99 种诊疗手法,223 种方剂(其中有名称的方剂 133 种,无名称的方剂 90 种),100 多种零星治疗术,38 种药物炮制法以及土茯苓、俄罗斯进口的菝葜的使用法等。该书曾在鄂尔多斯以木本刻印行,流传于内外蒙,成为蒙医临床必读手册。1934 年春,由鄂尔多斯医师安旺业喜和衙门文书色登其木德道尔吉二人译成蒙文,并以手抄本形式流传。中华人民共和国成立后,本书经重新翻译,改书名为《蒙医药简编》。1977 年由内蒙古人民出版社出版,全书共 142 页,5 万余字。1995 年,扎拉僧桑布等人再次用蒙文将此书翻译为《丹增旺吉拉图布丹尼玛临床验方》,由内蒙古人民出版社出版发行,全书共 122 页。

(五)《观者之喜》

《观者之喜》系一部以临床治疗为主要内容的蒙医学综合性著作,全名为《以印、藏明智方士正论与祖先秘诀口述、手法入味之成果。皆引鉴别病症予四施之理论的观则知其意滋润之太阳》,也称《以印、藏智者著作之理论》,指明用祖先秘诀传统手法治疗经验、四施予病症的理论观则欢喜照亮心灵》。藏文名为《通瓦嘎吉德》(简称)。该书由蒙医学家吉格木德丹增扎木苏于 1888 年用藏文编著,共 129 页,约 8 万字。由内蒙古锡林郭勒盟木版刻印,并有其各种手抄本在各地流传。作者在认真总结临床经验的基础上,立志创新,吸收古今经典著作的精华,除去糟粕,创作了此部临床实用著作。该著作由诊断、药物、临床治疗、药物的炮制和方剂等五部分内容组成。诊断部分包括诊脉、验尿、病症的诊断等内容;药物部分根据属性和来源将药物分为 10 类,汇总记载了 322 种药物的药理作用;临床治疗部分将器官、脏、腑等临床各科病症分为 80 节,记录了治疗方法、疗术、治疗经验等;炮制部分明确阐述了 22 种药物的炮制方法和 31 种药物的可替代药物及盐类的烧制方法;方剂部分确定了方剂的成分、药物定量,并将 313 种方剂根据其药理作用进行分类,并简述了其形状、功效、用法、用量等内容。概括起来,第一部病症,第二、第四、第五部分论述了四施,第三部分系统化论述了对病症予以四施的传统骨伤疗术、脏器、震脑术,并编入了天花疫苗(牛痘)的接种等当时的新疗法,还从一些古代书籍中摘录编入了适合于当时蒙古地区临床实际情况的有关内容。特别是在方剂部分,不仅编入蒙、藏医学的疗法、验方,而且还收录了蒙古地区常用的中医良方。

该书于 1975 年以《蒙医传统经验方》之名由内蒙古人民出版社出版发行,共 375 页。1997 年,那木吉拉再次将此书翻译为蒙古文,此译本以《照若图堪布临床精粹》之名由内蒙古科学技术出版社出版发行,共 289 页。1998 年,敖特根比力格等人第三次将此书整理编译为蒙古文,以《通瓦嘎吉德》之名于 1999 年由内蒙古人民出版社出版发行,共 257 页。该书在我国内蒙古自治区、西藏自治区等多地及蒙古国、俄罗斯布里亚特共和国等国家和地区广泛流传,为各族人民的医疗卫生事业做出了贡献,特别是作为健康长寿之甘之泉对广大蒙古民族群众赐予了呵护之爱。

三、筛选条件

根据 2018 年国家药品监督管理局和国家中医药管理局组织制定的《中药经典方复方制剂简化注册审批管理规定》,经典方应符合以下条件:

1. 处方中不含配伍禁忌或药品标准中标示有"剧毒""大毒""有毒"及现代毒理学证明有毒性的药味。

2. 处方中药味均有国家药品标准。

3. 制备方法与古代医籍记载基本一致。

4. 剂型应当与古代医籍记载一致。

5. 给药途径与古代医籍记载一致,日用量与古代医籍记载相当。

6. 主要功能应当采用蒙医术语表述,与古代医籍记载一致。

7. 适用范围不包括急症,危重症、传染病,不涉及孕妇、婴幼儿等特殊用药人群。

根据蒙医用药特点,遴选出符合上述条件的古代蒙药经典方(见附录一 附表7 30 首蒙医药经典方目录)。

第五节　30 首蒙医药经典方

一、文冠木三味汤

(一) 方剂出处

本方来源于《秘诀方海》,其中记载:"苦参、土木香、文冠木,主治黄水病。"

(二) 处方组成、功效和方解

1. **处方组成**　苦参 14g、土木香 14g、文冠木 14g。

2. **功效**　除湿、杀虫、治疗瘰疬。主治黄水病。

3. **方解**　本方以具有清热燥湿、杀虫之功效的苦参为主,配以清巴达干热、解赫依血相搏功效的土木香辅助,燥恶血与协日乌素、清热、消肿、止痛功效的文冠木为伍,故具有除湿、杀虫、治疗瘰疬之效能。

(三) 剂型、制法和用法

1. **剂型**　汤剂。

2. **制法**　以上 3 味,粉碎成中粉,混匀,即得。

3. **用法**　每日 1~2 次,每次 2~3g,水煎温服。

(四) 基源和用药部位

1. **文冠木**　本品为无患子科植物文冠果 *Xanthoceras sorbifolia* Bunge 的干燥木材或茎枝。春、夏季采集茎干、茎枝,剥去外皮,切段阴干;或取鲜枝,切碎,熬膏。

2. **苦参**　本品为豆科植物苦参 *Sophora flavescens* Ait. 的干燥根。春、秋二季采挖,除去根头和小支根,洗净,干燥,或趁鲜切片,干燥。

3. **土木香** 本品为菊科植物土木香 *Inula helenium* L. 的干燥根。秋季采挖,除去泥沙,晒干。

(五)临床应用现状

有学者运用文冠木三味汤治疗痤疮,取得了满意的效果。使用时将 3 味药按处方比例混合,共研细粉,过 120 目筛,均匀混合,装瓶备用,单独内服或单独外用均可,合用效果最好,一般 2~3 日即可见效,连用 10~15 日可治愈。

二、额尔敦七味汤

(一)方剂出处

本方首见于《甘露四部》之《甘露医法从新》。2020 年《内蒙古蒙药制剂规范》中记载:"方名:额日敦-7 汤;处方药:苦参 40 克、接骨木 30 克、栀子 30 克、土木香 20 克、川楝子 20 克、山柰 20 克、诃子 10 克,共七味,重 170 克。"

(二)处方组成、功效和方解

1. **处方组成** 苦参 40g、接骨木 30g、栀子 30g、土木香 20g、川楝子 20g、山柰 20g、诃子 10g。

2. **功效** 促使热病成熟,使热收敛、清除。主治未成熟热,疫热,轻型热症,赫依、血相讧之热。

3. **方解** 本方中以土木香调和气血相搏;以接骨木镇赫依热,清搏热;以山柰剥去巴达干掩蔽;以三果分离病血和正常血。诸药共奏收敛热症之效。查干汤(苦参、接骨木、土木香、山柰)促使未成熟热成熟,希拉汤(栀子、川楝子、诃子)清搏热、疫热及新陈热症,共奏杀戮热症之效。祛巴达干赫依可促使热症成熟,镇赫依则收敛扩散,加之希拉汤清热,故本方共奏促使热症成熟、收敛、杀戮热症之效。被西医诊为流行性感冒者可用此药。

(三)剂型、制法和用法

1. **剂型** 汤剂。

2. **制法** 本药为便于煎汤制成散剂,每袋重 15g。将 7 味药材粉碎成中粉,过筛,混匀,分装,即得。

3. **用法** 成人每服 3~5g,每日 1~3 次,水煎服。

(四)基源和用药部位

1. **苦参** 见前文相关内容。

2. **接骨木** 本品为忍冬科植物接骨木 *Sambucus williamasii* Hance 的干燥带叶茎枝。夏、秋二季采割,晒干。

3. **栀子** 本品为茜草科植物栀子 *Gardenia jasminoides* Ellis 的干燥成熟果实。9—11 月果实成熟呈红黄色时采收,除去果梗和杂质,蒸至上气或置沸水中略烫,取出,干燥。

4. **土木香** 见前文相关内容。

5. **川楝子** 本品为楝科植物川楝 *Melia toosendan* Sieb. et Zucc. 的干燥成熟果实。冬季果实成熟时采收,除去杂质,干燥。

6. **山奈** 本品为姜科植物山奈 *Kaempferia galanga* L. 的干燥根茎。冬季采挖,洗净,除去须根,切片,晒干。

7. **诃子** 见前文相关内容。

（五）临床应用现状

本方临床应用较为广泛。有学者用额尔敦七味汤治疗病毒性感冒,选取 90 例病毒性感冒患者,方法:额尔敦七味汤每次 5g,儿童减半,每天 3 次,5 天 1 个疗程,连服 3 个疗程。其中发烧 45 例,治愈 40 例,显效 4 例,无效 1 例,总有效率 97.7%;头痛、头晕、目赤 23 例,治愈 18 例,显效 3 例,无效 2 例,总有效率 91.3%;咽喉肿痛、胸胁刺痛 22 例,治愈 16 例,显效 4 例,无效 2 例,总有效率 90.9%。有学者采用额尔敦七味汤治疗神经性头痛,每天 3 次,每 10 天为 1 疗程,3 个疗程痊愈,总有效率 100%。另有学者的研究表明,66 例头痛患者采用额尔敦七味汤治疗,每次 5g,水煎服、每天服 3 次,为巩固疗效、疗程结束后继续服药 1 周,伴随症状消失,随访半年未复发。

三、苏木六味汤

（一）方剂出处

本方来源于《蒙医药选编》,其中记载:"草果二钱,苏木八钱,豆蔻二钱,高良姜三钱,槟榔三钱,木香二钱。祛寒,治眼病。"

（二）处方组成、功效和方解

1. **处方组成** 草果 10g、苏木 40g、豆蔻 10g、高良姜 15g、槟榔 15g、木香 10g。

2. **功效** 温胃,祛肾寒。主治眼病。

3. **方解** 本方为祛肾寒之良方。本方以清血热、稀释血液、调经功能的苏木为主,配以祛肾寒、温胃、镇赫依功效的草果、豆蔻为辅。以补肾、强身、消肿、调解三根功效的高良姜、木香、槟榔为之佐使,故具备温胃、祛肾寒功效。

（三）剂型、制法和用法

1. **剂型** 汤剂。

2. **制法** 6 味药物共研粗末,制成汤剂。

3. **用法** 每日 1~3 次,每次 3~5g。煎汤温服。

（四）基源和用药部位

1. **苏木** 本品为豆科植物苏木 *Caesalpinia sappan* L. 的干燥心材。多于秋季采伐,除去白色边材,干燥。

2. **槟榔** 本品为棕榈科植物槟榔 *Areca catechu* L. 的干燥成熟种子。春末至秋初采收成熟果实,用水煮后,干燥,除去果皮,取出种子,干燥。

3. **高良姜** 本品为姜科植物高良姜 *Alpinia officinarum* Hance 的干燥根茎。夏末秋初采挖,除去须根和残留的鳞片,洗净,切段,晒干。

4. **草果** 见前文相关内容。

5. **木香** 见前文相关内容。

6. **豆蔻** 见前文相关内容。

（五）临床应用现状

有学者观察了苏木六味汤治疗股骨头坏死的临床疗效,发现 97 例患者经过 4 个疗程的治疗,痊愈 22 例,显效 64 例,有效 7 例,无效 4 例,总有效率为 95.8%。有学者以苏木六味汤治疗痛经 60 例,发现总有效率达 93.3%。另有学者采用苏木六味汤治疗下肢寒痛,以牛奶煎煮,晚上睡前服用,疗效良好。

四、土茯苓七味汤散

（一）方剂出处

本方来源于《珊瑚验方》,其中记载:"土茯苓二两,金银花二钱,诃子、川楝子、栀子各一钱六分,黄连三钱,瞿麦三钱等,主治头痛、鼻肿。"

（二）处方组成、功效和方解

1. **处方组成** 土茯苓 100g、金银花 100g、诃子 80g、川楝子 80g、栀子 80g、黄连 150g、瞿麦 150g。

2. **功效** 清血热,止痛。主治血热引起的头痛,鼻子红肿,咽喉肿痛,经血过多。

3. **方解** 本方性凉,为血热症的有效验方。方中土茯苓清热,为主药;金银花、瞿麦、栀子、黄连清血热,为辅;配以诃子和中,调理体质,川楝子祛巴达干、希拉,为之佐使,各药合用,效力更佳。

（三）剂型、制法和用法

1. **剂型** 汤剂。

2. **制法** 以上 7 味,粉碎成中粉,过筛,混匀,即得。

3. **用法** 水煎服,一次 3~5g,一日 1~2 次。

（四）基源和用药部位

1. **土茯苓** 本品为百合科植物光叶菝葜 Smilax glabra Roxb. 的干燥根茎。夏、秋二季采挖,除去须根,洗净,干燥;或趁鲜切成薄片,干燥。

2. **诃子** 见前文相关内容。

3. **金银花** 本品为忍冬科植物忍冬 Lonicera japonica Thunb. 的干燥花蕾或带初开的花。夏初花开放前采收,干燥。

4. **瞿麦** 本品为石竹科植物瞿麦 Dianthus superbus L. 或石竹 Dianthus chinensis L. 的干燥地上部分。夏、秋二季花果期采割,除去杂质,干燥。

5. **栀子** 见前文相关内容。

6. **黄连** 本品为毛茛科植物黄连 Coptis chinensis Franch.、三角叶黄连 Coptis deltoidea C. Y. Cheng et Hsiao 或云连 Coptis teeta Wall. 的干燥根茎。以上三种分别习称"味连""雅连""云连"。秋季采挖,除去须根和泥沙,干燥,撞去残留须根。

7. **川楝子** 见前文相关内容。

（五）临床应用现状

有学者分别用土茯苓七味汤散治疗痤疮 118 例、105 例,发现总有效率分别为 99% 和 96.2%。研究表明土茯苓七味汤散可结合西医治疗婴儿湿疹,总有效率为 94.4%。

五、文冠木四味汤

（一）方剂出处

本方来源于《观者之喜》，其中记载："诃子一钱、川楝子三钱、栀子一钱、文冠木五钱，可治疗燥水肿。"

（二）处方组成、功效和方解

1. **处方组成** 文冠木25g、川楝子15g、诃子5g、栀子5g。

2. **功效** 清热，燥协日乌素，消肿。主治燥水肿。

3. **方解** 方中以燥恶血与协日乌素、清热、消肿、止痛功能的文冠木为主，具有清血热、分离污血与精华血功能三子汤（诃子一钱、川楝子三钱、栀子一钱）为辅。故具备清热、燥协日乌素、消肿功效。

（三）剂型、制法和用法

1. **剂型** 汤剂。

2. **制法** 以上4味药物共研粗末，制成汤剂。

3. **用法** 每日1~2次，每次3~5g。水煎服。

（四）基源和用药部位

1. **文冠木** 见前文相关内容。

2. **川楝子** 见前文相关内容。

3. **诃子** 见前文相关内容。

4. **栀子** 见前文相关内容。

（五）临床应用现状

有学者用以文冠木四味汤为主的蒙药药浴治疗类风湿关节炎50例，结果显示疗效显著，关节炎症、肿胀明显缓解。有学者采用文冠木四味汤为主药治疗寻常型银屑病156例，总有效率达94.23%，远期随访60例，1~3年均未复发。另有学者发现文冠木四味汤外敷疗法配合中医针刺治疗能够缓解患者膝骨性关节炎症状，同时能够改善患者的生活质量。

六、广枣三味汤

（一）方剂出处

本方来源于《秘诀方海》，其中记载："广枣、苦参、诃子，治疗血刺痛病。"

（二）处方组成、功效和方解

1. **处方组成** 广枣14g、苦参14g、诃子14g。

2. **功效** 行气活血止痛。主治血刺痛病。

3. **方解** 本方以行气活血、养心之功效的广枣为主，配以清希日、解毒功效的诃子和促使热成熟、调解三根功效的苦参药为伍，故具有血刺痛病之效能。

（三）剂型、制法和用法

1. **剂型** 汤剂。

2. **制法** 以上3味，粉碎成中粉，混匀，即得。

3. **用法**　一次 2~3g，一日 1~2 次，水煎温服。

（四）**基源和用药部位**

1. **广枣**　本品为漆树科植物南酸枣 *Choerospondias axillaris*（Roxb.）Burtt et Hill 的干燥成熟果实。秋季果实成熟时采收，除去杂质，干燥。

2. **苦参**　见前文相关内容。

3. **诃子**　见前文相关内容。

七、胡黄连四味汤

（一）**方剂出处**

本方来源于《珊瑚验方》，其中记载："多叶棘豆、栀子、瞿麦、胡黄连制成的汤剂，主治血协日相搏，协日热，及其所致眼病。"

（二）**处方组成、功效和方解**

1. **处方组成**　多叶棘豆 26.25g、栀子 26.25g、瞿麦 26.25g、胡黄连 26.25g。

2. **功效**　清热。主治血协日相搏，协日热，及其所致眼病。

3. **方解**　本方性凉，为血相搏、希日引起的目赤肿痛有效验方。方中以清热、解毒、燥瘀血、解订功效的胡黄连为主药，凉血解毒、止刺痛的栀子、瞿麦为辅，配以杀黏、消肿功效的多叶棘豆为佐使。全方共奏清热功效，主治血相搏、希日引起的目赤肿痛。

（三）**剂型、制法和用法**

1. **剂型**　汤剂。

2. **制法**　以上 4 味药物共研粗末，制成汤剂。

3. **用法**　每日 1~3 次，每次 3~5g，水煎服。

（四）**基源和用药部位**

1. **胡黄连**　本品为玄参科植物胡黄连 *Picrorhiza scrophulariiflora* Pennell 的干燥根茎。秋季采挖，除去须根和泥沙，晒干。

2. **瞿麦**　见前文相关内容。

3. **栀子**　见前文相关内容。

4. **多叶棘豆**　本品为豆科植物多叶棘豆 *Oxytropis myriophylla*（Pall.）DC. 的干燥全草多叶棘豆的炮制加工品。

八、光明盐三味汤

（一）**方剂出处**

本方来源于《观者之喜》，其中记载："光明盐五分，高良姜三分，诃子二分煎煮，具有温胃，祛巴达干功效。主治胃火衰败，巴达干寒症。"

（二）**处方组成、功效和方解**

1. **处方组成**　光明盐 25g、高良姜 15g、诃子 10g。

2. **功效**　温胃，祛巴达干。主治胃火衰败，巴达干寒症。

3. **方解**　本方暖胃之良方。方中以温胃，消食，祛巴达干赫依功能的光明盐为主，温胃、消食、开胃、祛巴达干赫依功效的高良姜为辅,配以敛伤、生肌、消食功效的诃子为佐使。故具备温胃、祛巴达干功效,治疗胃火衰败、巴达干寒症。

（三）剂型、制法和用法

1. **剂型** 汤剂。

2. **制法** 以上 3 味药物共研粗末,制成汤剂。

3. **用法** 每日 1~2 次,每次 3~5g,水煎温服。

（四）基源和用药部位

1. **诃子** 见前文相关内容。

2. **光明盐** 本品为卤化物类石盐族矿物石盐的结晶。主含氯化钠（NaCl）。

3. **高良姜** 见前文相关内容。

九、古古勒四味汤

（一）方剂出处

本方来源于《观者之喜》,其中记载:“古古勒、诃子、川楝子、栀子等,能清温解表,用于疹热,血热。”

（二）处方组成、功效和方解

1. **处方组成** 诃子 26.25g、栀子 26.25g、川楝子 26.25g、安息香（或穆库没药）26.25g。

2. **功效** 透疹,使热成熟。主治麻疹不透,血、希日热症。

3. **方解** 本方用于疹热、血热。方中以具有燥协日乌素和脓、消肿、愈伤、止痛、解毒功效的古古勒（安息香）为主,以清血热、分离污血与精华血功能三子汤（诃子一钱、川楝子三钱、栀子一钱）为辅助,故具备治疗疹热、血热的功效。

（三）剂型、制法和用法

1. **制法** 以上 4 味药物共研粗末,制成汤剂。

2. **剂型** 汤剂。

3. **用法** 每日 1~3 次,每次 3~5g,煎汤服。

（四）基源和用药部位

1. **诃子** 见前文相关内容。

2. **川楝子** 见前文相关内容。

3. **栀子** 见前文相关内容。

4. **安息香** 见前文相关内容。

十、地锦草四味汤

（一）方剂出处

本方首见于《观者之喜》,用于止鼻出血。1998 年《中华人民共和国卫生部药品标准蒙药》中记载:“地锦草四味汤,处方药:地锦草 25 克、紫草 25 克、瞿麦 20 克、白花龙胆 15 克。”

（二）处方组成、功效和方解

1. **处方组成** 地锦草 25g、紫草 25g、瞿麦 20g、白花龙胆 15g。

2. **功效** 清血热,止血。主治鼻出血。

3. **方解** 本方为热引起鼻出血之良方。方中以止血、燥脓、愈伤、清脉热功能的地锦草为主,具有清肺、肾热、止血功效的紫草为辅,配以清热、消肿、解毒功效的白花龙胆、瞿麦为佐使,故具备清血热、止血的功效,可用于鼻出血。

（三）剂型、制法和用法

1. **剂型** 汤剂。

2. **制法** 以上 4 味,粉碎成中粉,过筛,混匀,即得。

3. **用法** 水煎服,一次 2~3g,一日 1~2 次。

（四）基源和用药部位

1. **地锦草** 本品为大戟科植物地锦 *Euphorbia humifusa* Willd. 或斑地锦 *Euphorbia maculata* L. 的干燥全草。夏、秋二季采收,除去杂质,晒干。

2. **紫草** 本品为紫草科植物新疆紫草 *Arnebia euchroma*（Royle）Johnst. 或内蒙紫草 *Arnebia guttata* Bunge 的干燥根。春、秋二季采挖,除去泥沙,干燥。

3. **瞿麦** 见前文相关内容。

4. **白花龙胆** 本品为龙胆科植物高山龙胆 *Gentiana purdomii* Marq. 的干燥花。8—9 月采收,除去杂质,阴干。

十一、皂矾三味汤

（一）方剂出处

本方来源于《蒙医药选编》,其中记载:"皂矾、枇杷叶、诃子制成的凉汤剂用于血病导致的刺痛"。

（二）处方组成、功效和方解

1. **处方组成** 皂矾 5g、诃子 10g、枇杷叶 15g。

2. **功效** 止腐。主治口舌及齿龈部溃烂等口腔诸病。

3. **方解** 本方性凉,为治口腔溃烂之方。本方以有止腐功能的皂矾为主,配以具有清血热功能的枇杷叶以及解毒功能的诃子,对口舌及齿龈肿痛等口腔诸病均有效。

（三）剂型、制法和用法

1. **剂型** 汤剂。

2. **制法** 3 味药物共研细末,制成汤剂。

3. **用法** 每日 2~3 次,每次 3~5g。水煎,用汤漱口。

（四）基源和用药部位

1. **皂矾** 本品为硫酸盐类矿物水绿矾族水绿矾的矿石。主含含水硫酸亚铁（$FeSO_4 \cdot 7H_2O$）。采挖后,除去杂石。

2. **诃子** 见前文相关内容。

3. **枇杷叶** 本品为蔷薇科植物枇杷 *Eriobotrya japonica*（Thunb.）Lindl. 的干燥叶。全年均可采收,晒至七八成干时,扎成小把,再晒干。

十二、土茯苓明目汤

（一）方剂出处

本方来源于《珊瑚验方》，其中记载："土茯苓五两、金银花三钱、槟榔三钱、木香一钱、铁屑二钱、炉甘石二钱、檀香一钱、肉豆蔻一钱、诃子二钱、栀子一钱、石榴一钱、肉桂一钱制成的汤剂。每日三次，服用一个月，主治视力减退。"

（二）处方组成、功效和方解

1. **处方组成** 土茯苓 186g、金银花 11.19g、槟榔 11.19g、木香 3.73g、铁屑 7.46g、炉甘石 7.46g、檀香 3.73g、肉豆蔻 3.73g、诃子 7.46g、栀子 3.73g、石榴 3.73g、肉桂 3.73g。

2. **功效** 清热明目，消肿止痛。主治视力减退。

3. **方解** 本方为明目之常用方。方中土茯苓、檀香、栀子、金银花、诃子、炉甘石清热，槟榔消肿、止痛，铁屑明目，石榴、木香、肉桂助消化，槟榔、肉豆蔻祛肾赫依。各药合用，对视力减退及其发生之主因内脏之疾患皆有良效。

（三）剂型、制法和用法

1. **剂型** 汤剂。

2. **制法** 以上 12 药研粗末，制成汤剂。

3. **用法** 每日 3 次，每次 3~5g，煎汤服。

（四）基源和用药部位

1. **土茯苓** 见前文相关内容。

2. **金银花** 见前文相关内容。

3. **槟榔** 见前文相关内容。

4. **木香** 见前文相关内容。

5. **铁屑** 同第二章藏医药经典方"二十一、十味铁粉散"中铁粉基源。

6. **炉甘石** 见前文相关内容。

7. **檀香** 见前文相关内容。

8. **肉豆蔻** 见前文相关内容。

9. **诃子** 见前文相关内容。

10. **栀子** 见前文相关内容。

11. **石榴** 本品为石榴科植物石榴 *Punica granatum* L. 的干燥成熟果实。果实成熟时采收，剖开，晒干或低温烘干。

12. **肉桂** 见前文相关内容。

十三、苦参三味汤

（一）方剂出处

本方来源于《秘诀方海》，其中记载："苦参、五灵脂、诃子，治疗促使热病成熟，使热收敛、清除。"

（二）处方组成、功效和方解

1. **处方组成**　苦参 35g、五灵脂 35g、诃子 35g。

2. **功效**　清热、燥协日乌素。主治陶赖、腿脚协日乌素病、巴木病。

3. **方解**　本方为陶赖、腿脚协日乌素病、巴木病之良方。方中以具有促使热成熟、发汗、燥协日乌，调解三根功能的苦参为主，以具有清热、消腺肿、燥协日乌素功效的五灵脂为辅，配以清希日、解毒功效的诃子为之佐使。故具备具有清热、燥协日乌素功效，主治陶赖、腿脚协日乌素病、巴木病。

（三）剂型、制法和用法

1. **剂型**　汤剂。

2. **制法**　以上 3 味药物共研粗末、制成汤剂。

3. **用法**　每日 2~3 次，每次 3~5g，煎汤服。

（四）基源和用药部位

1. **苦参**　见前文相关内容。

2. **诃子**　见前文相关内容。

3. **五灵脂**　本品为鼯鼠科动物复齿鼯鼠 *Trogopterus xanthipes* Milne-Edwards 的干燥粪便。全年均可采收，除去杂质，晒干。根据外形的不同常分为"灵脂块"和"灵脂米"。

十四、文冠木四味汤（甘露）

（一）方剂出处

本方来源于《甘露四部》，其中记载："文冠木、诃子、基力哲、黄柏制成的汤剂用于燥热性协日乌苏，解接触毒。"

（二）处方组成、功效和方解

1. **处方组成**　文冠木 17.5g、诃子 17.5g、基力哲 17.5g、黄柏 17.5g。

2. **功效**　清热、燥协日乌素。主治接触毒。

3. **方解**　本方以具有燥协日乌素、消肿、止痛之功效的文冠木为主，以诃子、黄柏等协日乌素药为辅，配以清热功效的基力哲，因此具有清热、燥协日乌素功效。

（三）剂型、制法和用法

1. **剂型**　汤剂。

2. **制法**　以上 4 味药物共研粗末，制成汤剂。

3. **用法**　每日 1~2 次，每次 3~5g，水煎服。

（四）基源和用药部位

1. **文冠木**　见前文相关内容。

2. **诃子**　见前文相关内容。

3. **基力哲**　本品为龙胆科植物秦艽 *Gentiana macrophylla* Pall. 的干燥地上部分。夏季花开期采收，除去杂质，晒干。

4. **黄柏**　本品为芸香科植物黄皮树 *Phellodendron chinense* Schneid. 的干燥树皮。习称"川黄柏"。剥取树皮后，除去粗皮，晒干。

十五、肉豆蔻四味汤

（一）方剂出处

本方来源于《珊瑚验方》，其中记载："肉豆蔻、芫荽子、胡椒、荜茇制成的汤剂，用于祛寒赫依，治消化不良。"

（二）处方组成、功效和方解

1. **处方组成**　肉豆蔻 17.5g、芫荽子 17.5g、胡椒 17.5g、荜茇 17.5g。

2. **功效**　祛寒"赫依"。主治消化不良。

3. **方解**　本方为助消化之良方。方中以具有抑赫依、调胃火、消食、开胃功能之肉豆蔻为主，以具有调理胃火、祛巴达干寒症、消食、开胃、温中、调解三根、滋补强壮的芫荽子、胡椒、荜茇为辅。故具备祛寒赫依、治消化不良的功效。

（三）剂型、制法和用法

1. **剂型**　汤剂。

2. **制法**　以上 4 味，粉碎成中粉，过筛，混匀，分装，即得。

3. **用法**　口服。每日 1~2 次，每次 3~5g，水煎服。

（四）基源和用药部位

1. **肉豆蔻**　见前文相关内容。

2. **芫荽子**　本品为伞形科植物芫荽 *Coriandrum sativum* L. 的干燥成熟果实。果实成熟时割取，晒干，打下果实，除去杂质。

3. **胡椒**　见前文相关内容。

4. **荜茇**　见前文相关内容。

十六、胡黄连六味汤

（一）方剂出处

本方来源于《甘露四部》，其中记载："胡黄连、漏芦花、瞿麦、茜草、基力哲、三七，煎煮服用，用于清扩散热。"

（二）处方组成、功效和方解

1. **处方组成**　胡黄连 10g、漏芦花 10g、瞿麦 10g、茜草 10g、基力哲 10g、三七 10g。

2. **功效**　清扩散热。主治清血热引起的扩散热。

3. **方解**　本方为清扩散热之方。本方以具有清热、解毒功能的胡黄连为主；配以具有清热解毒、清血热、消肿功效的茜草、基力哲、瞿麦为辅；以杀黏热之漏芦花为伍，配以具有散瘀止血、消肿定痛功效的三七为之佐使，故可以治疗清血热引起的扩散热。

（三）剂型、制法和用法

1. **剂型**　汤剂。

2. **制法**　以上 6 味，粉碎成中粉，过筛，混匀，分装，即得。

3. **用法**　煎煮服用。

（四）基源和用药部位

1. **胡黄连**　见前文相关内容。

2. **漏芦花**　本品为菊科植物祁州漏芦 *Rhaponticum uniflorum*（L.）DC. 的干燥头状花序漏芦花的炮制加工品。

3. **瞿麦**　见前文相关内容。

4. **茜草**　本品为茜草科植物茜草 *Rubia cordifolia* L. 的干燥根和根茎。春、秋二季采挖，除去泥沙，干燥。

5. **基力哲**　见前文相关内容。

6. **三七**　本品为五加科植物三七 *Panax notoginseng*（Burk.）F. H. Chen 的干燥根和根茎。秋季花开前采挖，洗净，分开主根、支根及根茎，干燥。支根习称"筋条"，根茎习称"剪口"。

十七、诃子四味汤

（一）方剂出处

本方来源于《蒙医药选编》，其中记载："诃子、紫草茸、枇杷叶、茜草制成的汤剂。主治肾热，腰胯刺痛腰痛，清肾、膀胱热以及热侵肾脏等症。"

（二）处方组成、功效和方解

1. **处方组成**　诃子 100g、紫草茸 90g、茜草 90g、枇杷叶 90g。

2. **功效**　清热。主治热侵肾脏，肾伤，腰胯刺痛。

3. **方解**　本方为治疗肾伤、腰胯刺痛之方。方中以具有清希日功效的诃子为主，以能治疗肾肺伤热、膀胱热、月经不调，清伤热及血热的紫草茸、枇杷叶、茜草为辅助，故具治疗热侵肾脏、肾伤、腰胯刺痛的功效。

（三）剂型、制法和用法

1. **剂型**　汤剂。

2. **制法**　以上 4 味药物共研粗末，制成汤剂。

3. **用法**　每日 1~2 次、每次 3~5g，水煎服。

（四）基源和用药部位

1. **诃子**　见前文相关内容。

2. **紫草茸**　见前文相关内容。

3. **茜草**　见前文相关内容。

4. **枇杷叶**　见前文相关内容。

十八、紫草茸五味汤

（一）方剂出处

本方来源于《珊瑚验方》，其中记载："紫草茸、茜草、枇杷叶、诃子、黄柏制成的汤剂，用于肾热，肾、膀胱病。"

（二）处方组成、功效和方解

1. **处方组成**　紫草茸 21g、茜草 21g、枇杷叶 21g、诃子 21g、黄柏 21g。

2. **功效** 清热解毒。主治肾、膀胱病。

3. **方解** 本方为治疗肾热,肾、膀胱病之方。方中以具有清血热,清肺、肾伤热,搏热功效的紫草茸为主,以能治疗肾肺伤热、膀胱热、月经不调、清伤热及血热的枇杷叶、茜草为辅助,以能清希日、解毒、敛毒的诃子、黄柏为佐使。

(三)剂型、制法和用法

1. **剂型** 汤剂。

2. **制法** 以上 5 味制成汤剂。

3. **用法** 每日 1~3 次、每次 3~5g。

(四)基源和用药部位

1. **紫草茸** 见前文相关内容。

2. **茜草** 见前文相关内容。

3. **枇杷叶** 见前文相关内容。

4. **诃子** 见前文相关内容。

5. **黄柏** 见前文相关内容。

十九、枇杷叶二味汤

(一)方剂出处

本方来源于《观者之喜》,其中记载:"枇杷叶五钱、姜黄五钱制成的汤剂,用于月经不调、经漏。"

(二)处方组成、功效和方解

1. **处方组成** 枇杷叶 35g、姜黄 35g。

2. **功效** 调经。主治月经不调、经漏。

3. **方解** 本方性平,为调经之良方。方中以具有调经功能之枇杷叶为主,配以姜黄以杀黏,防腐,故具备医治月经淋漓不止,白带过多而色泽异常等之功效。

(三)剂型、制法和用法

1. **剂型** 汤剂。

2. **制法** 以上 2 味药物共研粗末,制成汤剂。

3. **用法** 每日 1~2 次,每次 3~5g,煎汤温服。

(四)基源和用药部位

1. **枇杷叶** 见前文相关内容。

2. **姜黄** 本品为姜科植物姜黄 *Curcuma longa* L. 的干燥根茎。冬季茎叶枯萎时采挖,洗净,煮或蒸至透心,晒干,除去须根。

二十、铁屑五味汤

(一)方剂出处

本方来源于《蒙医药选编》,其中记载:"铁屑、黄柏、诃子、川楝子、栀子制成的汤剂,用于治疗眼病。"

（二）处方组成、功效和方解

1. **处方组成** 铁屑（制）150g、诃子150g、栀子150g、黄柏100g、川楝子50g。

2. **功效** 清热，明目。主治肝热、血热引起的目赤红肿、结膜炎、翳障等眼病，血希日性眼疾，头痛。

3. **方解** 本方性凉，为治疗血希日性眼病之方，本方以具有清肝热、明目功能的铁屑为主药，以具有清热、明目功能的黄柏为辅药，配以三子，故对肝热引起的眼疾、血养七日性眼疾均有良效。

（三）剂型、制法和用法

1. **剂型** 汤剂。

2. **制法** 以上5味药物共研粗末、制成汤剂。

3. **用法** 口服，每日1~3次，每次3~5g，水煎服。

（四）基源和用药部位

1. **川楝子** 见前文相关内容。

2. **诃子** 见前文相关内容。

3. **栀子** 见前文相关内容。

4. **黄柏** 见前文相关内容。

5. **铁屑** 见前文相关内容。

（五）临床应用现状

有学者发现铁屑五味汤治疗前葡萄膜炎可以明显提高治愈率和患者视力，降低复发率，提高患者的生存质量，值得进一步推广应用。

二十一、合日乎五味汤

（一）方剂出处

本方来源于《甘露四部》，其中记载："诃子、川楝子、栀子、地格达、苦参的汤剂能清陈旧热。"

（二）处方组成、功效和方解

1. **处方组成** 诃子9g，川楝子9g，栀子9g，地格达（同当药）6g，苦参15g。

2. **功效** 清陈旧热、讧热，分离污血与精血，收敛清除沉聚于血管的病症。清肾损伤热。主治游痛症，新久热，讧热，关节炎。

3. **方解** 本方性凉，为清热、治关节强直之方。本方以苦参为主，以当药为辅，佐以三子为伍，具备分离精血与污血、发汗润僵、清新旧热之效。

（三）剂型、制法和用法

1. **剂型** 汤剂。

2. **制法** 5味药材制成汤剂。

3. **用法** 每日1~3次，每次3~5g，煎煮服用。

（四）基源和用药部位

1. **诃子** 见前文相关内容。

2. 川楝子　见前文相关内容。

3. 栀子　见前文相关内容。

4. 苦参　见前文相关内容。

5. 当药　本品为龙胆科植物瘤毛獐牙菜 *Swertia pseudochinensis* Hara 的干燥全草。夏、秋二季采挖,除去杂质,晒干。

二十二、射干四味汤

(一) 方剂出处

本方来源于《蒙医药选编》,其中记载:"土木香、木香、射干、瞿麦制成的汤剂,浓缩,放凉服用,可治疗宝日扩散证。"

(二) 处方组成、功效和方解

1. 处方组成　土木香 26.25g、木香 26.25g、射干 26.25g、瞿麦 26.25g。

2. 功效　浓缩,放凉服用。主治"宝日"扩散证。

3. 方解　方中以治疗巴达干热、恶心呕吐、宝日扩散症的射干为主;以具有祛巴达干、解赫依血相搏、破痞、调解三根、祛痰排脓、止腐、止痛功效的土木香、木香为辅助;以具有清血热、止刺痛、解毒功效的瞿麦为佐使,故可治疗宝日扩散证。

(三) 剂型、制法和用法

1. 剂型　汤剂。

2. 制法　以上 4 味,制成汤剂。

3. 用法　浓缩,放凉服用。

(四) 基源和用药部位

1. 土木香　见前文相关内容。

2. 木香　见前文相关内容。

3. 射干　本品为鸢尾科植物射干 *Belamcanda chinensis*(L.)DC. 的干燥根茎。春初刚发芽或秋末茎叶枯萎时采挖,除去须根和泥沙,干燥。

4. 瞿麦　见前文相关内容。

二十三、北沙参七味汤

(一) 方剂出处

本方来源于《甘露四部》,其中记载:"诃子、栀子、川楝子、紫草茸、茜草、枇杷叶、北沙参,用于肺病。"

(二) 处方组成、功效和方解

1. 处方组成　北沙参 150g、诃子 15g、栀子 15g、茜草 15g、紫草茸 15g、枇杷叶 15g、川楝子 15g。

2. 功效　清肺热,止咳。主治肺病。

3. 方解　本方性凉,以具有清肺热、止咳功能的北沙参为主,配以清血热之三子(诃子、栀子、川楝子),以清血热、肺伤热功能的三红药(茜草、紫草茸、枇杷叶)为伍,故具有清肺热、止咳之效能。

（三）剂型、制法和用法

1. **剂型** 汤剂。

2. **制法** 7味药物共研粗末，混匀，制成汤剂。

3. **用法** 每日1~3次，每次3~5g，煎汤温服。

（四）基源和用药部位

1. **北沙参** 本品为伞形科植物珊瑚菜 *Glehnia littoralis* Fr. Schmidt ex Miq. 的干燥根。夏、秋二季采挖，除去须根，洗净，稍晾，置沸水中烫后，除去外皮，干燥。或洗净直接干燥。

2. **诃子** 见前文相关内容。

3. **栀子** 见前文相关内容。

4. **茜草** 见前文相关内容。

5. **紫草茸** 见前文相关内容。

6. **枇杷叶** 本品为蔷薇科植物枇杷 *Eriobotrya japonica*（Thunb.）Lindl. 的干燥叶。全年均可采收，晒至七八成干时，扎成小把，再晒干。

7. **川楝子** 见前文相关内容。

二十四、阿那日五味汤

（一）方剂出处

本方来源于《甘露四部》。

（二）处方组成、功效和方解

1. **处方组成** 石榴5g、肉桂10g、豆蔻10g、荜茇9g、阿魏42g。

2. **功效** 调理胃火，消积化瘀。主治胃病。

3. **方解** 本方性热，方中以热性药物之首石榴为主药，配以具有调理胃火、祛巴达干赫依功效的肉桂、荜茇、豆蔻为辅，配以具有消积、化瘀之功能的阿魏为佐使，故对具有治疗胃病功效。

（三）剂型、制法和用法

1. **剂型** 汤剂。

2. **制法** 以上5味、粉碎成细粉、过筛、混匀、即得。

3. **用法** 口服，一次1.5~3g，一日1~2次。

（四）基源和用药部位

1. **石榴** 见前文相关内容。

2. **肉桂** 见前文相关内容。

3. **荜茇** 见前文相关内容。

4. **阿魏** 本品为伞形科植物新疆阿魏 *Ferula sinkiangensis* K. M. Shen 或阜康阿魏 *Ferula fukanensis* K. M. Shen 的树脂。春末夏初花期至初果期，分次由茎上部往下斜割，收集渗出的乳状树脂，阴干。

5. **豆蔻** 见前文相关内容。

二十五、分离汤

（一）方剂出处

本方来源于《甘露四部》,其中记载:"苦参、地格达、栀子、瞿麦的汤,能清炽盛热。"

（二）处方组成、功效和方解

1. **处方组成**　苦参 26.25g、地格达（当药）26.25g、栀子 26.25g、瞿麦 26.25g。

2. **功效**　清炽盛热、讧热,分离精血与污血。主治炽盛热。

3. **方解**　本方中以具有促使热成熟、发汗、调解三根功效的苦参为主药,配以具有泻火除烦、清热利湿、凉血解毒功效的当药、栀子、瞿麦为辅,故对具有清炽盛热、讧热,分离精血与污血功效。

（三）剂型、制法和用法

1. **剂型**　汤剂。

2. **制法**　以 7 味药物共研粗末,混匀,制成汤剂。

3. **用法**　每日 1~3 次,每次 3~5g,煎汤温服。

（四）基源和用药部位

1. **苦参**　见前文相关内容。

2. **栀子**　见前文相关内容。

3. **瞿麦**　见前文相关内容。

4. **当药**　见前文相关内容。

二十六、阿嘎如八味汤散

（一）方剂出处

本方来源于《秘诀方海》,其中记载:"沉香五钱、肉豆蔻四钱、阿魏三钱、紫硇砂三钱、木香四钱、诃子四钱、广枣六钱、五灵脂四钱制成的散剂对各种赫依病均有良效。"

（二）处方组成、功效和方解

1. **处方组成**　沉香 25g、肉豆蔻 20g、木香 20g、诃子 20g、五灵脂 20g、广枣 30g、阿魏 15g、紫硇砂 15g。

2. **功效**　镇赫依。主治心脏赫依病,心脏激荡症、心悸、失眠、胃、大肠赫依病。

3. **方解**　本方性温、为治疗心脏赫依之方。本方以抑赫依之肉豆蔻、沉香为主药,以具有强心功能的广枣为辅药,此外还有治胃赫依之紫硇砂、平息赫依血相讧之功能的木香以及调元功能的诃子、阿魏、五灵脂等,故对心赫依病及胃、大肠赫依病均有良效。

（三）剂型、制法和用法

1. **剂型**　丸剂。

2. **制法**　8 味药共研细末,制成水丸。

3. **用法**　每日 1~2 次,每次 2~3g。视病情用白开水、白酒或牛肉汤等送服。

（四）基源和用药部位

1. **沉香**　见前文相关内容。

2. **肉豆蔻** 见前文相关内容。

3. **木香** 见前文相关内容。

4. **诃子** 见前文相关内容。

5. **五灵脂** 见前文相关内容。

6. **广枣** 见前文相关内容。

7. **阿魏** 见前文相关内容。

8. **紫硇砂** 本品为卤化物类石盐族石盐。主含氯化钠（NaCl）。自盐湖中取出，晒干。

二十七、诃子五味汤散

（一）方剂出处
本方来源于《甘露四部》，其中记载："诃子、栀子、川楝子、瞿麦、苦参，主治苏日亚病。"

（二）处方组成、功效和方解
1. **处方组成** 诃子14g、栀子14g、川楝子14g、瞿麦14g、苦参14g。

2. **功效** 清血热，止刺痛，解毒，发汗。主治苏日亚病（苏日亚病是化脓溃烂为特征的一种病证之总称）。

3. **方解** 本方为苏日亚病之良方。方中以具有清血热、分离污血与精华血功能三子汤（诃子一钱、川楝子三钱、栀子一钱）为主。以具有清血热、止刺痛、解毒功效的瞿麦为辅助；以具有促使热成熟、发汗、燥协日乌素、调解三根功效的苦参为之佐使。故具备具治疗苏日亚病的功效。

（三）剂型、制法和用法
1. **剂型** 汤剂。

2. **制法** 以上5味药物共研细末，制成汤剂。

3. **用法** 口服，一次3~5g，一日1~2次，水煎服。

（四）基源和用药部位
1. **川楝子** 见前文相关内容。

2. **诃子** 见前文相关内容。

3. **栀子** 见前文相关内容。

4. **瞿麦** 见前文相关内容。

5. **苦参** 见前文相关内容。

二十八、红花清肝七味散

（一）方剂出处
本方来源于《秘诀方海》，其中记载："红花八份、竹黄十份、牛黄八份、蓝盆花七份、瞿麦五份、香青兰五份、五灵脂七份，清肝热。"

（二）处方组成、功效和方解
1. **处方组成** 红花10g、竹黄（同天竺黄）10g、牛黄10g、蓝盆花5g、瞿麦5g、香青兰5g、五灵脂5g。

2. **功效** 清肝热。主治肝血热症。

3. **方解** 本方性凉,为治疗肝血热症方。本方以具有清肝热、活血功能的肝之良药红花为主,以具有清热祛黄疸功能的天竺黄为辅药,配以具有清血热、希日热、肝热之功能的牛黄、蓝盆花、瞿麦、香青兰、五灵脂为佐使,故对肝热症具有良好的疗效。

(三) 剂型、制法和用法

1. **剂型** 散剂。

2. **制法** 以上 7 味药物,除牛黄另研细末外,其余六味药物共研细末,加牛黄粉末、适量冰糖制成散剂。

3. **用法** 每日 1~2 次,每次 1.5~3g,白开水或冰糖水送服。

(四) 基源和用药部位

1. **红花** 见前文相关内容。

2. **天竺黄** 见前文相关内容。

3. **牛黄** 见前文相关内容。

4. **蓝盆花** 本品为川续断科植物窄叶蓝盆花 *Scabiosa comosa* Fisch. ex Roem. et Schult 和华北蓝盆花 *Scabiosa tschilliensis* Gruning 的干燥花序蓝盆花的炮制加工品。

5. **瞿麦** 见前文相关内容。

6. **香青兰** 本品为唇形科植物香青兰 *Dracocephalum moldovica* L. 的干燥地上部分。6—8 月割取带花地上部分,阴干。

7. **五灵脂** 见前文相关内容。

二十九、石榴冬葵果六味散

(一) 方剂出处

本方来源于《秘诀方海》,其中记载:"石榴、肉桂、豆蔻、荜茇、红花、冬葵果,温胃,开胃,助消化,清巴达干黏堵塞脉道,固精华,主治食积不消,灰白巴达干,不思饮食,胃火衰败等症。"

(二) 处方组成、功效和方解

1. **处方组成** 石榴 10g、肉桂 10g、豆蔻 10g、荜茇 10g、红花 10g、冬葵果 10g。

2. **功效** 温胃,开胃,助消化,清巴达干黏堵塞脉道,固精华。主治食积不消、灰白巴达干、不思饮食、胃火衰败等症。

3. **方解** 本方性热,方中热性药物之首石榴为主药,配以具有调理胃火、祛巴达干、赫依功效的肉桂、豆蔻、荜茇为辅药,配以具有清热、凉血、消肿之功能的红花、冬葵果为佐使,故对食积不消、灰白巴达干、不思饮食、胃火衰败等症具有良好的疗效。

(三) 剂型、制法和用法

1. **剂型** 汤剂。

2. **制法** 以上 6 味药物共研细末,加牛黄粉末制成散剂。

3. **用法** 每日 1~2 次,每次 3~5g,用开水送服。

(四) 基源和用药部位

1. **石榴** 见前文相关内容。

2. **肉桂** 见前文相关内容。

3. **豆蔻** 见前文相关内容。

4. **荜茇** 见前文相关内容。

5. **红花** 见前文相关内容。

6. **冬葵果** 见前文相关内容。

三十、手参三味汤

（一）方剂出处

本方首见于《观者之喜》，用于热性"巴木"病引起的手脚肿胀。2020 年内蒙古自治区药品监督管理局发布的《内蒙古蒙药制剂规范》中记载："方名：手参三味汤；处方药：手参、苦参、紫花地丁各等量共三味，共研粗末，制成汤剂。"

（二）处方组成、功效和方解

1. **处方组成** 手参 35g、苦参 35g、紫花地丁 35g。

2. **功效** 燥协日乌素，止痛。主治风湿病。

3. **方解** 本方治疗风湿病的方，以具有燥协日乌素、调解三根功能的苦参为主药，以具有祛寒、祛协日乌素、滋补、壮阳功能的手参为辅药，紫花地丁清热为佐药，故对风湿病良好的疗效。

（三）剂型、制法和用法

1. **剂型** 汤剂。

2. **制法** 3 味药物共研粗末，制成汤剂。

3. **用法** 每日 1~3 次，每次 3~5g，水煎服。

（四）基源和用药部位

1. **苦参** 见前文相关内容。

2. **紫花地丁** 本品为堇菜科植物紫花地丁 *Viola yedoensis* Makino 的干燥全草。春、秋二季采收，除去杂质，晒干。

3. **手参** 本品为兰科植物手掌参 *Gymnadeania conopsea*（L.）R. Br. 的干燥块茎。夏、秋二季采挖，洗净泥土，晒干。

第六节 结 语

蒙医药作为中医药的重要组成部分，是蒙古族人民长期同疾患做斗争的经验总结。然而，由于历史原因，蒙医药的开发和推广存在诸多困难。蒙古族地区地处边远，人才、技术、资金等方面的不足，也制约了蒙医药的发展。因此，需要进一步挖掘和整理蒙医药的经典方，加强对其疗效和药理作用的研究，同时推广和应用这些经典方，以更好地造福广大民众。从 2008 年在《关于印发中药注册管理补充规定的通知》中明确提出经典名方到现在，国家越来越重视经典名方的挖掘开发。民族药中以蒙古族、藏族、维吾尔族等为代表的民族药具有完善的医药理论体系和经典古籍。因此,应积极推动蒙医药的传承和发展,加强对蒙医药人才的培养和引进,同时加强与其他国家和地区的学术交流和合作,共同推进蒙医药的发展。

此次筛选出的30首蒙医药经典方,具有蒙古族民族特色和独特的药物理论,是蒙医药中的精华所在。通过深入研究和调研,作者发现这些经典方源自古代蒙医药经典医籍或有代表性的古医籍,为各代医家长期使用,且至今在现代临床仍广泛使用,其疗效确切,效果明显,是蒙医药的重要组成部分。应加强对这些经典方的研究和开发,探究其药理作用和临床应用价值,为其开发做出更多的努力。

总之,蒙医药作为中医药不可或缺的重要组成部分,具有丰富的药物资源和独特的药物理论,其经典方具有显著的疗效和治疗优势。加强对蒙医药的保护和传承,推动蒙医药走向现代化和国际化,挖掘和开发蒙医药的经典名方,为人类健康事业做出更大的贡献。

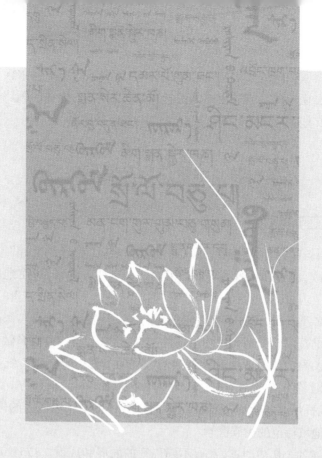

第四章

维吾尔医药经典方

维吾尔医药是中医药优秀知识的重要组成部分,是中国新疆维吾尔族人民在漫长的医疗实践中,与疾病不断做斗争而创造出来的医学体系。多年来,维吾尔医药与传统中医药交融发展、彼此互补,与其他民族医药共同组成完整的中华医药体系。

第一节　维吾尔医药发展概况

一、维吾尔医药学源流

纵观历史,中国新疆古称"西域",西汉时期横穿西域的"丝绸之路"促进了东西方医药相继荟萃在地处亚欧大陆腹地的新疆,加强了西域和东西方的联系,使维吾尔医药学与其他医学交流更趋频繁。当时,众多西域医药学家,创作与翻译了大量的宝贵的医学著作,吸纳了东西方药学理论和各类药材,促进了维吾尔医药的进一步发展。维吾尔医药学是古西域人民和后来移居西域的维吾尔族劳动人民在长期的生产实践中,与各种疾病做斗争的过程中所形成的科学的积累和总结。维吾尔医药在形成与发展的过程中也受到传统中医药文化的深远影响,如其医学典籍《杂病医疗百方》中有不少与中医基本一致的药方。大量古代文献记载和考古文物证实,维吾尔医药学不仅汲取了西方医学,还继承了中医药的传统理念,最终逐步形成了属于新疆本地域特色的民族医学。

维吾尔医药学在各个历史时期,都有不同程度的发展和成就。1755 年,清政府统一西域各国,实现了西域的安定团结。18 世纪维医药发展相对滞后,古代维吾尔医学典籍失散众多。

二、中华人民共和国成立后维吾尔医药学发展

中华人民共和国成立之后,维吾尔医药学得到了发展。特别是 1978 年以来,在党和各级政府的大力支持下,维吾尔医药事业得到了空前的发展,初步形成了医疗、教学、科研、预防保健及药品生产相配套的发展格局。目前新疆有由政府设立的维吾尔医教学机构有 2 所、维吾尔医药研究所有 3 所、县级以上维吾尔医医疗机构达到 40 余所,维吾尔药生产企业有 10 余家。培养了一批维吾尔医药的临床和科研人员,提高了维吾尔医医疗机构的诊疗水平与服务能力。新疆维吾尔自治区维吾尔医医院的巴黑·玉素甫于 2014 年被追授"国医大师"荣誉称号。近些年维吾尔医在收集、整理维吾尔医药古籍文献和临床科研方面取得较大成就;科学、客观地评价了 10 余种维吾尔医优势病种诊疗技术的有效性、安全性和适用性,明确了临床疗效;取得了维吾尔医针对 12 个病种共 40 种院内制剂的批准文号;整理研究的 18 项适宜技术被批准为新疆维吾尔自治区维吾尔医医疗服务项目;制订和发布了 10 余种病种的维吾尔医学辨证分型标准、疗效评价标准和诊疗指南共 30 余项,为维吾尔医药的可持续发展奠定了基础。维吾尔药(简称维药)在中华民族医药宝库中占有一定的比重,已收入国家级药典的维药就有 202 种,其中药材 115 种,成药制剂 87 个,已具有一定的规模和研发能力。维药传统炮制技艺、木尼孜其·木斯力汤药制作技艺、食物疗法、炼药法、维药药茶制作工艺经国务院批准列入国家级非物质文化遗产名录。目前全国有 51 家药企的 45 个维医药制剂获得共 125 个国药准字号,其中新疆维吾尔自治区的 10 家企业获得 49 个批准文号,而其他省区 41 家药企

获得了 76 个批准文号,可见维药已经受到全国药企的关注。在国际化方面,新疆维药积极布局于中亚市场,多个维药产品已在中亚国家注册销售,在中亚、中东等地区也颇为流行。

第二节　维吾尔医药理论体系

维吾尔医学在理论上以四大物质学说为理论核心,以气质学说为指导思想,以体液、力、素质及器官的生理、病理为基础,以整体观念、辨证论治为特点,形成了独特理论体系,具有丰富的实践经验和理论内容。

一、四大物质学说

“四大物质”学说,即火、气、水、土,世界上万物的生、长、盛、衰均受四大物质的影响和作用。它对研究和整理古代维吾尔人积累的大量临床经验,形成维医学特有的理论体系,起了巨大的推动作用。如把气质、体液、内脏、器官、组织、生理、病理现象,按照事物的不同形状、特点、作用、性质分别归属为火、气、水、土,借以阐述说明人体生理、病理的复杂关系和人体与外界环境之间的相互作用,从而进行辨证论治,达到祛病延年的目的。“四大物质”学说以四大物质全生、全克、半生、半克规律来解释气质、体液之间的相互资生、相互制约的关系。

二、气质学说

“气质”学说,是说明气质由来,划分类型及其应用的学说。它分为寒、热、湿、干四大单纯类;干热、湿热、湿寒、干寒四大复杂类;根据其偏盛或偏衰分为正常和异常两大种。对人体来讲,以正常气质来说明人的生理状态,以异常气质来说明病理变化。正常气质分为 8 种,即平和的热、寒、湿、干及干热、湿热、湿寒、干寒。异常气质分为 8 种,即非平和的热、寒、湿、干及干热、湿热、湿寒、干寒。异常热性,系指热性比湿、干、寒偏盛的状态;异常湿性,系指湿性比热、干、寒性偏盛的状态;异常寒性,系指寒性比热、湿、干偏盛的状态;异常干性系指比热、湿、寒性偏盛的状态;异常干热性,系指干性和热性比湿性和寒性处于偏盛的状态;异常湿热性,系指湿性和热性比干性和寒性处于偏盛的状态;异常湿寒性,系指湿性和寒性比干性和热性处于偏盛的状态;异常干寒性,系指干性和寒性比湿性和热性处于偏盛的状态。病理方面,维医认为人体是一个有机的整体,因而当某一种体液失调时(偏盛或偏衰)会影响其他体液而发生疾病。其变化规律,以四大物质乘侮关系来解释。治疗方面,在维医的治疗方法中,绝大多数是根据四大物质的生克乘侮规律确立治疗原则。

三、体液质学说

“体液质”学说,是说明人体四种体液的由来、种类及其应用的学说。体液系指胆液质、血液质、黏液质和脾液质,分为正常体液和异常体液两大类。正常体液,系指保持原有的自然正常状态及功能,对人体生命活动给予活力,与该人气质相应的体液,分为正常胆液质、正常血液质、正常黏液质和正常脾液质四种。正常胆液质:位于胆囊,色黄味苦,性烈,性属干热,具有热身、分解脂肪、帮助消化、增强肠道蠕动、促进排出粪便以及防毒解毒的功能。正常血液质:位于肝脏,色红、味微甜、性属为湿热,依靠心脏的推动,通过血管的作用循环于全身,具有营养全身,补充消耗,通过肺及肾进行新陈代谢的功能。正常黏液质:位于全身,色白、味淡,性属湿寒,它除了具有以本身的湿及成分中的营养物质,在自己的作用范围内营养全身外,还能以本身的寒防止过多的胆液质破坏其他体液正常功能。它还有湿润和软化全身的作用,当人体营养不足或大量失血和脱水时,渗入血液中起补充作用。正常脾液质:位于脾脏,色黑、味酸、性属于寒,它具有保持各个器官形状和质量,控制血液质及制约胆液质热性和黏液质湿性的偏盛,防止体液失调浸润,储存营养物质,为干寒性器官及部位提供相应营养物质的作用。异常体液,系指超出肝脏产生的正常状态,并且在数量和质量上有了变化,对人体无益或有害的体液。根据其变化的程度和所起的反作用及产生的症状、导致的疾病类型,将它分为异常胆液质、异常血液质、异常黏液质和异常脾液质四种。

四、器官学说

"器官"学说,是说明器官定义、种类和功能的学说。维医把体内的脑、心、肝、肺、脾、肾、胆、胃、食管、十二指肠、大肠、小肠、膀胱、子宫、血脉、管道、腺体、皮下脂肪、内脏脂肪、骨骼、脊髓、肌肉、筋肌、软骨、韧带、腱膜、腹膜、胸膜等,体外的皮肤、毛发、指甲、眼、耳、口、牙、舌、前阴、睾丸、后阴等都统称为器官。维医认为各器官均有与自己功能相应的特有气质,可分为支配器官和被支配器官两大类。支配器官,系指脑、心、肝三个主要器官。它们不但是保存人体三大力,即生命力、精神力和自然力的部位,而且是这三大力的始发点。被支配器官,系指在支配器官的指挥下,对其他有关器官产生一定的影响,并且通过它们的作用继续完成本身功能的器官。被支配器官根据各自分布的位置和性质,按照本身所起作用的主次又分为主要被支配器官和次要被支配器官两种。

器官的气质,是维医气质学说与器官学说相结合产生的一种特殊观念。它认为,各器官均有特定而与本身功能相符的气质,了解其气质,掌握其变化,对其立法、治则具有重要的意义。干热气质的器官:胆囊;湿热气质器官:肝、心、肺、肌肉、食管、十二指肠、小肠;湿寒气质器官:最小单位(细胞)、脂肪、胃、脑、肾、脊髓;干寒气质器官:脾、骨骼、毛发、指甲、筋肌、软骨,韧带、膜、大肠、膀胱;平和气质器官:手指、手掌、手背、皮肤。

五、驱力学说

"驱力"学说,是说明人体各种力量的定义、种类及其作用的学说。维医的力可分为生命力、精神力和自然力三大类。生命指推动心脏跳动的力。生命力产于心脏,是为心脏的正常功能服务,维持人的正常生存起重要作用的力。精神指产生和指挥一切智力和动力的力。精神力产于大脑,是推动一切精神力量的中心,分为感觉力和动力两种。自然力,指为了人的生存,即活力和体力提供营养物质的力。自然力的中心在肝脏,分为营养力、生长力、产生力和成形力4种。

六、疾病学说

疾病学说,是说明疾病种类、发病原因症状、疾病程度(病级)、疾病发展过程(病期)、疾病高峰时期(病危)及疾病预后定义的学说。维医将一切疾病分为3大类型,即气质失调型疾病、形状改变型疾病和结构损伤型疾病,并以此为据确立治法治则及护理方法。

(一)气质失调型疾病

指在体液性或非体液性各种体内外因素的影响下,人体正常气质发生异常变化或人体气质失去平衡,而产生的各种疾病。它分为非体液型气质失调疾病和体液型气质失调疾病两大种。

(二)形状改变型疾病

指人体某一器官(部位)形状发生变化而导致的疾病。它分为四种:①先天性形状改变型疾病;②管道形状改变型疾病,即人体某些管道的后天性扩张或狭窄;③数量和容量性形状改变型疾病,即全身或某一器官的过胖、过瘦或口腔内生长异物;④移位性形状改变型疾病,即人体某一器官(部位)的粘连、分离、下垂,或移位、脱解等。

(三)结构损伤性疾病

指人体某一器官结构发生损坏性变化的疾病。多指为体表器官或体内器官(内脏)的分解、完整性受损、腐烂、异常增多或增生等,多由内、外因素的不良影响而产生。

(四)病因

指破坏人体健康状态而导致疾病的原因。维医将一切疾病的发病原因分为内因、外因和不内外因3大类。内因又分为内8因,外因又分为外12因。

(五)症状

指病因在人体产生的反应。维医将一切疾病的症状分为10类,除了全身性症状、局部性症状、体外性症状、体内性症状、并发性症状、先兆性症状、专有性症状、鉴别性症状外,维医特色的还有气质型症状、体液性症状。后两者又各分为8种,共16种。

(六)病级

维医认为疾病状态分为三级:变级、损级和丧级。变级为第1级:指身体或某一器官(部位)的正常状态发生初变程度;损级为第2级:身体或某一器官(部位)的正常状态发生损坏程度;丧级为第3级:身体或某一器官(部位)的正常发生丧失程度。维医认为,对病级应有足够的重视,因为它对确立适当的治则、治法等均有一定重要意义。

(七)病期

系指对一切疾病的发展过程加以分析和说明其定义的独特方法。

七、病危学说

"病危"学说,是指疾病发展的最高阶段或高峰时期或高潮时刻。"病危"学说是维医疾病学说中独有特色的重要内容之一,该学说可说明病危的种类、发生病危的日期、病危的特征、病危的先兆特征、各种病危对疾病疗效和预后的影响等。

维医认为,人体"太比艾提"(人体防御能力)与疾病的斗争有两种结果:人体防御能力战胜疾病,使病情好转,患者康复或痊愈;疾病战胜人体防御能力,使病情加重或恶化,导致疾病久而不愈或使患者终身残疾或使患者死亡。维医将病危分为两类:良性病危和恶性病危,前者分为8种,后者分为15种。

八、艾非阿勒学说

"艾非阿勒"汉译为相当于现代医学的"个体差异",系指人的年龄(老小)、体形(胖瘦)、性别(男女)等差异与健康和疾病的关系。维医根据这种差异的特点,把人对各种疾病的倾向性分为以下几种:小儿多患传染性和感染性疾病;中老年人和体形较胖的多患气管炎、支气管炎、关节炎、瘫痪、心脏病、动脉硬化、高血压、脑出血等;体形较瘦、个子较高的人多患肺结核、胃炎、胃及十二指肠溃疡、胃及肾下垂等;男人多患糖尿病、前列腺炎、阳痿、早泄、滑精等;女人多患癫痫、癔症、神经衰弱、过敏性疾病及子宫下垂、子宫颈癌、带下等妇女疾病。

九、艾尔瓦学说

"艾尔瓦"汉译相当于"神",系指按照人体各部位的特点和需要,输送按质、按量的四种体液及支配各器官功能专有而特殊的力。"艾尔瓦"不仅存在于每一种体液的本身,而且存在于各支配器官和被支配器官中。

维医"艾尔瓦"("神")不同于哲学中常见的"神""神灵""生命"等概念。无论是以前或现代的医学理论,仍然都未能充分说明有关人类精神和心理问题的真正性质是什么。所以,本学说仍有待继续研究和揭示。

十、健康学说

"健康"学说,是说明健康的定义,保健必备的条件及它在健康、长寿中所起作用的学说。维医将与人类保健措施有关的、对健康有直接主要影响的保健条件归纳为如下 11 种:即新鲜空气,按质、按量的饮食,合理的动与静,适当的睡与醒,正常的积与泄,保持良好的精神状态,保持身体及环境的清洁卫生,避免不良的习惯,过适当的性生活,妇幼保健,老年保健等。

第三节　维吾尔医方药特色

一、药性理论

维药学是根据维医药学理论体系研究维药基本理论、实践经验以及药物药性、性级、功能、主治、用法、用量、使用注意、矫正药、代用药和来源、采收、炮制等一系列有关知识的一门科学。

(一)药物属性

维药的药性,指根据药物作用于机体后发生的不同反应和疗效而决定的药物属性。这种药物的属性,维医学称为药物的气质,又称药物性质,简称为药性。维医学认为,药物的药性不但分为热、湿、寒、干4种,而且相当一部分的药物具有混合的药物属性,即干热、湿热、湿寒、干寒。一部分药物的药性为平和,即平。

(二)药物性级

是维药学中独有特色理论之一,说明了药物属性的强弱程度、分类等级和临床应用的学说。维药学根据药物性质的强弱不同,将其分为 1、2、3、4 四级,即 1 级为药性最弱,4 级为药性最强。维医学认为混合性质药物的药性,在多数药物中性级有所不同,例如某一种药的药性为干热,但它的干性和热性的性级也有不同,即干性程度为 1 级,热性程度为 3 级,故它的药性称之为 1 级干 3 级热,等等。例如:骆驼蓬子的药性为 2 级干,3 级热;石榴的药性为 1 级湿,2 级寒;沙枣的药性为 2 级干 1 级寒,等等。

(三)药味

是药物本身具有的一种能使舌面得到某种味觉的特性,是维医学通过长期实践中逐步体验而总结的。它一般分为 9 种,即烈味、辛味、咸味、酸味、苦味、涩味、油味、甜味、淡味。

(四)药物功效

可分为治疗功效和保健功效两大类。

治疗功效主要是针对病因而概括出来的。根据临床实践总结,维药按常用功效可分为 40 多类,如:胆液质调节药、血液质调节药、黏液质调节药、脾液质调节药、胆液质成熟药、黏液质成熟药、脾液质成熟药、胆液质清除药、血液质纯化药、黏液质清除药、脾液质清除药、补脑药、催眠药、明目药、固牙药、补心药、补肺药、补胃肠药、催吐药、补肝药、软便药、止泻药、杀虫药、利尿药、通经药、排石药、固精药、填精药、壮阳药、止血药、强筋药、愈伤药、清热消炎药、软坚消肿药、祛风止痛药、安神止痛药、赤肤致伤药、增加色素药等。保健功效包括药物对疾病的预防作用,以及对"未病"状态下人体的养生作用两个方面。

(五)药物毒性

毒性是药物对机体所产生的严重不良影响及损害,是用以反映药物安全性的一种性能。维医学对药物毒性的认识与中医学一致,毒性是药物的偏性。维医认为,性级为 1 级药物的药性最弱,4 级为药性最强,药性 4 级的药物大多数具有毒性。例如:胡豆的药性为 1 级干热,故它不但作为性质最弱的药,用于治疗较轻的疾病,而且平时可作为食品食用。巴豆的药性为 4 级干热,不但药性最强,而且具有毒性。不但不能食用,而且用于治病也要审慎,内服一定要去毒精制后才能用于治疗顽固性疾病。

(六)矫正药

矫正药是维药学特色的用药方法之一,系指某种药对某种器官的疾病具有显著疗效,但对另一种器官产生不良影响甚至有害时,为了消除或纠正这种不良反应,同用另一种药物的用药方法。矫正药不但经过实践验证,而且用药具有一定的规律性。维药学以此为据,已对绝大多数药物制定了矫正药。使用矫正药不仅能保障临床用药的安全,且可增强药物的治疗效果。

(七)代用药

代用药系指某种药紧缺时,采用其他药性、功能主治相似的药物来代替使用,以保证或基本保证治疗顺利进行。代用药的用药原则包括代用药必须与被替代的药同源,即同属、同科或同类;代用药必须与被替代药的属性、功用相同或相近,亦可是总体不同但某阶段内治疗目的相同的药物。使用代用药不仅可弥补药源不足,满足用药及治疗需求,甚至发现药物新功能,为区分甄别创造条件。

二、药材资源、用药习惯

(一)药材资源

新疆地理环境、气候条件和生物资源均具有多样性的特点,维药资源丰富,野生道地药材、大宗药材品种优势突出。新疆的阿尔泰山区、天山山脉、阿尔金山-昆仑山区以及伊犁河谷、准噶尔盆地、塔里木河流域的高原、森林、草原、荒漠等区域分布着大量原生的特色药材,新疆紫草、天山雪莲、伊犁贝母、阜康阿魏、新疆藁本、甘草、红景天、肉苁蓉、罗布麻等品种全国闻名。大多数维药材主要分布在我国长江以南的广东、广西、福建、台湾、海南、云南、四川、江苏、浙江等地。这些地区属热带、亚热带地区,主产药材有黑胡椒、白胡椒、荜茇、诃子、阿勃勒、余甘子、干姜、姜黄、莪术、沉香、柠檬、枸橼、椰子、香茅、巴豆、马钱子、肉豆蔻、槟榔、草果、丁香、苦楝子、肉桂、高良姜、土茯苓、大黄、黄连、木香、香附等180多种。根据第三次全国中药资源普查和第四次中药资源普查试点数据统计,新疆药用植物、动物、矿物等药材共1 917种,1 208味,以植物药为主,共151科1 791种,其中维医常用药材有400多种。

(二)用药习惯

目前维医常用药物有400余种,其中热性药物多见,维医与中医共用药物约150多种。维医常用药物中,植物药入药部位主要有全草、花、叶、皮、根、汁、果实、油、籽,其中更注重花、果、仁的药用价值;动物药来自动物的毛发、角、乳、油、蹄、血、蛋、皮、骨髓等;矿物药有盐、金属、宝石、土等。常用维药中地域特色药有30余种,主要有巴旦木、索索葡萄、孜然、驱虫斑鸠菊、刺糖、洋甘菊、莳萝、唇香草、新疆鹰嘴豆、异叶青兰、雪莲花、胡桐泪(胡杨)等。维药中习惯用芳香性药物,常用的有麝香、龙涎香、海狸香、薰衣草、丁香、豆蔻和荜茇等。此外,维医还较习用性峻毒烈的药物,如马钱子、曼陀罗、天仙子、骆驼蓬等。维药中有许多药物虽然与中药材同名,但基源不同,多为新疆产种类,如药用玉竹为新疆黄精、白鲜皮为狭叶白鲜、益母草为新疆益母草、荷花则为睡莲的花。诸如此类的还有防风、赤芍、羌活、独活、木香、茜草、党参、麻黄、威灵仙等。

三、药的炮制

维药炮制技术作为我国中药炮制的组成部分,它是在积累和发展维药的加工处理方法的基础上,汲取我国不同地区和民族医药文化之精华,从而形成的传统制药技术。维药不论来源于植物、动物或矿物,大多数都要经过加工炮制后才能应用。炮制的目的包括降低或消除药物的毒性或副作用、改变或缓和药物的性味、增强药物疗效、便于调剂和制剂、洁净药物,利于贮藏保管、矫味矫臭,利于服用、产生新的药物,扩大了药用品种。

维药炮制方法较多,主要有净选、切制、干燥法、炒法、"烧制去毒"法(包括泥封闭炼法、泥包药炼法、用锅炼法、烟化炼法、加热滴馏法)、洗法、炙法、蒸馏法、取汁法、取油法、浮沉法、取膏法、研磨法等。

四、方剂

维药方剂是维医基本理论的指导下,在辨证审因确定治法之后,选择适当的维药,按组方原则,酌定用量、用法,妥善配伍而成。方剂按照一定结构组成后,在临床运用过程中还必须根据病证的不同阶段、病情的轻重缓急,患者的不同年龄、性别、职业,以及气候和地理环境做相应的加减化裁,方能达到切合病情、提高疗效的目的。

(一)方剂组成

维药方剂一般由主药、辅药、矫正药和调节药组成,是针对"证"进行调整,即以药物的偏性,来纠正人体的偏性,达到"调节平衡"的目的。

(二)方剂性级

维药学中每一个单味药都有一定的药性,如:热性、湿性、寒性、干性和干热性、湿热性、湿寒性、干寒性。性由弱到强,分为1、2、3、4级,如1级热性、4级干性、1级寒性等。由于单味药具有一定的性和性级,故单味药组成的方剂,也同样有性和性级。维医方剂中用特定的计算方法来计算和制定方剂的性级。如热性解毒膏,由月桂樱子、欧龙胆、没药、长根马兜铃组成。虽然这四味药的药性和用量一样,但是它们的性级不同,即月桂樱子和没药的药性为2级干热,龙胆和长根马兜铃的药性为3级热、2级干。计算它们的性级为:热性为10,干性为8;将热性10除以4味药为2.5,干性8除以4味药为2;即该方剂的药性和性级定为2.5级热、2级干。如果某一方剂单味药的用量一样,但是药性相反的话,则先要计算出它们的性级,相反的药性中用大的数减去小的数后,得数除以药数即可,这数字为方剂的性级。如:由月桂樱子和白石脂组成的某一方剂中,月桂樱子的药性为2级干、2级热,白石脂的药性为2级干、1级寒,从热性2中减去寒性1,将省数1除以药数2为0.5,故该方剂的热性为0.5;将该方剂的干性4,除以药数2为2,故该方剂的干性为2;即该方剂的药性和性级定为0.5级热、2级干。

(三)方剂用量

维药方剂的用量主要是看病情轻重、年龄体重、体质虚实、药物猛烈程度、服用方法。维医方剂学中用一定的计算方法来计算和制定方剂的用量。虽然根据患者的具体情况可以加减使用,但是来自古籍中方剂的用量是经过长时间验证的,不宜随意改动。

(四)方剂剂型

合适的剂型是为了发挥药物的最佳疗效,减少毒副作用,以及便于使用、贮存和运输。根据剂型的形状不同,将它分为四大类,即膏状制剂〔蜜膏、糖膏、诃子膏、苦膏、解毒膏、消食膏(粗粉膏)、仁膏、爽心膏、花膏、舔膏、软膏、敷剂、糖糊等〕、硬状制剂(颗粒剂、胶囊剂、片、小丸、栓剂等)、散状制剂(散、牙粉、眼粉、撒粉、吹粉、打喷嚏粉等)、液状制剂(汤剂、糖浆、醋糖浆、蒸露、果浆、浸泡液、黏液、洗液、油剂、灌肠液或灌阴液、滴液、酸液、洗脚液、漱口液、鼻闻液等)。维药材品种繁多,性质悬殊,药物相互作用关系复杂,剂型也各有差异,须根据维药理论组合配方,根据用药特性选择适宜的剂型,采用合理的工艺,制备出优良的制剂。

五、成药制剂

凡以维吾尔药为原料,根据历代维吾尔本草和方剂文献、《中华人民共和国卫生部药品标准:维吾尔药分册》制剂规范或其他有规定依据的维吾尔药处方,按制备工艺制成具有一定质量标准,可以直接用于防病、治病的药品,称为维吾尔药成药制剂。目前维药成药制剂有

100 余种,其中《中华人民共和国卫生部药品标准:维吾尔药分册》收载 87 个。

第四节　维吾尔医药经典方筛选挖掘

一、古代方剂及其数据库建立

将符合新疆维吾尔自治区卫健委"经典方"目录遴选工作领导小组和专家组选定古代医籍(5 部)作为经典方筛选古籍文献,在古代医籍(译本)中选择符合民族医药古代经典方目录制定的遴选原则的古代方剂(300 首左右)的基础上通过数据规范化处理,包括方剂名称、来源、方剂药物、功效主治、用量用法、方解等的规范,构建结构化数据库。为后续临床方剂应用调研及古籍原文方剂考证提供基础。

(一)维医药经典基础方数据库构建

维医药经典方基础方检索系统分为 2 个部分,即药材、饮片溯源信息查询系统和方剂信息查询系统,以《中华本草:维吾尔药卷》和《中华人民共和国卫生部药品标准:维吾尔药分册》和《新疆维吾尔自治区维吾尔医医疗机构制剂标准》为文献来源,利用 Access 数据库管理系统构建维药(药材、饮片)查询系统和维医药经典方查询系统,并此作为基础方数字化筛选平台。

1. 数据库设计　为了有效地实现维医药经典方数字化管理和储存,对其数据库功能做如下设计:

(1)方剂检索系统:可通过输入方剂的拼音首字母检索,可以输入方剂类别检索,检索出来的方剂不仅包括其本身的组成成分,而且还会有具体的适用症状和注意事项等内容。方剂数据库构建设计见图 4-1。

(2)药材、饮片溯源信息检索系统:检索者在方剂查询结果的基础上,对检索出方剂组成药材或饮片,可输入拼音、名称等类别检索,系统自动模糊匹配调出药材、饮片的中文名、维文名(音译)、别名、药用部位、炮制、药性药味、功能与主治、用量用法、使用注意、代用药及应用等溯源信息。药材、饮片溯源信息数据库设计见图 4-2。

2. 数据采集、规范化及录入　为了保证数据挖掘结果的可靠性,在数据挖掘前,对药材、饮片及方剂数据本身具有零散、非结构化、非标准等问题,以《中华人民共和国药典》(2020版)第一部,《中华人民共和国卫生部药品标准:维吾尔药分册》《新疆维吾尔自治区维吾尔医医疗机构制剂标准》《新疆维吾尔自治区维吾尔药材标准》和《新疆维吾尔自治区中药维吾尔药饮片炮制规范》为标准,对本文所选《中华本草:维吾尔药卷》和《中华人民共和国卫生部药品标准:维吾尔药分册》文献药材、饮片名称等信息及方剂组成药材名称等进行规范化处理,并录入系统。

(二)遴选 100 首维吾尔医药经典方基础方

检索者根据需求输入方剂名称或功能主治等作为关键词输入进行检索,可提取方剂信息。并通过药材、饮片检索系统检索将方剂组成药材、饮片溯源信息按照经典方遴选原则提取基础方信息,遴选 100 首维吾尔医药经典方基础方。

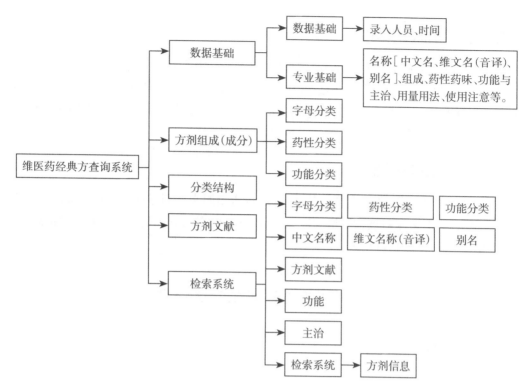

图 4-1 经典方基础方信息检索系统设计

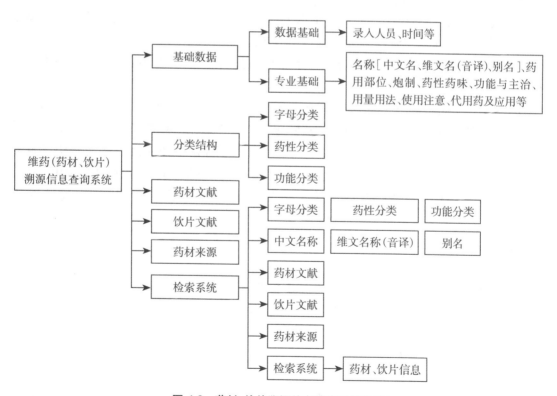

图 4-2 药材、饮片溯源信息检索系统设计

二、临床方剂应用调研

以所选经典方基础方信息为基础,遴选工作成员、专家前往新疆维吾尔自治区维吾尔医医院、喀什地区维吾尔医医院、和田地区维吾尔医医院等三家三级甲等维吾尔医医院调研临床方剂应用情况、核对被古代医籍选出基础方剂沿用情况,遴选出自古沿用至今的方剂100首。

三、古籍原文方剂考证

在临床方剂应用调研遴选方剂的基础上,通过古籍原文方剂考证、核对,筛选出从古沿用至今的方剂,并组织专家对被筛选出的经典方进行论证,借助方剂数据库提取方剂信息,最终筛选出维医药20首经典方(附表8)。

第五节　20首维吾尔医药经典方

一、祖帕颗粒

(一)方剂出处

本方来源于《贾米依拉基》,为神香草糖浆的改良剂。

(二)处方组成、功效和方解

1. **处方组成**　小茴香125g、芹菜子125g、神香草75g、玫瑰花75g、芸香草75g、荨麻子70g、铁线蕨75g、胡芦巴75g、甘草浸膏(同甘草)70g。

2. **功效**　镇咳,化痰,温肺止喘。主治急性感冒,寒性乃孜来所致的咳嗽及异常黏液质性哮喘。

3. **方解**　处方中的小茴香、芹菜子为主药,温肺化痰、清除寒性乃孜来;神香草可成熟及清除异常黏液质,恢复局部组织自然力,止咳化痰,平喘利肺;玫瑰花、芸香草散寒渗湿,止咳平喘,顺气通便平喘;荨麻子、铁线蕨、胡芦巴消散寒气、活血解痉,松化黏性体液,治疗气喘咳嗽顽痰,而甘草能减轻对咽部黏膜的刺激,并有缓解平滑肌痉挛与去氧皮质酮样作用。诸药配伍,清除气道局部的异常黏液质及炎肿,发挥镇咳、化痰、肺止喘功效。用于急性感冒,寒性乃孜来所致的咳嗽及异常黏液质性哮喘。

(三)剂型、制法和用法

1. **剂型**　浅棕色的颗粒;味甜。

2. **制法**　以上9味,除甘草浸膏粉碎成细粉外,其余小茴香等8味加水煎煮3次,每次1.5小时,合并煎液,滤过,滤液浓缩至相对密度为1.32~1.35(60℃)的浸膏,与甘草浸膏细粉混匀,取清膏1份,加蔗糖3.5份,制粒,干燥,制成1000g,即得。

3. **用法**　口服。一次12g,一日2次。

(四)基源和用药部位

1. **小茴香**　本品为伞形科植物茴香 *Foeniculum vulgare* Mill. 的干燥成熟果实。秋季果实初熟时采割植株,晒干,打下果实,除去杂质。

2. **芹菜子** 本品为伞形科植物旱芹 *Apium graveolens* L. 的干燥成熟果实。夏、秋果实成熟时割取果序,打下果实,晒干。

3. **神香草** 本品为唇形科植物硬尖神香草 *Hyssopus cuspidatus* Boriss. 的干燥全草。7—8月采收全草,阴干。

4. **玫瑰花** 本品为蔷薇科植物玫瑰 *Rosa rugosa* Thunb. 的干燥花蕾。春末夏初花将开放时分批采摘,及时低温干燥。

5. **芸香草** 本品为禾本科植物芸香草 *Cymbopogon distans* (Nees) Wats. 的干燥地上部分。夏、秋二季花开前采收,除去杂质,干燥。

6. **荨麻子** 本品为荨麻科植物麻叶荨麻 *Urtica cannabina* L. 的干燥成熟果实。秋季果实成熟叶落后,采收果实。

7. **铁线蕨** 本品为铁线蕨科植物细叶铁线蕨 *Adiantum venustum* Don.var.*venustum* 的干燥全草。夏、秋季采挖,除去杂质,晒干。

8. **胡芦巴** 见前文相关内容。

9. **甘草** 见前文相关内容。

（五）临床应用现状

祖帕颗粒在现代维吾尔医临床应用广泛,各地维吾尔医医院均有使用。本方主要用于治疗急性感冒,寒性乃孜来所致的咳嗽及异常黏液质性哮喘。临床应用实践表明,该方适用于治疗慢性支气管炎、小儿咳嗽、喘憋性肺炎、咳嗽变异性哮喘。现代研究表明,祖帕颗粒不同剂量显著减少二氧化硫、柠檬酸、辣椒素所致的咳嗽次数,延长咳嗽潜伏期;增加酚红刺激下的痰液分泌;明显抑制组胺和乙酰甲胆碱所致大鼠气道阻力的增加;对内毒素所致小鼠急性肺损伤亦有明显保护作用,可抑制模型小鼠肺组织中肿瘤坏死因子 α(TNF-α)、白细胞介素13(IL-13)、白细胞介素 1β(IL-1β)含量的升高,并可减轻角叉菜胶所致大鼠的足环肿胀。说明其具有镇咳、平喘、肺保护作用。

二、珊瑚散

（一）方剂出处

本方来源于《卡日巴丁·卡德尔》。

（二）处方组成、功效和方解

1. **处方组成** 欧菝葜根 200g、没食子 200g、马钱子 100g、芜荑子 100g、黑种草子 100g、海螵蛸 100g、儿茶 100g、珊瑚 100g。

2. **功效** 清除局部的异常胆液质及败血,收敛固涩,止痒止痛。主治瘙痒,流血不止,咽喉肿痛,鼻塞、流涕。

3. **方解** 本方中珊瑚为主药,功能燥湿敛疮,清热消炎,散气固牙,爽心悦志,止血,止泻,止带等,主治湿热性或血液质性疾病,如湿热性牙龈溃烂、口腔溃疡、牙齿松动、心悸、心慌、出血、腹泻、痢疾、带下等。欧菝葜根、没食子、马钱子、芜荑子、黑种草子、海螵蛸、儿茶为辅助药,燥湿收敛,凉血止血,散风止痒,止鼻血,主治热性牙龈肿痛、咽喉肿痛,皮肤瘙痒等。

（三）剂型、制法和用法

1. **剂型** 棕色的细粉，微有刺激性气味。

2. **制法** 以上 8 味，粉碎成细粉，混匀，即得。

3. **用法** 外用：取本品 10g，加水 1 000ml，煎煮 10 分钟，用煎液熏洗患处，一日 2 次；漱口：上述煎液放凉漱口，一日 3~5 次。

（四）基源和用药部位

1. **欧菝葜根** 本品为百合科植物马兜铃叶菝葜 *Smilax aristolochiifolia* Mill. 的干燥根茎。秋季采挖，洗净，晒干。

2. **没食子** 本品为壳斗科植物没食子树 *Quercus infectoria* Oliv. 幼枝上的干燥虫瘿，由没食子蜂科昆虫没食子蜂 *Cynips gallae-tinctoriae* Oliv. 幼虫寄生而形成。除去杂质，用时粉碎。

3. **马钱子** 本品为马钱科植物马钱 *Strychnos nux-vomica* L. 的干燥成熟种子。冬季采收成熟果实，取出种子，晒干。

4. **芫荽子** 见前文相关内容。

5. **黑种草子** 本品为毛茛科植物腺毛黑种草 *Nigella glandulifera* Freyn et Sint. 的干燥成熟种子。夏、秋二季果实成熟时采割植株，晒干，打下种子，除去杂质，晒干。

6. **海螵蛸** 本品为乌贼科动物无针乌贼 *Sepiella maindroni* de Rochebrune 或金乌贼 *Sepia esculenta* Hoyle 的干燥内壳。收集乌贼鱼的骨状内壳，洗净，干燥。

7. **儿茶** 本品为豆科植物儿茶 *Acacia catechu*（L. f.）Willd. 的去皮枝、干的干燥煎膏。冬季采收枝、干，除去外皮，砍成大块，加水煎煮，浓缩，干燥。

8. **珊瑚** 本品为矶花科动物桃色珊瑚 *Corallium japonicum* Kishinouye 等珊瑚虫分泌的石灰质骨骼。

（五）临床应用现状

珊瑚散在现代维吾尔医临床应用较广泛，各地维吾尔医医院均有使用。外用于治疗用于湿热性牙龈溃烂、口腔溃疡、牙齿松动、皮肤瘙痒、心悸、心慌、出血等治疗。临床应用实践表明，本方内服用于治疗血液质性咽喉肿痛、胆液质性腹泻、痢疾、带下、慢性肠炎、溃疡性结肠炎、胆液质性胃痛、胃酸反流等疾病。

三、多味种子颗粒

（一）方剂出处

本方来源于《保健药园》，为多味种子散改良剂。

（二）处方组成、功效和方解

1. **处方组成** 芹菜子 106g、菊苣子 212g、菟丝子 53g、芹菜根 212g、茴香根皮 212g、菊苣根 106g、小茴香 106g。

2. **功效** 补益肝、胃，散气止痛，利胆，利水。主治肝寒，胃痛，脾阻胁痛及关节痛，风湿病，泌尿系统疾病。

3. **方解** 本方由七味维药组成，组方中菊苣子、菊苣根、茴香根皮调节异常血液质，成熟异常黏液质，降低偏盛的胆液质，开通肝阻，消除黄疸，清热利尿，消炎；小茴香、芹菜子、芹菜根、菟丝子可起健胃、祛寒利尿、清理肾脏、开通肝阻、健胃消食、消炎退热、开通尿路阻滞等作用。诸药合用，可补益肝、胃，散气止痛，利胆，利水。用于肝寒，胃痛，脾阻肋痛及关节痛，风湿病，泌尿系统疾病。

（三）剂型、制法和用法

1. **剂型**　为棕黄色的颗粒；味甜。

2. **制法**　以上 7 味，加水煎煮 3 次，第一次 2 小时，第二次 1.5 小时，第三次 1 小时。合并煎液，滤过，滤液浓缩至相对密度为 1.32~1.35（50℃）的清膏。取清膏 1 份，加蔗糖 4 份、糊精 1 份，制成颗粒，干燥即得。

3. **用法**　开水冲服。一次 6g，一日 3 次。

（四）基源和用药部位

1. **芹菜子**　见前文相关内容。

2. **菊苣子**　本品为菊科植物毛菊苣 *Cichorium glandulosum* Boiss. et Huet 的干燥成熟果实。秋季果实成熟时割取地上部分，晒干，打下种子，除去杂质，再晒干。

3. **菟丝子**　本品为旋花科植物南方菟丝子 *Cuscuta australis* R. Br. 或菟丝子 *Cuscuta chinensis* Lam. 的干燥成熟种子。秋季果实成熟时采收植株，晒干，打下种子，除去杂质。

4. **芹菜根**　本品为伞形科植物旱芹 *Apium graveolens* L. 的干燥根及根茎。夏、秋季成熟期采挖，晒干，除去残茎等杂质。

5. **茴香根皮**　本品为伞形科植物茴香 *Foeniculum vulgare* Mill. 的干燥根皮。夏、秋采挖，剥取根皮，晒干。

6. **菊苣根**　本品为菊科植物毛菊苣 *Cichorium glandulosum* Boiss. et Huet 或菊苣 *Cichorium intybus* L. 的干燥根皮。秋季采挖，除去杂质，晒干。

7. **小茴香**　见前文相关内容。

（五）临床应用现状

多味种子颗粒在现代维吾尔医临床应用较广泛，各地维吾尔医医院均有使用。用于肝寒，胃痛，脾阻肋痛及关节痛，风湿病，泌尿系统疾病。现代研究表明，其具有保肝作用：①多味种子颗粒（1 600mg/kg）对缓解免疫性肝损伤导致的肝肿大有较好作用，优于复方益肝灵和肝爽颗粒；②对于胆汁郁积型黄疸导致的血清天门冬氨酸氨基转移酶、丙氨酸氨基转移酶、碱性磷酸酶、γ-谷氨酰转移酶、总胆红素升高，多味种子颗粒表现出一定的改善作用，其中多味种子颗粒（1 000mg/kg）具有显著性降低作用，比市售对照产品复方益肝灵、肝爽颗粒的效果稳定；③多味种子颗粒的高剂量（6 400mg/kg）可改善酒精肝所致的血清天门冬氨酸氨基转移酶升高和缓解药物所致的肝肿大。抗纤维化：多味种子颗粒可以抑制谷草转氨酶、谷丙转氨酶活性，降低甘油三酯、升高总蛋白含量，从而减轻肝细胞脂肪变性及炎性细胞浸润；还可以降低羟脯氨酸，使细胞基质合成减少，阻止肝纤维化；病理观察也提示着多味种子颗粒可以明显地抑制纤维的增生，具有抗肝纤维化的作用。而且在一定范围内具有剂量依赖关系。作用机制可能与其抑制胶原蛋白生成作用相关。

四、舒心麝香蜜膏

（一）方剂出处

本方来源于《大医典》。

（二）处方组成、功效和方解

1. 处方组成 麝香 2g、檀香 12g、珍珠 8g、熏鲁香 4g、肉桂 8g、牛舌草花 12g、蚕茧 8g、沉香 8g、西红花 6g、盒果藤（同盒果藤根）8g、天竺黄 12g、苹果 400g、紫檀香 12g、芜荽子 12g、玫瑰花 8g、豆蔻 4g、小檗果 16g、大叶补血草 8g、马齿苋子 12g、金箔 10mg、银箔 260mg、琥珀 8g、松萝 4g、欧矢车菊根 8g、余甘子 12g、香青兰 8g。

2. 功效 增强支配器官的功能，健胃爽神。主治心胸作痛、心悸、胃虚、视弱及神经衰弱。

3. 方解 本方中麝香、熏鲁香、豆蔻、肉桂、檀香、沉香、香青兰、蚕茧、西红花起补脑通阻、安心除烦、开通脑中闭塞作用；余甘子、牛舌草花、大叶补血草、芜荽子、盒果藤根、天竺黄等可起清除异常脾液质和黏液质、开通肝阻、利尿退肿、补脑、补心、爽心悦志等作用；玫瑰花、苹果、小檗果、松萝、马齿苋子、珍珠、琥珀等起到养心、补胃、安神止痛、明目和通络作用；紫檀香、金箔、银箔、欧矢车菊根起调节及净化体液、梳理脉络、调和药性作用。诸药合用，可起到增强支配器官功能，健胃爽神。用于心胸作痛、心悸、胃虚、视弱及神经衰弱。

（三）剂型、制法和用法

1. 剂型 为棕色的黏稠状蜜膏；气特异，味甜，微苦。

2. 制法 处方 26 味中除麝香、银箔、金箔外，取玫瑰花、蚕茧、香青兰、松萝、小檗果等 5 味加水煎煮 2 次，第一次 2.5 小时，第二次 2 小时，合并煎液，滤过，滤液浓缩至相对密度为 1.35~1.38（50℃）的清膏。取苹果，去掉果皮及子，加水煎煮 1 小时，滤过，滤液加蔗糖 400g 制成糖浆。其余珍珠等 17 味粉碎成细粉，过筛，混匀。取麝香、银箔、金箔与上述细粉混匀，再加入糖浆、清膏混合，加炼蜜适量，混匀即得。

3. 用法 口服。一次 3g，一日 2 次。

（四）基源和用药部位

1. 麝香 见前文相关内容。

2. 檀香 见前文相关内容。

3. 珍珠 本品为珍珠贝科动物马氏珍珠贝 *Pteria martensii*（Dunker）、蚌科动物三角帆蚌 *Hyriopsis cumingii*（Lea）或褶纹冠蚌 *Cristaria plicata*（Leach）等双壳类动物受刺激形成的珍珠。自动物体内取出，洗净，干燥。

4. 熏鲁香 本品为漆树科植物黏胶乳香树 *Pistacia lentiscus* L. 的树脂。将树皮纵长割伤，树脂流出凝固，收集。

5. 肉桂 见前文相关内容。

6. 牛舌草花 本品为紫草科植物意大利牛舌草 *Anchusa italica* Retz. 的干燥花。

7. 蚕茧 本品为蚕蛾科昆虫家蚕蛾 *Bombyx mori* L. 的茧壳。

8. 沉香 见前文相关内容。

9. **西红花** 本品为鸢尾科植物番红花 *Crocus sativus* L. 的干燥柱头。

10. **盒果藤根** 本品为旋花科植物盒果藤 *Operculina turpethum*（L.）S. Manso 的干燥根。

11. **天竺黄** 见前文相关内容。

12. **苹果** 本品为蔷薇科植物苹果树 *Malus pumila* Mill. 的新鲜成熟果实。果实成熟时采摘,保存于阴凉处。

13. **紫檀香** 本品为豆科植物紫檀 *Pterocarpus indicus* Willd. 的心材。采伐后,除去外皮和边材,锯成小段,用水浸泡后,晾干。

14. **芫荽子** 见前文相关内容。

15. **玫瑰花** 见前文相关内容。

16. **豆蔻** 见前文相关内容。

17. **小檗果** 本品为小檗科植物红果小檗 *Berberis nummularia* Bge. 的干燥成熟果实。秋季采摘,晒干。

18. **大叶补血草** 本品为白花丹科植物大叶补血草 *Limonium gmelinii*（Willd.）Kuntze. 的干燥根和根茎。夏、秋季节采挖,洗净,晾干。

19. **马齿苋子** 本品为马齿苋科植物马齿苋 *Portulaca oleracea* L. 的干燥种子。夏、秋果实成熟时采收全株,晒干,抖动后收集落下的种子。

20. **金箔** 本品为用黄金锤成的纸状薄片。

21. **银箔** 本品为自然元素类铜族矿物自然银经加工而成的薄片。

22. **琥珀** 本品为古代松科松属植物的树脂,埋藏地下经年久转化而成的化石样物质。全年均可采收,除去泥沙及煤屑。

23. **松萝** 本品为松萝科植物松萝 *Usnea diffracta* Vain. 的干燥全草。夏、秋二季采集,晒干。

24. **欧矢车菊根** 本品为菊科植物欧矢车菊 *Centaurea behen* L. 的干燥根。夏、秋二季采挖,除去地上茎,洗净,晒干。

25. **余甘子** 见前文相关内容。

26. **香青兰** 见前文相关内容。

（五）临床应用现状

舒心麝香蜜膏在现代可用于治疗心胸作痛、心悸、胃虚、视弱及神经衰弱。现代研究表明,本方剂三个不同剂量能不同程度抑制因冠状动脉前降支结扎引起Ⅱ导联心电图ST段的抬高,明显降低急性心肌缺血大鼠的心肌梗死范围,明显抑制急性心肌缺血大鼠血清中的天门冬氨酸氨基转移酶、乳酸脱氢酶、肌酸激酶同工酶活性的升高;显著抑制高分子右旋糖苷引起的全血黏度增加、血浆黏度的增加;明显延长电刺激颈动脉内膜损伤所导致的实验性动脉血栓形成时间,抑制电刺激引起的动脉血栓内的血栓基质含量;抑制二磷酸腺苷（ADP）、花生四烯酸（AA）、胶原（CG）诱导的血小板聚集。表明本方剂具有明显抗心肌缺血作用和活血化瘀作用。

五、舒肝大黄糖浆

（一）方剂出处

本方来源于《大医典》。

（二）处方组成、功效和方解

1. **处方组成** 菊苣根 120g、菊苣子 60g、玫瑰花 60g、大黄 40g、睡莲花 30g、牛舌草 30g、菟丝子 9g。

2. **功效** 利尿，消肿，降热，止痛。主治各种肝炎、胆囊炎、尿路感染等。

3. **方解** 本方由 7 味维药组成，方中大黄开通肝阻滞，利胆；菊苣根、菊苣子调节异常血液质，成熟异常黏液质，降低偏盛的胆液质，开通肝阻，消除黄疸，清热利尿，消炎；菟丝子具有补肾、暖胃、保肝、提高免疫力的功效；牛舌草具有活血化瘀、通络开窍、安神止痛的功效；玫瑰花、睡莲花具有清热解毒、消炎利胆止痛的功效。诸药合用，发挥利尿、消肿、降热、止痛等功效。用于治疗各种肝炎、胆囊炎、尿路感染等。

（三）剂型、制法和用法

1. **剂型** 为棕褐色的液体，味甜，微苦。

2. **制法** 以上 7 味，加水煎煮 3 次，每次 2 小时，合并煎液，滤过，滤液浓缩至适量，加入蔗糖 600g，煮沸使溶解，滤过，搅匀，即得。

3. **用法** 口服；一次 30ml，一日 3 次。

（四）基源和用药部位

1. **菊苣根** 见前文相关内容。

2. **菊苣子** 见前文相关内容。

3. **玫瑰花** 见前文相关内容。

4. **大黄** 本品为蓼科植物掌叶大黄 *Rheum palmatum* L.、唐古特大黄 *Rheum tanguticum* Maxim. ex Balf. 或药用大黄 *Rheum officinale* Baill. 的干燥根和根茎。秋末茎叶枯萎或次春发芽前采挖，除去细根，刮去外皮，切瓣或段，绳穿成串干燥或直接干燥。

5. **睡莲花** 本品为睡莲科植物雪白睡莲 *Nymphaea candida* Presl. 的干燥花蕾。夏季采摘花蕾，晒干。

6. **牛舌草** 本品为紫草科植物意大利牛舌草 *Anchusa italica* Retz. 的干燥地上部分。夏季割取地上部分，晒干。

7. **菟丝子** 见前文相关内容。

（五）临床应用现状

舒肝大黄糖浆在现代用于治疗各种肝炎、胆囊炎、尿路感染等。临床应用实践表明，其可有效治疗黄疸（维吾尔医：胆液质偏盛导致的目黄、身黄、尿黄；西医：适用于由于胆红素代谢障碍而引起血清内胆红素浓度升高见上述症状者）。

现代研究表明，舒肝大黄糖浆具有保肝作用，具体表现为：①对急性肝损伤的保护作用：采用氯化碳、D-半乳糖造急性肝损伤模型，测定小鼠血清谷丙转氨酶、谷草转氨酶的含量及肝组织中谷胱甘肽过氧化物酶（GSH-Px）的活性，舒肝大黄糖浆治疗后能明显降低急性肝损伤小鼠血清谷丙转氨酶、谷草转氨酶水平及增加肝组织 GSH-Px 的活力，并使大鼠胆汁排量明显增加；②本方高、中剂量组在缓解酒精性脂肪肝所致的小鼠体重下降方面有一定效果，各剂量组也能缓解酒精造成的肝肿大，血清及肝组织匀浆显示其有相对较好的缓解酒精性肝损伤的作用；③本方尤其中剂量组表现出显著的抗免疫性肝损伤的作用，有一定的缓解肝损伤作用，其中低剂量组效果较佳。

舒肝大黄糖浆有抗炎和免疫抑制作用,表现为:①抑制角叉菜胶致大鼠足趾急性炎症和降低乙酸引起小鼠腹腔毛细血管通透性增加的作用;并对大肠埃希菌和变形杆菌亦有抑制作用;②能明显降低小鼠胸腺和脾脏重量,明显降低小鼠溶血素的形成,明显抑制小鼠脾脏淋巴细胞的增殖及降低 IgM 抗体浓度,具有明显的免疫抑制作用。

六、健心牛舌草片

(一) 方剂出处
本方来源于《治疗法则精华》。

(二) 处方组成、功效和方解
1. **处方组成**　牛舌草 112.5g、欧矢车菊根 50g、檀香 50g、大叶补血草 50g、香青兰 50g、家独行菜子 100g、紫苏子 75g、牛舌草花 50g、蚕茧 50g、薰衣草 25g、芫荽子 50g。

2. **功效**　强心健脑,安神,通脉。主治异常脾液质性心悸、失眠、头晕、头痛、神经衰弱、高血压等。

3. **方解**　本方由牛舌草等 11 味药组成,方中牛舌草为主药,具有生湿生热、调节异常脾液质、润湿补脑、祛寒补心、爽心悦志等功效。蚕茧、薰衣草、香青兰、檀香、欧矢车菊根、大叶补血草、紫苏子、芫荽子、家独行菜子、牛舌草花为助药,具有成熟异常脾液质、滋补支配器官(即补心除烦、补脑安神、补肝通阻)、养经安神等功效。诸药配伍性质为湿热,具有强心健脑、安神、通脉功效。用于异常脾液质性心悸、头晕、头痛、神经衰弱、高血压等。

(三) 剂型、制法和用法
1. **剂型**　为糖衣片,除去糖衣后显灰白色;气香,味酸、甜。

2. **制法**　以上 11 味,取牛舌草、牛舌草花、檀香、欧矢车菊根、大叶补血草等 5 味粉碎成细粉,芫荽子、香青兰、薰衣草 3 味用水蒸气蒸馏法收集挥发油,水溶液另器保存。药渣与其余蚕茧等 3 味,加水煎煮 2 次,每次 2 小时,合并煎液,滤过,滤液加入上述水溶液,并浓缩至相对密度为 1.32~1.34(50℃),与上述细粉混合,加适量辅料,制颗粒,干燥,喷入上述挥发油,混匀,压制成 1 000 片,包糖衣,即得。

3. **用法**　口服。一次 4~6 片,一日 2 次。

(四) 基源和用药部位
1. **牛舌草**　见前文相关内容。
2. **欧矢车菊根**　见前文相关内容。
3. **檀香**　见前文相关内容。
4. **大叶补血草**　见前文相关内容。
5. **香青兰**　见前文相关内容。
6. **家独行菜子**　本品为十字花科植物家独行菜 *Lepidium sativum* L. 的干燥成熟种子。夏、秋二季果实成熟时采收果实,晒干,打下种子。
7. **紫苏子**　本品为唇形科植物紫苏 *Perilla frutescens* (L.) Britt. 的干燥成熟果实。秋季果实成熟时采收,除去杂质,晒干。

8. **牛舌草花**　见前文相关内容。

9. **蚕茧**　见前文相关内容。

10. **薰衣草**　本品为唇形科植物狭叶薰衣草 *Lavandula angustifolia* Mill. 的干燥地上部分。夏季采摘，阴干。

11. **芫荽子**　见前文相关内容。

（五）临床应用现状

健心牛舌草片在现代用于治疗心悸、失眠、头晕、头痛、神经衰弱、高血压等疾病。临床实践表明，本方内服也可治疗肾结石、膀胱结石等疾病。

七、固精阿纳其根片

（一）方剂出处

本方来源于《治疗法则精华》。

（二）处方组成、功效和方解

1. **处方组成**　阿纳其根 40g、肉豆蔻 40g、熏鲁香 40g、玫瑰花 40g、西红花 4g、甘松 40g、小豆蔻 40g、丁香 40g、草果 40g、香附 40g、郁金 40g。

2. **功效**　增强机体捏住力，强身补脑，固精缩尿，乌发。主治遗精遗尿、早泄体弱、头发早白、神疲乏力等。

3. **方解**　本方由阿纳其根等 11 味药组成，处方中的阿纳其根、熏鲁香滋阴壮阳，益肾利尿止呕；香附、郁金、西红花、玫瑰花调和气血；小豆蔻、肉豆蔻、丁香、甘松、草果健脾燥湿。总之，诸药配伍能增强机体捏住力，强身补脑，固精缩尿，乌发。用于遗精遗尿，早泄体弱，头发早白，神疲乏力等。

（三）剂型、制法和用法

1. **剂型**　为糖衣片，除去糖衣后显棕褐色；具特异香气，味苦。

2. **制法**　以上 11 味，西红花粉碎成极细粉，阿纳其根、丁香、熏鲁香、草果、豆蔻等五味粉碎成细粉，过筛，混匀。其余玫瑰花等五味，加水煎煮 3 次，第一次 2.5 小时，第 2~3 次各 1.5 小时，合并煎液，滤过，滤液浓缩至相对密度为 1.26~1.28（50℃）的稠膏。稠膏与上述两种细粉混匀，制粒，压制成 1 000 片，包糖衣，即得。

3. **用法**　口服，一次 4~6 片，一日 2 次。

（四）基源和用药部位

1. **阿纳其根**　本品为菊科植物芥菊 *Anacyclus pyrethrum*（L.）Lag. 的干燥根。春、秋季采挖，晒干。

2. **肉豆蔻**　见前文相关内容。

3. **熏鲁香**　见前文相关内容。

4. **玫瑰花**　见前文相关内容。

5. **西红花**　见前文相关内容。

6. **甘松**　见前文相关内容。

7. **小豆蔻**　本品为姜科植物小豆蔻 *Elettaria cardamomum* White et. Malon 的干燥成熟果

实。夏、秋季采收,阴干。

8. **丁香** 见前文相关内容。

9. **草果** 见前文相关内容。

10. **香附** 本品为莎草科植物莎草 *Cyperus rotundus* L. 的干燥根茎。秋季采挖,燎去毛须,置沸水中略煮或蒸透后晒干,或燎后直接晒干。

11. **郁金** 本品为姜科植物温郁金 *Curcuma wenyujin* Y. H. Chen et C. Ling、姜黄 *Curcuma Longa* L.、广西莪术 *Curcuma kwangsiensis* S. G. Lee et C. F. Liang 或蓬莪术 *Curcuma phaeocaulis* Val. 的干燥块根。前两者分别习称"温郁金"和"黄丝郁金",其余按性状不同习称"桂郁金"或"绿丝郁金"。冬季茎叶枯萎后采挖,除去泥沙和细根,蒸或煮至透心,干燥。

(五)临床应用现状

本方在现代维吾尔医用于治疗遗精遗尿、早泄体弱、头发早白、神疲乏力等。现代研究表明,本品对正常雄性大鼠与半去势雄性大鼠有着不同的调节作用,即对半去势雄性大鼠主要表现为提高其可调节半去势所致的性行为的改变,并可调节其射精潜伏期;而对正常雄性大鼠则主要表现在可显著延长其射精潜伏期。其治疗早泄的机制,可能是升高的一氧化氮和前列腺素 F2α 使相关平滑肌的相互协调作用增强,可增加患者对前列腺尿道压力腔效应的耐受性,从而推迟射精急迫感,起到治疗早泄的作用。

八、尿通酸浆片

(一)方剂出处

本方来源于《注医典》,为酸浆汤剂的改良剂。

(二)处方组成、功效和方解

1. **处方组成** 黄瓜子 40g、血竭 40g、西黄蓍胶 40g、酸浆(同锦灯笼)60g、阿拉伯胶 40g、巴旦仁 40g、甘草浸膏(同甘草)40g、乳香 40g、芹菜子 40g、阿片 4g。

2. **功效** 止痛,利尿。主治尿痛,尿不尽,尿血,尿道流脓等。

3. **方解** 本方由锦灯笼等十味药组成,方中锦灯笼生干生寒,清热消炎,除腐排脓,利尿通阻。黄瓜子生湿生寒,降低偏盛的胆液质,清热利尿,通经利水。血竭生干生寒,凉血止血。西黄蓍胶矫正百味之害,生湿润肺,止咳止血,通利小便,消炎愈疮。阿拉伯胶生干止咳,燥湿止泻,止血。巴旦仁生湿生热,肥体强身,湿脑增智,热身壮阳,提高视力,填精固精。甘草生干生热,成熟致病体液,调和药性。乳香生干生热,增强记忆,收敛生肌,固精缩尿。芹菜子生干生热,祛寒利尿,通阻止痛,燥湿通经。阿片生干生寒,燥湿清热,安神止痛。

(三)剂型、制法和用法

1. **剂型** 为棕红色的片;气微香,味甜、微苦涩。

2. **制法** 以上 10 味,除锦灯笼外,其余黄瓜子等九味粉碎成细粉;将锦灯笼加水煎煮 3 次,每次 1 小时,合并煎液,滤过,滤液浓缩成稠膏状,加入上述细粉及单糖、淀粉适量,制成颗粒,干燥,压制成 1 000 片,即得。

3. **用法** 口服,一次 3~5 片,一日 2 次。

（四）基源和用药部位

1. **黄瓜子**　本品为葫芦科植物黄瓜 *Cucumis sativus* L. 的干燥成熟种子。秋季果实成熟时，摘下果实，收取种子。

2. **血竭**　本品为棕榈科植物麒麟竭 *Daemonorops draco* Bl. 果实渗出的树脂经加工制成。

3. **西黄蓍胶**　本品为豆科植物西黄蓍胶树 *Astragalus gummifer* Labill. 提取的黏液经干燥制得。

4. **锦灯笼**　本品为茄科植物酸浆 *Physalis alkekengi* L. var. *franchetii*（Mast.）Makino 的干燥宿萼或带果实的宿萼。秋季果实成熟、宿萼呈红色或橙红色时采收，干燥。

5. **阿拉伯胶**　本品为自豆科金合欢属 *Acacia senegal*（Linne）Willdenow 或同属近似树种的枝干得到的干燥胶状渗出物。

6. **巴旦仁**　本品为蔷薇科植物甜巴旦 *Amygdalus communis* L. 的干燥成熟种子。夏、秋果实成熟时，采收取核，晒干。

7. **甘草**　见前文相关内容。

8. **乳香**　本品为橄榄科植物乳香树 *Boswellia carterii* Birdw. 及同属植物 *Boswellia bhawdajiana* Birdw. 树皮渗出的树脂。分为索马里乳香和埃塞俄比亚乳香，每种乳香又分为乳香珠和原乳香。

9. **芹菜子**　见前文相关内容。

10. **阿片**　本品为罂粟科植物罂粟 *Papaver somniferum* L. 的未成熟蒴果被划破后渗出的乳状液经干燥制成。

（五）临床应用现状

本方在现代维吾尔医临床应用较广泛，各地维吾尔医医院均使用其治疗尿路感染。

九、驱虫斑鸠菊酊

（一）方剂出处

本方来源于《拜地依药书》，为驱虫斑鸠菊醋剂的改良剂。

（二）处方组成、功效和方解

1. **处方组成**　驱虫斑鸠菊 300g、补骨脂 300g、何首乌 100g、当归 150g、防风 150g、蛇床子 200g、白鲜皮 200g、乌梅 150g、白芥子（同芥子）100g、丁香 150g。

2. **功效**　活血温肤，清除沉着于局部的未成熟异常黏液质。主治白热斯（白癜风）。

3. **方解**　本方由驱虫斑鸠菊等 10 味药组成，方中驱虫斑鸠菊清除异常黏液质，融溶皮下组织的沉积物，畅通积滞、攻逐湿寒、温暖血脉，促进黑色素合成。补骨脂具有补肾助阳，温脾补泻之功效，该药材含补骨脂素和异补骨脂素，是一类光敏性物质，可提高皮肤光敏作用，促进黑色素合成。何首乌具补肝肾、益精血、养血祛风之功，也具有光敏作用，促进黑色素合成。当归补血，养血，活血化瘀，改善微循环，助于白癜风治疗。防风、白鲜皮、蛇床子、乌梅、芥子、丁香祛风除湿，收敛生津，温中散寒，祛风燥湿，开结通络，提高上述药物治疗风的作用，诸药配伍活血温肤，清除沉着于局部的未成熟异常黏液质。用于治疗白热斯（白癜风）。

（三）剂型、制法和用法

1. 剂型　为棕色的液体；具体异香气。

2. 制法　以上 10 味，粉碎成粗粉，照流浸膏剂与浸膏剂项下的渗漉法用 60% 乙醇作溶剂，浸泡 48 小时后进行渗漉，收集渗漉液 400ml；药渣加 60% 乙醇溶液，回流提取 4 次小时，滤过，滤液与上述渗漉液合并，加入 2% 氮酮，混匀，静置 24 小时，滤过，滤液加 60% 乙醇调整总量至 1 000ml，混匀，即得。

3. 用法　外用适量，搽患处。一日 3~4 次，搽药 30 分钟后，局部日光浴或紫外线照射 15~30 分钟。

（四）基源和用药部位

1. 驱虫斑鸠菊　本品为菊科植物驱虫斑鸠菊 *Vernonia anthelmintica* Willd. 的成熟果实。秋季采收果实，晒干。

2. 补骨脂　本品为豆科植物补骨脂 *Psoralea corylifolia* L. 的干燥成熟果实。秋季果实成熟时采收果序，晒干，搓出果实，除去杂质。

3. 何首乌　本品为蓼科植物何首乌 *Polygonum multiflorum* Thunb. 的干燥块根。秋、冬二季叶枯萎时采挖，削去两端，洗净，个大的切成块，干燥。

4. 当归　本品为伞形科植物当归 *Angelica sinensis*（Oliv.）Diels 的干燥根。秋末采挖，除去须根和泥沙，待水分稍蒸发后，捆成小把，上棚，用烟火慢慢熏干。

5. 防风　本品为伞形科植物防风 *Saposhnikovia divaricata*（Turcz.）Schischk. 的干燥根。春、秋二季采挖未抽花茎植株的根，除去须根和泥沙，晒干。

6. 蛇床子　见前文相关内容。

7. 白鲜皮　本品为芸香科植物白鲜 *Dictamnus dasycarpus* Turcz. 的干燥根皮。春、秋二季采挖根部，除去泥沙和粗皮，剥取根皮，干燥。

8. 乌梅　本品为蔷薇科植物梅 *Prunus mume*（Sieb.）Sieb. et Zucc. 的干燥近成熟果实。夏季果实近成熟时采收，低温烘干后闷至色变黑。

9. 芥子　本品为十字花科植物白芥 *Sinapis alba* L. 或芥 *Brassica juncea*（L.）Czern. et Coss. 的干燥成熟种子。前者习称"白芥子"，后者习称"黄芥子"。夏末秋初果实成熟时采割植株，晒干，打下种子，除去杂质。

10. 丁香　见前文相关内容。

（五）临床应用现状

本方在现代用于治疗白热斯（白癜风）。临床用药实践表明，本方对斑秃、银屑病的效果疗效较显著。现代研究表明，其主要含有驱虫斑鸠菊和补骨脂，该药具有祛风、燥湿、舒经、活络、活血、化瘀等作用，能改善局部微循环，提高皮肤的光敏作用。经检测该药富含铜、锌、铁、锰、钴等微量元素，可以直接补充微量元素，有效激活酪氨酸酶，促进黑色素合成作用。

十、燥湿黄连散

（一）方剂出处

本方来源于《拜地依药书》。

（二）处方组成、功效和方解

1. **处方组成**　黄连 48g、欧菝葜根 48g、黑芝麻 400g、菝葜 48g。

2. **功效**　清除碱性异常黏液质，燥湿，止痒。主治肌肤瘙痒，体癣，牛皮癣等。

3. **方解**　本方中黄连具有清热燥湿、泻火解毒之功效，并有抗细菌、抗真菌、抗病毒、抗原虫和抗滴虫的作用，用以治疗湿疹、湿疮、湿癣等皮肤病。欧菝葜根清除体内碱性黏液质，燥湿生热，燥湿健脑，祛寒止痛、利尿退肿，散风止痒的功效，用于皮肤瘙痒等；菝葜具有祛风利湿、纯化血液，祛风止痒、解毒散瘀之功效。黑芝麻减轻碱性黏液质对肌肤的刺激，促进炎症恢复的作用。诸药配伍清除碱性异常黏液质，燥湿，止痒。用于肌肤瘙痒、体癣、牛皮癣等。

（三）剂型、制法和用法

1. **剂型**　棕色的细粉，微有刺激性气味。

2. **制法**　以上 4 味，分别粉碎成细粉，另取冰糖 400g 研细，与上述细粉混匀，即得。

3. **用法**　口服，一次 10g，一日 2 次。

（四）基源和用药部位

1. **黄连**　见前文相关内容。

2. **欧菝葜根**　见前文相关内容。

3. **黑芝麻**　本品为脂麻科植物脂麻 *Sesamum indicum* L. 的干燥成熟种子。秋季果实成熟时采割植株，晒干，打下种子，除去杂质，再晒干。

4. **菝葜**　本品为百合科植物菝葜 *Smilax china* L. 的干燥根茎。秋末至次年春采挖，除去须根，洗净，晒干或趁鲜切片，干燥。

（五）临床应用现状

本方在现代用于治疗肌肤瘙痒、体癣、牛皮癣等。现代研究表明，本方对咪喹莫特诱导的银屑病小鼠模型有明确疗效，可抑制在银屑病发病过程中起主要作用的 Th1、Th17 细胞信号通路。

十一、多味果仁丸

（一）方剂出处

本方来源于《卡日巴丁·卡德尔》。

（二）处方组成、功效和方解

1. **处方组成**　牛鞭 24g、肉桂 10g、苜蓿子 12g、高良姜 10g、洋葱子 12g、丁香 10g、芜菁子 12g、花椒 10g、胡萝卜子 14g、芝麻（同黑芝麻）42g、甜瓜子 12g、巴旦仁 60g、黄瓜子 12g、欧细辛 10g、韭菜子 12g、大叶补血草 18g、莳萝子 12g、蒺藜 15g、奶桃 40g、紫茉莉根 10g、棉子（同棉花子）20g、木香 12g、姜片（同干姜）12g、肉豆蔻衣 10g、白皮松子 50g、芝麻菜子 12g、西红花 5g、铁力木 10g、荜茇 10g、肉豆蔻 20g。

2. **功效**　温补脑肾，益心填精。主治阳痿、抑郁、滑精、早泄、体虚、消瘦、神经衰弱。

3. **方解**　本方由牛鞭等三十味药物组成，方中牛鞭、肉桂、肉豆蔻、欧细辛、肉豆蔻衣、洋葱子、丁香。胡萝卜子、莳萝子、棉花子、芝麻菜子、紫茉莉根等药材配伍能够增强肾脏的摄住力（肾脏对于肾精储运、流失的控制能力），温肾助阳；牛鞭、铁力木等药材配伍能够提高肾脏产生力(生精能力),增加精液量;奶桃、白皮松子等药材配伍能够增强肾脏吸收力,提高精液质量;巴旦仁、黑芝麻补脑安神、益肾生精、润肠通便;与白皮松子配伍可用于改善健忘、失眠等症,并有排毒强身的功效;与奶桃配伍更能治疗心烦、抑郁及神经衰弱等症;干姜、高良姜、花椒、木香、荜茇等药材配伍能够健脾暖胃祛寒,加快胃蠕动,促进消化;苜蓿子、芜菁子配伍,理血,清内热,解毒,润肠通便;甜瓜子、韭菜子、黄瓜子配伍,开通肝阻;大叶补血草补血散瘀,清心,与西红花配伍使用具有补血、行血、开瘀散结、止痛之功效;蒺藜平肝解郁。本制剂诸药配伍,通过补益与修复心、脑、肝等支配器官的功能,让支配器官的支配力,尤其是脑对被支配器官的控制力得到全面加强和提高,使各器官功能从紊乱状态恢复到正常,进而改善人的焦虑、失眠、体虚、神疲乏力等多种症状。同时通过补益修复,使生殖器官的吸收力和摄住力能得到有效补充,肾的产生力也能得到增强,从根本上解决了性功能减退、性欲低下的问题,使人的性能力增强,勃起功能得到有效改善。用于阳痿、抑郁、滑精、早泄、体虚、消瘦、神经衰弱。

(三)剂型、制法和用法

1. **剂型**　为黑色的小蜜丸;气香,味微苦。

2. **制法**　以上 30 味,除西红花外,其余牛鞭等 29 味粉碎成细粉;将西红花研细,与上述细粉混匀,加入炼蜜 550~650g,搅匀,制成小蜜丸,干燥,即得。

3. **用法**　口服,一次 10~15 丸,一日 2 次。运动员、高血压及陈旧性心梗患者慎用。

(四)基源和用药部位

1. **牛鞭**　本品为牛科动物黄牛 *Bos taurus domesticus* Gmelin 或牦牛 *Bos grunniens* Linnaeus 的干燥阴茎。

2. **肉桂**　见前文相关内容。

3. **苜蓿子**　本品为豆科植物紫花苜蓿 *Medicago sativa* L. 的干燥成熟的种子。秋季果实成熟时采收,晒干。

4. **高良姜**　见前文相关内容。

5. **洋葱子**　本品为百合科植物洋葱 *Allium cepa* L. 的干燥成熟种子。夏、秋季果实成熟时采收果序,晒干后打下果实,收集种子。

6. **丁香**　见前文相关内容。

7. **芜菁子**　本品为十字花科植物芜菁 *Brassica rapa* L. 的干燥成熟种子。夏季果实成熟时割取地上部分,晒干,打下种子。

8. **花椒**　本品为芸香科植物青椒 *Zanthoxylum schinifolium* Sieb. et Zucc. 或花椒 *Zanthoxylum bungeanum* Maxim. 的干燥成熟果皮。秋季采收成熟果实,晒干,除去种子和杂质。

9. **胡萝卜子**　本品为伞形科植物胡萝卜 *Daucus carota* var. *sativa* Hoffm. 的干燥成熟果实。秋季果实成熟时采收,打下果实,晒干。

10. **黑芝麻**　见前文相关内容。

11. **甜瓜子**　本品为葫芦科植物甜瓜 *Cucumis melo* L. 的干燥成熟种子。夏、秋二季果实成熟时收集,洗净,晒干。

12. **巴旦仁**　见前文相关内容。

13. **黄瓜子**　见前文相关内容。

14. **欧细辛**　本品为马兜铃科植物欧细辛 *Asarum europaeum* L. 的干燥根茎夏季果熟期或初秋采挖,除净地上部分和泥沙,阴干。

15. **韭菜子**　本品为百合科植物韭菜 *Allium tuberosum* Rottl. ex Spreng. 的干燥成熟种子。秋季果实成熟时采收果序,晒干,搓出种子,除去杂质。

16. **大叶补血草**　见前文相关内容。

17. **莳萝子**　本品为伞形科植物莳萝 *Anethum graveolens* L. 的干燥成熟果实。秋季采收,晾干。

18. **蒺藜**　见前文相关内容。

19. **奶桃**　本品为棕榈科植物椰子 *Cocos nucifera* L. 的成熟种子的胚乳。果实成熟时采摘,剖开果壳,取出种子,除去果肉内的浆汁,微晾晒。

20. **紫茉莉根**　本品为紫茉莉科植物紫茉莉 *Mirabilis jalapa* L. 的干燥根。秋、冬二季挖取块根,洗净,干燥。

21. **棉花子**　本品为锦葵科植物陆地棉 *Gossypium hirsutum* L. 或海岛棉 *Gossypium barbadense* L. 的干燥种子。秋季摘棉花后,收集已摘除棉绒的种子,晒干。

22. **木香**　见前文相关内容。

23. **干姜**　见前文相关内容。

24. **肉豆蔻衣**　本品为肉豆蔻科植物肉豆蔻 *Myristica fragrans* Houtt. 干燥的假种皮。采收肉豆蔻种子时,剥取假种皮,阴干。

25. **白皮松子**　本品为松科植物西藏白皮松 *Pinus gerardiana* Wall. 的种子仁。果实成熟后采收,晒干,打下种子,除去种皮,收集种仁。

26. **芝麻菜子**　本品为十字花科植物芝麻菜 *Eruca sativa* Mill. 的干燥成熟种子。夏末秋初果实成熟时采割植株,晒干,打下种子。

27. **西红花**　见前文相关内容。

28. **铁力木**　本品为藤黄科植物铁力木 *Mesua ferrea* L. 的干燥花蕾。开花前采收,阴干。

29. **荜茇**　见前文相关内容。

30. **肉豆蔻**　见前文相关内容。

(五)临床应用现状

本方在现代用于治疗阳痿［维吾尔医:适用于支配器官虚弱(脑髓空虚),肝气不达而引发的阴器临房不起,或起而不坚等;西医:适用于抑郁、焦虑、失眠等心境障碍伴发的勃起功能障碍、硬度不足、性欲减退等］、抑郁［维吾尔医:适用于支配器官(肝)虚弱所致的情绪低落、活动能力减退、思维与认知功能迟缓为主要特征的疾病;西医:适用于显著而持久的情绪低落、活动能力减退、思维与认知功能迟缓为主要临床特征的情感性精神障碍疾病］、滑精(维吾尔医:适用于支配器官虚弱,被支配器官肾脏虚损致精关不固而致精液滑泄等;西医:适用于中枢神经系统兴奋性过高导致精液自动滑出的病症)、早泄［维吾尔医:适用于支配器官虚弱(脑髓空虚),摄住力下降,精关失固而致的早泄;西医:适用于非器质性的早泄］、体虚(维吾尔医:适用于气质失调或体液失调引发的身体虚弱等证;西医:适用于机体某些功能有所减退的亚健康人群,如贫血、体虚等)、消瘦(维吾尔医:适用于气质失调或体液失调引发的身体消瘦等;西医:适用于容易疲倦、体力差,抵抗力低、免疫力差、耐寒抗病能力弱,易患多种疾病的亚健康人群)、神经衰弱(维吾尔医:适用于支配器官脑、心、肝虚弱所致的神疲乏力、入睡困难、失眠多梦、心情紧张、易暴易怒、焦虑、抑郁等;西医:适用于精神易兴奋和脑力易疲乏的情绪烦恼、易激惹、睡眠障碍、肌肉紧张性疼痛等)、男性不育(维吾尔医:适用于"性衰弱"导致的男性少精、弱精;西医:大量研究证明抑郁与男性精液质量存在正相关性;蛋白质、锌等微量元素也直接影响男性精液质量)等。现代研究表明,本方可显著改善糖尿病性勃起功能障碍大鼠外周血中睾酮、黄体生成素和卵泡刺激激素水平,可能是治疗糖尿病性勃起功能障碍的重要作用机制之一。

十二、黄连止泻胶囊

(一)方剂出处
本方来源于《卡日巴丁·卡德尔》,为黄连止泻散的改良剂。

(二)处方组成、功效和方解
1. **处方组成** 黄连 40g、血竭 40g、西黄蓍胶 40g、乳香 40g、没食子 120g、蚤状车前子 4g、诃子肉(同诃子)40g、天竺黄 40g、芜荽子 120g、毛诃子肉(同毛诃子)40g、石榴花 40g、小檗果 40g、西青果 40g、石榴皮 40g。

2. **功效** 清除败血,降解异常胆液质过盛。主治止泻痢,呕恶,消化不良。

3. **方解** 本方由黄连、乳香、诃子、毛诃子、西青果、血竭、没食子、天竺黄、石榴花、石榴皮、西黄蓍胶、蚤状车前子、芜荽子、小檗果等 14 味药组成。方中黄连为主药,具有生干生热、清除异常体液、消除过浓湿性、消炎明目、止泻止痢等功效。其余诃子、毛诃子、西青果、血竭、没食子、乳香等为副主药具有燥湿,消炎等作用。石榴花、石榴皮、天竺黄具有止泻、止血、收敛止汗的功效。西黄蓍胶、蚤状车前子、芜荽子、小檗果具有保湿、恢复肠道黏着力的功效。该药品的性质为干寒;具有清除败血,降解异常胆液质过盛的功能。本药属性干寒,具有抗菌,消炎,止泻,止血,收敛,解潮等作用,用于治疗各种原因引起的腹泻。

(三)剂型、制法和用法
1. **剂型** 内容物为棕红色的粉末,味苦。

2. **制法** 以上 14 味,取没食子、乳香、西黄蓍胶、天竺黄、芜荽子、血竭等 6 味粉碎成细粉,其余黄连等 8 味,加水煎煮 3 次,每次 1 小时,滤过,合并滤液,浓缩至相对密度为 1.30~1.40(80℃)的稠膏,与上述细粉混匀,制粒,干燥,装胶囊即得。

3. **用法** 口服,一次 3 粒,一日 3 次。

(四)基源和用药部位
1. **黄连** 见前文相关内容。

2. **血竭** 见前文相关内容。

3. **西黄蓍胶** 见前文相关内容。

4. **乳香** 见前文相关内容。

5. **没食子** 见前文相关内容。

6. **蚤状车前子** 本品为车前科植物蚤状车前 *Plantago psyllium* L. 的干燥成熟种子。夏、秋种子成熟时采收果穗,晒干,搓出种子。

7. **诃子** 见前文相关内容。

8. **天竺黄** 见前文相关内容。

9. **芫荽子** 见前文相关内容。

10. **毛诃子** 见前文相关内容。

11. **石榴花** 本品为石榴科植物石榴 *Punica granatum* L. 的干燥花瓣。花后期,收集自然脱落的花,晾干。

12. **小檗果** 见前文相关内容。

13. **西青果** 本品为使君子科植物诃子 *Terminalia chebula* Retz. 的干燥幼果。

14. **石榴皮** 本品为石榴科植物石榴 *Punica granatum* L. 的干燥果皮。秋季果实成熟后收集果皮,晒干。

(五)临床应用现状

本方在现代用于治疗各种原因引起的腹泻、呕恶、消化不良。实验室研究结果表明,黄连止泻胶囊 3 个不同剂量均可明显抑制小鼠胃肠蠕动;对福式 2a 痢疾杆菌引起的小鼠肠道感染有明显的抑制作用。

十三、木尼孜其颗粒

(一)方剂出处

本方来源于《卡日巴丁·卡德尔》,为木尼孜其汤剂的改良剂。

(二)处方组成、功效和方解

1. **处方组成** 茴香根皮 120g、洋甘菊 60g、芹菜根 60g、骆驼蓬子 120g、茴芹果 120g、菊苣子 60g、黑种草子 60g、菊苣根 60g、香茅 60g、香青兰子 60g、甘草 60g、罗勒子 60g、蜀葵子 60g。

2. **功效** 调节异常体液及气质,为四种体液的成熟剂。

3. **方解** 方中茴香根皮、茴芹果、菊苣根、洋甘菊、芹菜根、香茅都为黏液质成熟药,可成熟异常黏液质,针对黏液质偏盛疾病发挥主要作用。黑种草子、罗勒子为黏液质调节药,骆驼蓬子为黏液质清除药。菊苣子为血液质调节药,蜀葵子为胆液质成熟药。香青兰子和甘草为脾液质成熟药,针对疾病久治不愈引发的其他三种体液转化的脾液质异常形成成熟作用。总体方剂为以异常黏液质成熟为主,其他异常体液成熟为辅的四种异常体液成熟药。

(三)剂型、制法和用法

1. **剂型** 为棕黄色的颗粒;味甜、微苦。

2. **制法** 以上 13 味,加水煎煮 3 次,第一次 2 小时,第二次 1.5 小时,第三次 1 小时,合并煎液,滤过,滤液浓缩至相对密度为 1.32~1.35(50℃)的清膏,取清膏 1 份,加蔗糖 4 份,糊精 1 份,混匀,制成颗粒,干燥,制成 1 000ml,即得。

3. **用法** 口服;一次 6g,一日 3 次。

(四)基源和用药部位

1. **茴香根皮** 见前文相关内容。

2. **洋甘菊** 本品为菊科植物洋甘菊 *Matricaria chamomilla* L. 的干燥全草。夏、秋季采收,晾干。

3. **芹菜根** 见前文相关内容。

4. **骆驼蓬子** 本品为蒺藜科植物骆驼蓬 *Peganum harmala* L. 的干燥成熟种子。夏、秋果实成熟时割取地上部分,打下种子,晒干。

5. **茴芹果** 本品为伞形科植物茴芹 *Pimpinella anisum* L. 的干燥成熟果实。夏、秋果实成熟时割取果序,打下果实,晒干。

6. **菊苣子** 见前文相关内容。

7. **黑种草子** 见前文相关内容。

8. **菊苣根** 见前文相关内容。

9. **香茅** 本品为禾本科植物青香茅 *Cymbopogon caesius*（Ness）Stapf. 及其同属数种植物的干燥茎叶。秋季采割,阴干。

10. **香青兰子** 本品为唇形科植物香青兰 *Dracocephalum moldovica* L. 的干燥成熟果实。秋季果实成熟时割取地上部分,晒干,打下种子,除去杂质,再晒干。

11. **甘草** 见前文相关内容。

12. **罗勒子** 本品为唇形科植物罗勒 *Ocimum basilicum* L. 的干燥成熟种子。种子成熟时采收,晒干。

13. **蜀葵子** 本品为锦葵科植物蜀葵 *Althaea rosea*（L.）Cavan. 的干燥成熟果实。夏、秋季果实成熟时采收,除去盘状花萼等杂质,果实晒干。

（五）临床应用现状

本方为调节体液质、气质及四种异常体液质的成熟剂,在现代用于治疗异常体液引起的各种疾病。如更年期综合征、肿瘤、神经衰弱综合征、高血脂、脑动脉硬化、冠心病、瘫痪、白斑、过敏性皮炎、牛皮癣、乳腺增生、脑梗死后遗症、风湿性关节炎等。临床用药经验表明,本方用于治疗黄褐斑、雀斑(维吾尔医:体液失衡、气质失调所致的出现在颜面部的局限性淡褐色或褐色皮肤色素改变,颈部及手背等处黄褐色或暗褐色斑点;西医:适用于面部的黄褐色色素沉着,发生于颈部及手背等处黄褐色或暗褐色斑点)、痤疮(维吾尔医:血液质的异常变化或黏液质的过度浓化所致的好发于颜面、胸、背等处的炎症性丘疹,挤之有碎米粒样白色粉质为主要特征的皮肤病;西医:适用于皮脂腺的慢性炎症性皮肤疾病,症见:前额、颊颌、上胸、后背等部位形成的粉刺、小红丘疹,甚至形成脓疱、结节、囊肿等)、湿疹(维吾尔医:适用于异常体液过盛及沉积,刺激皮肤,而导致的全身性或局限性出现红斑、丘疹、水疱、渗出、糜烂、结痂,皮肤瘙痒等;西医:适用于多种内外因素引起的湿疹,可为急性湿疹、亚急性湿疹和慢性湿疹)、白癜风(维吾尔医:适用于异常黏液质所致的局限性或全身性白斑;西医:适用于局限性或全身性白斑)、皮炎(维吾尔医:适用于体液失衡,过热血液质与烧焦胆液质混合而成的邪物所致的顽固性皮炎;西医:适用于长期使用含激素的药品或者化妆品所致的顽固性皮炎等)、银屑病(维吾尔医:用于碱性黏液质所致银屑病的治疗;西医:用于寻常型银屑病)、生殖器疱疹(适用于由单纯疱疹病毒感染泌尿生殖器及肛门皮肤导致的生殖器疱疹)、乳腺增生(适用于乳腺增生,症见:乳房肿胀,疼痛剧烈,化脓)、血脂异常(适用于高脂血症)等。现代研究表明,本方具有良好的抗炎、镇痛作用。另外本方对盆腔炎性疾病后遗症大鼠血清的 TNF-α、

IL-1β 水平低于模型组;小、中剂量组 IL-10 水平与模型组相当,大剂量组 IL-10 水平高于模型组,表明各剂量组对炎性因子均有降低作用,使盆腔炎性疾病后期炎症减轻,机体逐渐恢复,对盆腔炎性疾病后遗症的临床应用中具有一定的优势。此外,本方高剂量组能明显抑制小鼠 B16 黑色素瘤细胞黑色素的合成,但是对酪氨酸酶活性无影响,提示复方木尼孜其颗粒能抑制小鼠 B16 黑色素瘤细胞黑色素的合成,在治疗色素性皮肤病中有一定前景。

十四、驱虫斑鸠菊丸

(一) 方剂出处

本方来源于《阿日甫验方》。

(二) 处方组成、功效和方解

1. **处方组成** 驱虫斑鸠菊、阿纳其根、干姜、盒果藤根、荜茇。

2. **功效** 熟化和清除异常黏液质,温肤着色。主治白热斯(白癜风)。

3. **方解** 方中驱虫斑鸠菊为主药,清除异常黏液质,驱虫,消肿,散寒止痛,用于湿寒性胃病及肝病、白癜风等。阿纳其根为辅助药,清除异常黏液质,用于异常黏液质所致疾病。干姜、盒果藤根、荜茇为调和药,干姜温中散寒,回阳通脉,温肺化饮,用于脘腹冷痛,呕吐泄泻,肢冷脉微,寒饮喘咳;盒果藤根祛寒,除湿,祛黏稠胆液;荜茇温中散寒。

(三) 剂型、制法和用法

1. **剂型** 为黑色的小蜜丸;有特异的香气,味苦、辛。

2. **制法** 处方药材粉碎成细粉,与适量炼蜜柔和,制成小丸即可。

3. **用法** 口服,一次 4~6g,一日 3 次。

(四) 基源和用药部位

1. **驱虫斑鸠菊** 见前文相关内容。

2. **阿纳其根** 见前文相关内容。

3. **干姜** 见前文相关内容。

4. **盒果藤根** 见前文相关内容。

5. **荜茇** 见前文相关内容。

(五) 临床应用现状

本方在现代维吾尔医院专用于白热斯(白癜风)的治疗。现代研究表明,复方驱虫斑鸠菊丸能够促进酪氨酸酶(TYR)含量增加,降低丙二醛、胆碱酯酶(MDA)水平,促进有活性的黑色素细胞增生,从而促进黑色素的生成,毛发脱色评分也明显降低,对 C57BL/6 小鼠白癜风模型有较好的治疗作用。

十五、破布木果颗粒

(一) 方剂出处

本方来源于《卡日巴丁·卡德尔》,为破布木果糖浆的改良剂。

(二) 处方组成、功效和方解

1. **处方组成** 破布木果 350g、大枣 140g、罂粟壳 168g、甘草 84g、蜀葵子 28g、黄瓜子 28g、榧梓子 21g、巴旦仁 84g、罂粟子 84g、西黄蓍胶 21g、甘草浸膏(同甘草)21g、阿拉伯胶 21g。

2. **功效** 清除异常胆液质,止咳,化痰。主治热性感冒咳嗽、呼吸道感染。

3. **方解** 本方罂粟子、罂粟壳、大枣等十二味药材组成,方中罂粟子、罂粟壳能够疏通肺部支气管的阻塞物质,防止肺部感染,有止咳化痰、消炎平喘、镇痛作用;破布木果、榧梓子、甘草、黄瓜子能够成熟胆液质,开通阻滞,达到消肿、发汗退热之功效;蜀葵子、大枣能够清血,清除异常胆液质,润肠通便,清肺止咳;巴旦仁、甘草、阿拉伯胶、西黄蓍胶能够调节干热性、干寒性情绪,补脑安神,调畅呼吸,化痰开胸,改善睡眠,同时开通肺部气管阻滞、止咳等。诸药配伍通过迅速清除上呼吸道异常胆液质,调整紊乱气质,恢复上呼吸道正常的体液平衡,从而消除上呼吸道炎症,达到快速止咳化痰、清咽利喉、消炎平喘的目的,用于热性感冒咳嗽、呼吸道感染。

(三)剂型、制法和用法

1. **剂型** 为浅黄色的颗粒,气香,味甜。

2. **制法** 以上 12 味,粉碎成粗粉,加水煎煮 3 次,每次 1 小时,滤过,合并滤液,浓缩成稠膏,加糖粉 900g,制成颗粒,干燥,制成 1 000g,即得。

3. **用法** 口服,一次 12g,一日 3 次。

(四)基源和用药部位

1. **破布木果** 本品为紫草科植物破布木 *Cordia dichotoma* Forst. f. 的干燥成熟果实。秋季果熟时采摘,晒干。

2. **大枣** 本品为鼠李科植物枣 *Ziziphus jujuba* Mill. 的干燥成熟果实。秋季果实成熟时采收,晒干。

3. **罂粟壳** 本品为罂粟科植物罂粟 *Papaver somniferum* L. 的干燥成熟果壳。秋季将成熟果实或已割取浆汁后的成熟果实摘下,破开,除去种子和枝梗,干燥。

4. **甘草** 见前文相关内容。

5. **蜀葵子** 见前文相关内容。

6. **黄瓜子** 见前文相关内容。

7. **榧梓子** 本品为蔷薇科植物榧梓 *Cydonia oblonga* Mill. 的干燥种子。秋季果实成熟时采摘果实,除去果肉,晒干。

8. **巴旦仁** 见前文相关内容。

9. **罂粟子** 本品为罂粟科植物罂粟 *Papaver somniferum* L. 的种子。夏季蒴果成熟时,采摘果实,破开,取出种子,阴干。

10. **西黄蓍胶** 见前文相关内容。

11. **阿拉伯胶** 见前文相关内容。

(五)临床应用现状

本方在现代维吾尔医院用于治疗感冒(维吾尔医:适用于异常气质所致鼻塞流涕、咽喉肿痛、咳嗽气短,发热发汗;西医:适用于伴有咽喉肿痛、咳嗽咳痰等上呼吸道感染症状的感冒或流行感冒)、咳嗽、咳痰(维吾尔医:适用于体液失衡、气质失调损害呼吸器官,邪气上逆所致咳嗽、咳痰、咽喉肿痛等证;西医:中枢镇咳,适用于各类疾病引发的咳嗽、轻度哮喘;黏液调节剂,使痰液稀薄易于咳出)、喉痹(维吾尔医:适用于异常体液和气质失调所致咽喉肿胀、疼痛、吞咽困难、呼吸困难等证;西医:适用于发热、咽喉肿痛,急性咽炎见上述症状者)等。现代研究表明,本方具有显著的止咳、化痰、平喘、消炎的作用。

十六、螃蟹壳胶囊

(一) 方剂出处

本方来源于《阿日甫验方》,为螃蟹壳散的改良剂。

(二) 处方组成、功效和方解

1. 处方组成 阿拉伯胶 21g、西黄蓍胶 21g、榅桲子 21g、马齿苋子 15g、罂粟子 21g、黄瓜子 12g、莴苣子 21g、葫芦子仁(同葫芦)12g、蜀葵子 21g、赤石脂 2g、檀香 6g、车前子 12g、天竺黄 10g、白石脂 12g、螃蟹壳 15g、菊苣子 15g、西红花 3g、玫瑰花 15g。

2. 功效 调节黏液质和胆液质,解毒敛疮。主治异常黏液质与胆液质相混所致的结核病、胃肠病变、宫颈糜烂等。

3. 方解 方中螃蟹壳为主药,润燥软坚,散气消肿,消除结核,润喉止咳,消退伤寒,利尿排石,通利经水,消炎敛疮,去毒解毒,主治干热性或胆液质性疾病,如体弱身瘦,热性阳痿,乳腺肿瘤,各种结核病,干热性咳嗽,消耗性伤寒,各种结石,经水不畅,各种疮疡,口腔炎症,毒虫及毒蛇叮伤,疯狗咬伤。阿拉伯胶、西黄蓍胶、榅桲子、马齿苋子、罂粟子、黄瓜子、莴苣子、葫芦子、蜀葵子、赤石脂、檀香、车前子、天竺黄、菊苣子为辅助药,成熟异常胆液质,清热止咳,收敛,退烧消炎,化痰止咳,主治热性炎肿,咳嗽胸痛,痰中带血,颈淋巴结核,肺部创疡,热性咳嗽等。白石脂、玫瑰花和西红花为矫正药。

(三) 剂型、制法和用法

1. 剂型 内容物为棕色的颗粒,味辛、微甜。

2. 制法 以上 18 味,粉碎成细粉,过筛,混匀,加单糖浆及淀粉适量,制成颗粒,干燥,装胶囊,制成 1 000 粒,即得。

3. 用法 口服,一次 5~10 粒,一日 3 次。

(四) 基源和用药部位

1. **阿拉伯胶** 见前文相关内容。

2. **西黄蓍胶** 见前文相关内容。

3. **榅桲子** 见前文相关内容。

4. **马齿苋子** 见前文相关内容。

5. **罂粟子** 见前文相关内容。

6. **黄瓜子** 见前文相关内容。

7. **莴苣子** 本品为菊科植物莴苣 *Lactuca sativa* L. 的干燥瘦果。秋季采收果序,晒干,打下果实。

8. **葫芦子** 本品为葫芦科植物葫芦 *Lagenaria siceraria* (Molina) Standl. 的干燥成熟种子。秋季摘取成熟果实,取出种子,晒干。

9. **蜀葵子** 见前文相关内容。

10. **赤石脂** 本品为硅酸盐类矿物多水高岭石族多水高岭石,主含四水硅酸铝 $[Al_4(Si_4O_{10})(OH)_8 \cdot 4H_2O]$。采挖后,除去杂石。

11. **檀香** 见前文相关内容。

12. **车前子** 本品为车前科植物车前 *Plantago asiatica* L. 或平车前 *Plantago depressa* Willd. 的干燥成熟种子。夏、秋二季种子成熟时采收果穗,晒干,搓出种子,除去杂质。

13. **天竺黄** 见前文相关内容。

14. **白石脂** 本品为硅酸盐类矿物高岭土,主含含水硅酸铝。

15. **螃蟹** 见前文相关内容。

16. **菊苣子** 见前文相关内容。

17. **西红花** 见前文相关内容。

18. **玫瑰花** 见前文相关内容。

(五)临床应用现状

本方在现代维吾尔医临床应用较广泛,各地维吾尔医医院均有使用。用于异常黏液质与胆液质相混所致的结核病、胃肠病变、宫颈糜烂等。临床用药实践表明,本方对恶性肿瘤,尤其是宫颈癌等具有一定的治疗效果。

十七、通滞秋水仙胶囊

(一)方剂出处

本方来源于《卡日巴丁·卡德尔》,为秋水仙散的改良剂。

(二)处方组成、功效和方解

1. **处方组成** 番泻叶 42.5g、秋水仙 60g、诃子 18g、盒果藤(同盒果藤根)60g、巴旦仁 57.5g、西红花 3g、司卡摩尼亚脂 7.5g。

2. **功效** 开通阻滞,消肿止痛。主治关节骨痛,风湿病,类风湿关节炎,坐骨神经痛。

3. **方解** 本方由 7 味药材组成,其中秋水仙为主药,三级干热,清除机体深层稠黏异常体液,开通黏液性阻滞,生干生热,主治湿寒性或黏液质性疾病,如关节炎、风湿病、肩背不适等。盒果藤根和诃子为辅助药,主治湿寒性或黏液质性疾病,如湿寒头痛、关节肿痛等。番泻叶和司卡摩尼亚脂为调节药,清除黏液质,通利大便,开通阻塞,散气止痛,祛风止痒等。西红花和巴旦仁为矫正药。诸药合用清除机体深层黏稠异常体液,开通阻滞,消肿止痛。用于关节骨痛、风湿病、类风湿关节炎、坐骨神经痛。

(三)剂型、制法和用法

1. **剂型** 内容物为黄色的颗粒;味苦。

2. **制法** 以上 7 味,粉碎成细粉,过筛,混匀,加单糖浆及淀粉适量,制成颗粒,干燥,装入胶囊,制成 1 000 粒,即得。

3. **用法** 口服。一次 5~7 粒,一日 2 次。

(四)基源和用药部位

1. **番泻叶** 本品为豆科植物狭叶番泻 *Cassia angustifolia* Vahl 或尖叶番泻 *Cassia acutifolia* Delile 的干燥小叶。

2. **秋水仙** 本品为百合科植物秋水仙 *Colchicum autumnale* L. 的干燥鳞茎。夏、秋季采挖,除去泥沙,晾干。

3. **诃子** 见前文相关内容。

4. **盒果藤根** 见前文相关内容。

5. **巴旦仁** 见前文相关内容。

6. **西红花** 见前文相关内容。

7. **司卡摩尼亚脂** 本品为旋花科植物胶旋花 *Convovulus scammonia* L. 的根部乳状渗出物,经干燥加工而成。

(五)临床应用现状

本方在现代维吾尔医院用于治疗关节骨痛、风湿病、类风湿关节炎、坐骨神经痛。现代研究表明,本方对大鼠佐剂性关节炎的急性炎症、继发性炎症,以及角叉菜胶致大鼠足跖肿均有很强的抑制作用,为其治疗风湿性关节炎和类风湿关节炎提供了药理学依据。本方可抑制大鼠棉球肉芽肿和腹腔毛细血管通透性,抑制乙酸引发的扭体反应,提高热板痛阈值,增强血清溶血素的生成,抑制巨噬细胞吞噬功能,低浓度抑制 T、B 淋巴细胞的增殖反应,高浓度促进 T、B 淋巴细胞的增殖反应,提示本制剂具有抗炎、镇痛和免疫调节作用。

十八、地锦草片

(一)方剂出处

本方来源于《卡日巴丁·卡德尔》。

(二)处方组成、功效和方解

1. **处方组成** 地锦草 180g、诃子 30g、毛诃子 30g、司卡摩尼亚脂 15g、芦荟 42g、西青果 30g。

2. **功效** 清除异常黏液质、胆液质及败血,消肿止痒。治疗手癣、体癣、足癣、花斑癣、银屑病、过敏性皮炎、带状疱疹、痤疮等。

3. **方解** 本方地锦草为主药,清除败血和异常黏液质;诃子、毛诃子、西青果等清除异常体液,理血通滞,改善局部组织的摄住力、生长力;司卡磨尼亚脂清除异常体液、开通湿寒气阻,通便利水,并能增强支配器官的功能;芦荟具有祛污液,去阻滞等功效。上述诸药配伍,具有清除异常黏液质、胆液质及败血,消肿止痒等功能。可纠正异常气质,促进正常体液的生成,从而解除异常黏液质对皮肤的刺激,而使局部组织的生长力、摄住力及营养力恢复正常,以使机体康复,用于治疗银屑病、手癣、体癣、足癣、花斑癣、湿疹、带状疱疹、痤疮等。

(三)剂型、制法和用法

1. **剂型** 为糖衣片,除去糖衣后显棕褐色;味苦。

2. **制法** 以上 6 味,取地锦草加 4 倍量的 70% 乙醇溶液浸泡 24 小时,加热回流提取 3 次,每次 1 小时,合并提取液,滤过,滤液浓缩至适量;药渣与诃子、毛诃子、西青果混合加水煎煮 3 次,每次 1 小时,滤过,合并滤液,浓缩至适量;合并两种浓缩液,再继续浓缩至原药材量 1∶1 的稠膏;取芦荟、司卡摩尼亚脂粉碎成细粉,与上述稠膏混合,加辅料适量,混匀,制粒,干燥,压制成 1 000 片,包糖衣,即得。

3. **用法** 口服。一次 3~5 片,一日 3 次。

(四)基源和用药部位

1. **地锦草** 见前文相关内容。

2. **诃子** 见前文相关内容。

3. **毛诃子** 见前文相关内容。

4. **司卡摩尼亚脂** 见前文相关内容。

5. **芦荟** 本品为百合科植物库拉索芦荟 *Aloe barbadensis* Miller、好望角芦荟 *Aloe ferox* Miller 或其他同属近缘植物叶的汁液浓缩干燥物。前者习称"老芦荟",后者习称"新芦荟"。

6. **西青果** 见前文相关内容。

(五)临床应用现状

本方在现代维吾尔医院用于治疗手癣、体癣、足癣、花斑癣、银屑病、过敏性皮炎、带状疱疹、痤疮。临床用药经验表明,本方对玫瑰糠疹、荨麻疹、脂溢性皮炎也具有较好的治疗效果。现代研究表明,本方不同剂量对皮肤癣菌和白念珠菌具有显著抑制作用,其中对红色毛癣菌、石膏样小孢子菌、石膏样毛癣菌和絮状表皮癣菌等皮肤癣菌的抑制作用较强。对皮肤癣菌的 MIC95 值为 2 048μg/ml;对白念珠菌最小抑菌浓度 95%(MIC95)值为 16 384μg/ml。本方不同剂量抑制酵母多糖刺激的小鼠腹腔巨噬细胞呼吸爆发产生的活性氧,对免疫器官的脂质过氧化损伤,提高免疫器官中抗氧化酶活性;对人血多核粒细胞"呼吸爆发"有明显的抑制作用,并能有效清除分子氧、氢氧根离子、过氧化氢等多种活性氧自由基。本方具有较强的消炎作用,三个不同剂量能够显著抑制二甲苯所致的小鼠耳壳肿胀和角叉菜胶致大鼠足跖肿胀,抑制大鼠棉球肉芽组织增生,并有显著的止痒作用,提示该药对急性或慢性炎症均有抑制作用。本方不同剂量能显著增强小鼠嗜中性粒细胞对葡萄球菌的吞噬功能,减少酵母多糖激活的小鼠腹腔巨噬细胞产生的活性氧和二硝基氯苯(DNCB)诱导的小鼠迟发型超敏反应,并能使小鼠胸腺及脾脏萎缩;而对绵羊红细胞诱导的小鼠血清溶血素及脾空斑形成细胞溶血能力以及对血清 IgG 和 IgM 含量等没有明显影响。提示其能增强机体的非特异性免疫功能,抑制细胞免疫功能,而对体液免疫的影响不明显,即有显著的免疫调节作用。电镜观察本方可以破坏红色毛癣菌的细胞壁,引起真菌细胞坏死。另外研究表明,本方作用于皮肤癣菌的细胞膜和细胞壁,通过多途径发挥抗真菌作用,其对皮肤癣菌细胞膜的作用机制可能是通过抑制细胞膜麦角甾醇生物合成而发挥抗真菌作用。

十九、伊木萨克片

(一)方剂出处

本方来源于《卡日巴丁·卡德尔》。

(二)处方组成、功效和方解

1. **处方组成** 乳香 40g、麝香 14g、西红花 24g、牛鞭 48g、龙涎香 4g、肉豆蔻 48g、高良姜 34g、丁香 160g、中亚白及 72g、马钱子(制)24g、罂粟壳 60g。

2. **功效** 补肾壮阳,益精固涩。主治阳痿、早泄、滑精、遗尿及神经衰弱。

3. **方解** 本方由中亚白及、麝香等 11 味药材组成,方中麝香、龙涎香、西红花为主药,具有增强支配器官,芳香除臭,补心壮胆,温补体内外各器官,增强性欲,温脑增智,通窍健脑,燥湿,养颜生辉,开窍爽神,强筋健肌等功效。中亚白及、牛鞭属于副主药,壮阳生精,养心生血,热肾壮阳,增强性欲,升气除疝,温中止痛等功效。马钱子(制)、罂粟壳属于调和药,具有燥湿镇痛、止血、止泻、除寒、强筋健肌,散气止痛,固精壮阳,收敛固涩等功效。乳香、肉豆蔻、丁香、高良姜属于矫正药,具有祛寒燥湿,温胃消食,增强消化,散气止痛,开通阻滞,补肾壮腰,填精壮阳,温筋,补脑增智,增强性欲,乌发等功效。本方药性为偏热,壮阳生精,养心生血。通过补益和调节支配器官"脑",增强其摄住力,有效提升神经系统反应速度,让人在性愉悦感增强的同时却不会因过度兴奋而较早排精。用于治疗阳痿、早泄、滑精、遗尿、神经衰弱以及神倦血少、精少不孕、肌体抽搐、瘫痪痴呆、脱发、寐差。

(三) 剂型、制法和用法

1. **剂型** 为灰黄色的片,味微甜。

2. **制法** 以上 11 味,罂粟壳加水煎煮 2 次,每次 1 小时,合并煎液,滤过,滤液浓缩至 200ml,备用。将麝香、西红花、龙涎香等分别研成细粉,其余乳香等七味粉碎成细粉,过筛。将上述各药粉混匀,用罂粟壳浓缩液制成颗粒,阴干,压制成 1 000 片,即得。

3. **用法** 晚饭后口服,一日 1 次,一次 2~3 丸。运动员、高血压及陈旧性心梗患者慎用。

(四) 基源和用药部位

1. **乳香** 见前文相关内容。

2. **麝香** 见前文相关内容。

3. **西红花** 见前文相关内容。

4. **牛鞭** 见前文相关内容。

5. **龙涎香** 本品为抹香鲸科动物抹香鲸 *Physeter catodon* Linnaeus 肠内分泌物的干燥品。

6. **肉豆蔻** 见前文相关内容。

7. **高良姜** 见前文相关内容。

8. **丁香** 见前文相关内容。

9. **中亚白及** 本品为兰科植物盔红门兰 *Orchis moriol* L.、雄红门兰 *Orchis mascula* L.、斑叶红门兰 *Orchis maculata* L.、绿花舌唇兰 *Orchis chlorantha* Gust. 等的干燥块茎。夏、秋采挖,除去杂质,置沸水中片刻,取出晒干。

10. **马钱子** 见前文相关内容。

11. **罂粟壳** 见前文相关内容。

(五) 临床应用现状

本方在现代维吾尔医临床应用较广泛,各地维吾尔医医院均有使用。用于治疗阳痿[维吾尔医:适用于支配器官虚弱(脑髓空虚),肝气不达而引发的阴器临房不起,或起而不坚等;西医:作用于内皮一氧化氮合酶和神经一氧化氮合酶增强其活性,治疗勃起功能障碍]、早泄[维吾尔医:适用于支配器官虚弱(脑髓空虚),摄住力下降,精关失固而致的早泄;西医:通过增强神经系统反馈速度及舒张平滑肌用于非器质性的早泄治疗]、滑精[维吾尔医:适用于支配器官(脑)虚弱,被支配器官肾虚损致精关不固而致精液滑泄等;西医:适用于中枢神经系统兴奋性过高导致精液自动滑出的病症]、遗尿[维吾尔医:适用于支配器官(脑)虚弱,致其对被支配器官肾的摄住力下降,被支配器官肾虚弱,无法有效控制膀胱,使膀胱闭藏失职,气化功能失调而致的遗尿;西医:适用于大脑不能抑制脊髓排尿中枢出现逼尿肌无抑制性收缩而将尿液排出等],神经衰弱[维吾尔医:适用于支配器官(脑)虚弱所致的神疲乏力、入睡困难、失眠多梦、心情紧张、易暴易怒、焦虑、抑郁等;西医:适用于精神易兴奋和脑力易疲乏的情绪烦恼、易激惹、睡眠障碍、肌肉紧张性疼痛等]。现代研究表明,本方可显著改善糖尿病性勃起功能障碍大鼠阴茎勃起功能,其作用机制可能与提高一氧化氮合酶活性和睾酮水平有关。另外,半去势雄性大鼠经本方治疗性干预后,可显著提高其外周血中睾酮水平,并可显著改善睾丸的代偿性增大现象,并增高雄性附属腺体、前列腺与尿道球腺系数,其具体机制可能与该药直接作用于睾丸间质细胞相关,也可能与作用于下丘脑后,通过调节黄体生成激素与催乳素含量有关。

二十、消渴片

(一)方剂出处
本方来源于《医学之目的》。

(二)处方组成、功效和方解
1. **处方组成**　欧玉竹72g、药喇叭根18g、鹿茸54g、马齿苋子18g、人参28.8g、石榴皮36g、天竺黄28.8g、香茅72g、葫芦子126g、西黄蓍胶1.8g。

2. **功效**　益肾健身,收敛固涩。主治自然力、摄住力下降引起的尿多、烦渴、疲乏,消瘦等糖尿病病症。

3. **方解**　方中欧玉竹为主药,具有补身壮阳、肥体填精、固精催乳、降糖止渴等功效,主治干寒性或脾液质性疾病,如体虚阳痿,身瘦精少,早泄遗精,乳汁不下、尿糖口渴等。鹿茸和人参为辅助药,主治湿寒性或黏液质性疾病,如肾寒阳痿,性欲低下,早泄遗精,胃虚纳差,心虚神乏,各种水肿,筋骨松弛,宫寒不孕,经闭,皮肤瘙痒等。马齿苋子、石榴皮、天竺黄、香茅、葫芦子、药喇叭根为调节药,主治湿寒性或黏液质性疾病,如大便不通,全身水肿,肠道梗阻,腰背酸痛,体瘦口渴,早泄、肝虚、糖尿病、口渴等。西黄蓍胶为矫正药。

(三)剂型、制法和用法
1. **剂型**　为棕色的片,气清香,味咸、涩。

2. **制法**　以上10味,取香茅、石榴皮加水煎煮2次,每次1小时,合并煎液,滤过,滤液浓缩至相对密度为1.35~1.38(50℃)的清膏。鹿茸用70%乙醇回流提取3次,每次1小时,药渣再用水煎煮2次,每次1小时,合并提取液和煎液,滤过,滤液浓缩至相对密度为1.35~1.40(50~60℃)的清膏。其余欧玉竹等7味粉碎成细粉,与上述两种清膏混合,加辅料适量,混匀,制成颗粒,干燥,压制成1 000片,即得。

3. **用法**　口服,一次5~7片,一日2次。

(四)基源和用药部位
1. **欧玉竹**　本品为百合科植物欧玉竹 *Polygonatum officinale* All. 的干燥根茎。

2. **药喇叭根**　本品为旋花科植物泻净番薯 *Ipomoea purga* Hayne. 的干燥块根。秋季采收,晒干。

3. **鹿茸** 本品为鹿科动物梅花鹿 *Cervus nippon* Temminck 或马鹿 *Cervus elaphus* Linnaeus 的雄鹿未骨化密生茸毛的幼角。前者习称"花鹿茸",后者习称"马鹿茸"。夏、秋二季锯取鹿茸,经加工后,阴干或烘干。

4. **马齿苋子** 见前文相关内容。

5. **人参** 本品为五加科植物人参 *Panax ginseng* C. A. Mey. 的干燥根和根茎。多于秋季采挖,洗净经晒干或烘干。栽培的俗称"园参";播种在山林野生状态下自然生长的称"林下山参",习称"籽海"。

6. **石榴皮** 见前文相关内容。

7. **天竺黄** 见前文相关内容。

8. **香茅** 见前文相关内容。

9. **葫芦子** 见前文相关内容。

10. **西黄蓍胶** 见前文相关内容。

(五)临床应用现状

本方在现代维吾尔医临床应用较广泛,各地维吾尔医医院均有使用。主要用于糖尿病病证的治疗。现代研究表明,本方能降低 2 型糖尿病模型大鼠空腹血糖(FBG)和血清胆固醇(TC),具有促进细胞消耗葡萄糖的作用,且安全有效,提示其降血糖机制可能是促进胰岛素分泌、增加细胞对葡萄糖的利用。

第六节　结　　语

维吾尔药以维医药理论和实践经验为指导,擅长使用植物、动物及矿物类药材,是新疆维吾尔自治区特色卫生、经济、科技、文化、生态资源之一,因其有效性、便利性和经济性而为新疆各族人民所普遍接受和使用,对于新疆经济发展、弘扬民族文化、促进民族健康事业发展等方面具有重要作用。维药在中华民族医药宝库中占有一定的比重,已收入国家级药典的药品就有 200 余种,已具有一定的规模和研发能力,在药材资源,制剂工艺和剂型等方面取得了一定的成绩。维药(维药传统炮制技艺、异常体液质成熟/清除汤药制作技艺、食物疗法、炼药法、维药药茶制作工艺)经国务院批准列入国家级非物质文化遗产名录。

本章节依据民族医药古代经典方的遴选原则,将新疆维吾尔自治区卫健委"经典名方"目录遴选课题工作领导小组和专家组选定的古代医籍作为经典方筛选古籍文献,通过文献考证、数据挖掘和专家论证筛选出维医药 20 首经典方,这些经典方充分体现了维医药的理论特色,并且从古至今仍在临床广泛应用,具有强大的生命力。

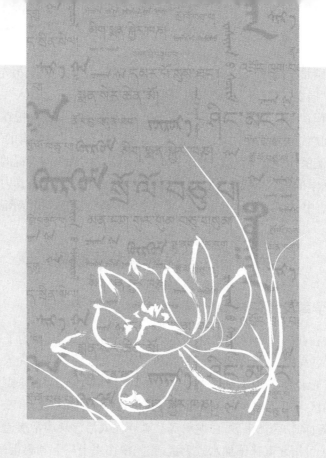

第五章

满医药经典方

满族起源于我国北方,集聚在白山与黑水之间,以游牧、渔猎为生,其祖先可追溯到商周时期的"肃慎",北魏的"挹娄""勿吉"和唐末的"靺鞨",10世纪初称"女真人",1635年皇太极定族名为"满洲",辛亥革命后称"满族"。在漫长的历史进程中,满族及其先民在生产实践中不断积累、创造并传承着灿烂的民族医药文化。伴随其波澜起伏的历史及其特有的民族文化和习俗,满医药经历了早期萨满医疗、满族特色医药的兴起及宫廷医学的辉煌与衰退的漫长又曲折的历史过程,是祖国传统医学的重要组成部分。然而,满族医药没有专著记载,其内容大多散落在不同的古籍文献和地方志中,对满医药经典方的整理和挖掘将有助于抢救和传承满医药文化遗产。

第一节　满医药学发展概况

一、满医药孕育及萌芽时期

满族先人生活在我国寒冷的北方,在长期生产生活的实践中,在为了适应生活环境气候以及与疾病斗争的过程中,逐渐积累了大量的药物知识和疗法。满族先人很早就学会了造酒和利用动植物的药毒去治疗疾病,如在"楛矢石砮"上涂植物药毒,射杀野兽等。满族先人采集和使用的东北地区常用药物多达300余种,包括植物药材如人参、土三七、血见愁等;动物类药如蜈蚣、蝎子等;矿物药如朱砂、白龙粉等。满族先人治疗疾病常渗透于日常生活饮食过程中,如慢性气管炎可用北五味子加水煮鸡蛋;腰腿扭伤用土三七煮鸡蛋;失眠可用酸枣树根煎水喝汤等。这些活动为满医药的兴起孕育了萌芽,并逐渐形成了原始满族医药。这些原始的医疗保健经验、医药知识,由萨满将其编成简单易记的口诀,在祛病消灾的仪式中,通过口传心授,以口碑形式于民间世代传承并加以充实和发展。

早期满族医学缺乏文字记载,多以口碑形式传承于民间且多有失传。至今仍流传在东北民间的《百草歌诀》概括了100余种药物的治病作用和用药经验,全文128句,经满文学专家富育光、苏玉台等专家鉴定,认为其的确是一份具有口头传承特点的宝贵满族民间传统文化遗产。

二、满医药形成与发展时期

1115年,金代女真人建立满政权,统治势力由北向南逐渐扩大,女真人与汉族、蒙古族及契丹族等民族相互交融,杂居共处,使女真人逐渐汉化。多民族文化融合使女真人对医学知识和药物的产地、采集、加工及经济价值有了更多的了解和认识,满医学进入了逐渐形成并快速发展的历史时期。有史书记载:"女真以金、帛、布、蜜蜡和诸药材……易于辽。"其中"诸药材"包括细辛、白芷、焰硝等。《金史》一书中也对满医药有部分阐述:如书中记载的药物就有100多种,如人参、黄柏等。另一方面书中还较为详细地记载了当时女真人对于疾病病因,病名诊断和治疗等方面的认识,如:寒痰、风痰、喉痹、目生翳等;疗法也很多,已使用金丹、敷药、艾灸、温泉洗等治疗和预防疾病。

金代女真政权统治者十分重视医学,设置了我国历史上第一个宫廷太医院。金代宫廷设立御医,建立宫廷医政管理制度,设置"尚药局""御药院""惠民局",开展医学教育,培养医药人员,建立医疗队伍,吸纳汉人担当御医等。宫廷医学逐渐形成,从根本上改变了满族早期完全依赖萨满治病的现象,并保留了满族本民族传统的医疗经验,同时吸纳中医药理论和技术,为满族医学逐渐形成并且迅速发展提供了条件。金灭亡后,金代宫廷医药未能继续发展,部分宫廷医生流落民间,成为民间医生。

元明时期,中原地区的女真人长期与汉族等多民族杂居融合,逐渐融入汉族生活中,而集居在北方长白山区域,以及松花江、黑龙江流域的女真人,仍按照满族先人习俗生存,并积累了如冰雪疗法、洗浴疗法、艾灸法、酒疗法、热熨疗法等适应当地环境防病治病的医疗技术,为满医药和满族文化的传承和延续做出了较大的贡献。

1616年,满族重新建立政权,1644年满族入关定都北京建立清王朝。满族传统医药也随着满族贵族进入宫廷。随着清政权的巩固、帝王的重视、经济的发展、文明程度的提高和各民族文化的交融,中医药文化与满族传统文化相融合,而原始的萨满教衰退,萨满医退出清代宫廷回到民间。满医药与萨满文化分离,使得满医药得到快速发展。

清代宫廷同样注重医政药事管理,较金代有了很大的进步,管理制度更加严格和详细,管理部门分工也更加明确,对宫廷御医的考核也更加严格和规范。宫廷太医院先后历经三次修订将宫廷医学进行分科管理,并分大方脉、小方脉、伤寒、妇人、疮疡、针灸、眼、口齿、正骨等九科。太医院也十分重视医学教育和考核,要求医术精通,医法亦严,同时广招社会医药人才,涌现了大批宫廷医学名医,如吴谦、陈止敬、刘裕铎、徐大椿等。同时满族也出现了许多名医,如年希尧、奇克唐阿、庆恕等,并编辑整理了满族特色的医学著作,如《年希尧集验良方》《厚德堂集验方萃编》《庆云阁医学摘粹》等。

养生保健在清代宫廷中最为兴盛,如服用药酒、坐汤洗浴、运动锻炼等。同时清代宫廷十分重视饮食疗法,将传统饮食与治疗疾病相结合调整机体强身祛病,内容十分丰富,历代宫廷都无法与之相比。

清代帝王在应用满族传统医药的同时也十分重视和接受先进事物,西药已被接纳并在临床应用,早在顺治朝时,清宫医案中就记载了有关奎宁在清宫廷使用的内容。随着西药的融入,传统满族医药又具有了中西医结合的特点。同时,散在于民间的满族医生,仍然传承着满族的医技医法约数十种,在医疗中使用脉诊、舌诊、指诊等诊断方法,治疗骨伤、外伤、寒湿病痛等北方常见病疗效较好。

三、满医药传承时期

满族在我国历史上多次建立政权,满族医药也伴随其跌宕起伏的历史,形成、发展和延续。至今,在满族集聚地,诸多满医药诊病治病手段仍然被广泛应用。

满医药蕴含在满族传统文化和民俗中,在满族集聚地民间世代流传。满族民间医生运用由家族内或流传于民间的土方、偏方、验方,以及蕴含在满族习俗中的医疗保健方法防治疾病。如运用察气色、闻气味、指诊等方法诊断疾病,使用手法治疗骨伤、外伤等技术,用拔火罐、热熨、冰敷、雪疗、温泉浴、避瘟疫、食疗等满族传统疗法防治疾病,使用当地药材治疗风寒湿痛等北方常见疾病等。这些散在民间的满族医药知识,在家族内以口传心授的方式传承,或在满族集聚地民间口口相传。此外,流落民间的满族宫廷御医,把在宫廷中应用的医药知识和经验,在家族中传承或通过接收学徒的方式培养满族医药继承人,有的成为一代医学名医。至今,满族医技医法和药物治疗经验仍然在满族集聚地传承应用。有的民间满族医生已成为满族传统医药非物质文化遗产的传承人。

满族医药在满族萨满医疗活动中传承。满族先民信奉萨满文化,崇尚自然。满族萨满由满族氏族族人或首领担任,将满族先人世代在生产生活实践中积累的医疗保健经验、医药知识,通过口传心授的方式进行着传承。除了传承满医药诊疗经验,萨满不断地吸收总结民间医疗经验技术,在医疗实践中传承应用。清代满族建立政权,萨满医被驱逐出清代宫廷。萨满医将萨满治病的技能和方法和使用药物的经验带回民间,与传统医药一起在满族民间传承。自清代以来,文明发达的满族文化中,仍然积淀有最古老的萨满信仰的因素。

满族医药在满族建立政权的宫廷中传承和发展。在我国历史上满族几次建立政权。为了维护政权的巩固和民族的繁衍,满族帝王非常重视满族医药的传承和发展。清代满族建立政权,清代帝王把民间满族医药带入宫廷,并与多民族文化融合,使满族医学得到快速发展,并在实践中逐步完善。满族民间传统的一方、一法治病,在宫廷中发展成为复方或联合用药,治疗方法将内服药物与多种外治法相结合,提高了临床疗效。将满族民间治病单一的药物散剂、汤剂等简单的剂型,发展为成药、外用药、代茶饮等多种剂型。清代宫廷近300年的医案记录了宫廷中应用满族传统医药并吸纳汉族及多个民族医学的精华,与西方医学相结合,使满族医学不断丰富、完善和发展。

四、满医药汉化时期

满族在金代女真人兴起之前,并无文字,主要使用契丹文字(蒙古语族),金建立政权后,创制了女真大字、女真小字,金灭亡后,蒙古语言和文字成为主导,女真文字只是在东北地区少数女真人中有使用,明朝时期,女真文字逐渐消亡。1599年,额尔德尼和噶盖等人,借用蒙古文字母拼写满族语,创立"无圈点满文"又称"老满文"。1632年,达海等人对老满文进行改进,成为"有圈点满文"又称"新满文",成为满族通用的官方文字。辛亥革命以后,绝大多数满族人改用汉语。目前,能够说满语和识满文的满族人已经很少。

满族医药来源于满族人民的生产和生活实践,为长期居住在北方的满族民族的繁衍和健康做出了重要贡献。由于满族学习和接纳中原文化和中医药理论,满族医药与中医药相互融合,尤其是满族建立政权以后,大力发展宫廷医学,积极吸纳中医药治疗经验,遵循中医药理论和治疗原则,不断完善和发展满族传统医药。

清代皇帝都非常重视满族医学的发展,重视与中医药文化的融合并有众多举措。如大量的汉族、蒙古族医生加入满族医药队伍中,进入宫廷太医院,开展医学教育,整理和翻译中医药典籍,如《雷公炮制论》《王叔和脉诀》《药性赋》等,乾隆年间编辑《四库全书》收录了许多医学古籍,编撰综合性医书《医宗金鉴》《本草纲目拾遗》等。

清代宫廷太医院精英荟萃,其完整的诊疗医案为后世留下了宝贵的宫廷医学遗产。温病学说臻于完善,而清宫医案正是这一高峰水平的标志。清宫医案中除了运用明清温病学家的代表方剂,继承他们的学术经验和成就外,还大量创制新方,不少温病时方即先用于宫中,后始流入民间。如藿香正气散出自《太平惠民和剂局方》,用治外感风寒、内伤湿滞等症,吴鞠通扩充其用法,而有五个加减正气散之设,成为著名时方。然而在清代宫廷中使用本方,早已冲破《局方》格局,可解表,可利湿,可清里热,可治"湿郁三焦""秽湿着里",以及多种胃肠性疾病,凡属暑湿感冒、停饮受凉,或夹湿,或郁热,以及胃脘不适等症,概以本方变化治之,而有和胃正气汤、正气保元汤、疏解正气汤、正气化饮汤等各种正气汤之设,其变化更为丰富和精妙。

临床上对中医本草学和方剂学的吸收及运用,使满医药在保留本民族鲜明特色的同时也逐渐具备中医学的特色,并逐渐汇入中医药大范围中。

五、满医药现代发展时期

中华人民共和国成立以后,国家对发展民族医药十分重视,投入大量资金和研究人员组织挖掘、整理濒临失传的民族医药,充分发挥民族医药对人类健康保健事业的作用。满医药的抢救和整理工作也取得了显著的成绩。

2007年中华古籍保护计划启动以来,遵循"保护为主、抢救第一、合理利用、加强管理"方针,满医药古籍文献的研究也收获了丰硕的成果。目前已出版的著作主要有:陈可冀院士所著《清宫医案》研究(1~4 册)、《清宫医案集成》及多位学者所著的《满族医药文化概述》《中国满族医药》《满族传统医药新编》《民族地区医药传统知识传承与惠益分享》《爱新觉罗家族全书·养生妙法》《中国民间文化遗产抢救工程普查手册》等。满文古医籍整理方面,有学者汇总了满文中医古籍如《雷公炮炙论》等,并对其译者、成书年代、历史背景、现存状况、按语及学术内容等进行了详细考述。此外还有满族聚集地的卫生志如《吉林省志·卫生志》《宽甸·卫生志》《本溪·卫生志》等。

在挖掘满医药文化遗产的同时,越来越多的学者及科研院所,从化学成分、药理作用及生产工艺等方面进行满医药的现代化研究。2016 年,世界中医药学会联合会满族医药专业委员会成立。同时,由中国民族医药协会等单位发起,辽宁中医药大学、沈阳药科大学、大连民族大学、辽东学院等相关单位组成的中国满族医药及健康产业联盟也正式成立,满族医药产业也随之逐步发展。在中华人民共和国国家民族事务委员会倡议发起的"兴边富民行动"中,国家大力扶持发展满族医药龙头企业和药材种植基地建设。

满族医药文化遗产保护工作任重而道远,应遵循国家有关民族文化遗产的"传承精华、守正创新"的发展理念,传承不泥古,创新不离宗。让满族医药在新时代民族医药奋斗征程中谱写新的篇章,为构建人类卫生健康共同体贡献智慧和力量。

第二节　满医药学理论体系

满族医药是满族人民经过长期生产生活实践积累的医药知识和治疗经验的总结,与满族文化相结合,保留了满族特有的民族特点。

一、注重精神心理诊疗

满族先人在长期的生活生产实践中敬畏自然,受到萨满文化的影响,注重精神心理的治疗。"萨满"一词最早见于南宋徐梦莘的《三朝北盟会编》:"珊蛮者,女真巫妪也。"历代萨满使用满族先人世代与疾病抗争积累的知识和经验为族人祛病消灾,在祛病消灾的仪式中,通过口传心授,以口碑形式于民间世代传承并加以充实和发展。萨满在满族医药早期的传承和发展中发挥了重要的作用。现在东北满族聚居地仍有萨满健在,萨满医术仍在世代传承。满医药重视心理疗法,在治病过程中常常通过心理暗示、心理诱导和关注转移等手段,结合药物进行治疗。

二、地域特征明显

满族医药具有明显的地域性,满族居住地所在的长白山地区和黑龙江流域动植物药材资源丰富,满族先人坚持顺应自然和充分利用当地的自然条件,努力适应恶劣环境和气候,由原始的渔猎迁徙的生产和生活方式,逐渐向畜牧、农耕、采摘、养殖并逐步定居的方式转变,并且在生产生活实践中逐渐积累了经验,形成了应对严寒冰雪、自然灾害等生产生活方式和文化习俗,加之早期常年征战,因而刀箭创伤和筋断骨折经常发生,因此积累了大量的顺应自然、就地取材以祛除病痛的医疗经验。针对满族常见疾病如骨伤、外伤、寒湿病痛、慢性咳喘、冻伤、蛇虫咬伤等,形成了简便易行的特色治疗方法,如:针灸按摩(擀、点、推、滑、搓)疗法、正骨疗法、拔火罐、药酒疗法等。此外,满族传统疗法采用温泉浴、海水浴、熨法、外敷法、熏洗法、膏贴、涂敷、熏蒸等,用于治疗皮肤科、疮疡科、外伤科、内科、妇科、儿科等病证。这些方法仍在民间医疗保健中发挥作用。

三、宫廷医学特色鲜明

满族医药在其发展过程中,注重继承和发展宫廷医学,不断学习和吸纳中原文化、中医药治疗经验及其他兄弟民族如蒙古族、维吾尔族等的医药文化,遵循中医药理论和治疗原则,使得满族传统医药不断完善和发展,并具有中医药特色。满族居住地的道地药材丰富,早已成为中药材的重要组成部分,满族应用的传统治病经验和医技医法,也已被中医临床医生接受和使用,满族医药成为中华传统医学的重要组成部分。

第三节　满医方药特色

一、治病注重时令

满医药是满族先人世世代代积累起来的医疗经验的产物,深受满族民众的肯定。满族聚居地区,世代用药坚持春夏慎用温热,秋冬慎用寒凉。但是对于"能夏不能冬"的阳虚阴盛者,夏可不避温热;对于"能冬不能夏"阴虚阳亢者,冬也可不避寒凉。所以夏用温热之药以倍其阳,冬用寒凉之品养其阴即是满医积累起来的"冬病夏治""夏病冬治"的经验之谈。

二、药材炮制精良

满族医药源深流远,历史悠久。清宫医案中记载有关满族药材的炮制方法,基本遵循明代缪希雍在《炮制大法》中归纳的十七法,即"炮、燖、煿、炙、煨、炒、煅、炼、制、度、飞、伏、镑、掇、晒、曝、露",但在采集、炮制、用药均有独到之处。无论是植物药、动物药还是矿物药,都与传统的中医药有一定的区别,具有独特的满族医药特色。满药的加工炮制,一般须将采集的新鲜植物药材和新鲜的心、肝、胆、肾等动物药材,除鲜用外一律焙干。民间常用的焙干方法是将鲜药物吊在支架上,或摊放在房顶上自然晾晒干。另一种方法是放在火炕上,每天烧火时将其焙干,俗称"炕干"。

三、善用药膳调养

满医药善用药膳疗法,其养生保健喜用地产动植物药材,并具有朴实厚重的民族特色。满族先人早已获知,"用之充饥,则谓之食;以其疗病,则谓之药","夫为医者,当须先洞晓病源,知其所犯,以食治之。食疗不愈,然后命药"。"若能用食平疴、释情遣疾者,可谓良工"(《食疗本草》)。所以满族民间"以食为天"就包含着维持生命、保护生命两层含义,认为能够用食疗解除病患者算名医,所以药食同源是满族常见的用药方式。在满族民间也流传着"治病不如防病"的说法。满族民间和宫廷的食疗和药膳,就是养生保健的重要举措。

四、善用单方、验方和鲜品

满医药用药配方多以单味药、验方和鲜品居多。《清太祖高皇帝实录》载:"其山,风劲气寒,奇木灵药,应候挺生。"所以花草树木、飞禽走兽、岩石土块,植物的根茎、动物的粪便都可以入药。例如,用满山红根(民间满语音名:拿尼库热)水煎服用治疗咳嗽、气喘;北五味子(民间满语音名:孙扎木炭)加水煮鸡蛋,入冬开始食用治疗慢性支气管炎及哮喘。目前,民间偏方、验方类图书种类较多,如1959年出版的《民间灵验便方》中,就不乏满族民间流行的便方。满医药用药多采集鲜品药材,即采即用,或捣制,或挤压揉搓,或煎煮,或泡酒后口服或外用。

综上所述,满族传统医药表现出满族传统医药文化的优势和特长,对其进行总结、归纳和分析,有利于促进进一步发掘、整理、传承和弘扬满族传统医药文化。

第四节 满医药经典方筛选挖掘

一、满医药古代典籍

满族医药文化遗产是满族民众世代相传的宝贵文化财富,在三千多年的发展历程中,满族先民积累了大量的治疗和保健的方法,以及大量的民间经方验方。满医药的传承方式包括有形医药文化,即满族先民遗留的各种医药类文物包括书籍等,以及无形医药文化,包括精神文化及组织制度文化等。因为满汉交融致使满族未见有如同藏族、蒙古族等其他民族那样的本民族独有的专门医药典籍,满族医药文化遗产散见、深藏于各民族古籍文献中。此外,满族民间传统医药知识也多以口碑形式在民间传承。所以满医药文化遗产只有经过深度挖掘方可获取并继续传承下去。

通过对满医药资源的深入研究,整理出自金元时期至清代的许多具有学术价值和实用价值的满医药经典书籍,以及清宫档案中大量关于满医药文化的相关记载。现将整理出的满医药经典书目进行介绍。

1.《年希尧集验良方》 成书于清初康熙、雍正年间为年希尧和梁文科所编辑,首刊于雍正二年(1724年),全书共6卷,总计汇方1 222首,现为近代辽宁名医遗珍丛书系列。书中所载方剂,有的出自宫廷内务府配方,有的沿袭历代医家名方,有的来自民间验方。综观全书,其论理处方有综合沿袭前人之说,亦不乏经验之论或独创见解。全书内容涉及养生、伤寒、瘟疫瘴气、脾胃、暑症、痢疾等,治疗病种多达百余种,是一部内容翔实、立论中肯、方药平易而效著,诸科皆用,具有临床实用价值的综合性医书。

2.《气化探源会》《边氏验方》 清代满族医家边成章及其诸子、其孙增智所著《气化探源会》《边氏验方》,边氏医病救人无数,所治疑难病症不胜枚举,且尤擅长疡科。

3.《医学摘粹》 满族早期民间医学家庆恕所著《医学摘粹》经长达 36 年的研究,1896年初刊于北京,出版 5 次,由北京而甘肃而沈阳,愈出愈精,为当时最畅销之医书,现为近代辽宁名医遗珍丛书之一。此书线装铅印 4 册,共 7 部分。其中囊括伤寒、杂证、辨证、诊法、本草、歌括等诸多内容。包括《伤寒十六证类方》1 卷,《伤寒证辨》1 卷,《四诊要诀》1 卷,《杂证要法》3 卷,《本草类要》1 卷,《伤寒证方歌括》1 卷,《杂病证方歌括》3 卷。庆氏论医释药,重视提纲挈领,又不失简易,每有创新,在晚清影响较大。

4.《厚德堂集验方萃编》 清代奇克唐阿著《厚德堂集验方萃编》4 卷,刊于清光绪九年(1883 年)。现为 100 种珍本古医籍校注集成系列丛书。奇克唐阿广集良方,或见于古今载籍,或得于戚友传闻,皆详加选择,手录存之,又复按法制方施药,以拯疾苦活人甚众。本书为验方集录书,再经著者本人"屡试而屡验"之方分类汇编而成。按部位分类包括头面、口齿、咽喉、脾胃、腰腿等;按疾病分类包括补益、痰嗽、风症、血症等;另有妇科、外科、儿科等证治。本书特点为选方精,收方广,用药简便廉验。

5.《急救广生集》 清代程鹏程所著,又名《得生堂外治秘方》,成书于 1803 年,是我国清代著名而又难能可见的外治法专书。程鹏程悉心博览,广辑方书,穷力搜讨数十年,收载外治方 1 500 余首并进行分门别类,汇纂成编,引录书目近 400 种,内容总括了清代嘉庆以前历代医家行之有效的外治经验,是一部极为丰富的外治法专著。原为救急而作,所载方药具有简、便、验、廉的特点。书中所用外治疗法包括、涂、针、灸、砭、镰、浸洗、熨拓、蒸提、按摩等多种方法,几乎集外治之大全,其中许多方法沿用至今,确有疗效。

6.《医学从正论》 为晚清奉天府人景仰山所著,是景氏对医学研究的心得总结,涉及医理辨证、中医整体观、阴阳五行、治则方药诸方法。其中《医学入门》是四言歌诀形式的中医启蒙读物,词简意赅,言近旨远,堪与陈修园的《医学三字经》相媲美。《医学从正论》是一部医话式文集,收录 89 篇文章。内容广泛,文字精练,颇多观点独特之论,其风格之鲜明与清初医家徐灵胎的著名医论集《医学源流论》十分相近,堪为近代医话中的精品。《景氏医案》是他晚年行医临症的墨迹,选案精粹共辑 150 余则,"皆系百药罔效,群医束手之病",经景氏接治而妙手回春。涉及病种广泛,既富于诊治特色,又时有创见,是为近代医案中的佳作。

7.《医宗金鉴》 此书刊行于清乾隆七年(1742 年),是当时政府编纂的一部医学丛书。《四库全书总目》称赞其"有图、有说、有歌诀,俾学者既易考求,又便诵习"。内容切合实际,简明扼要,自成书以来,一直作为初学中医的必读书。

8.《清宫医案》系列丛书 陈可冀院士团队历时 30 余年,对我国现存之唯一宫廷医学载体——清代宫廷原始医药档案,上自顺、康,下迄光、宣,做出了全面系统研究,出版著作包括《清宫医案研究》《慈禧光绪医方选议》《清代宫廷医话》《清宫药引精华》《清宫代茶饮精华》以及《清宫外治医方精华》等。使清宫医药重辉异彩,禁苑秘方再寿黎元,为现代社会服务。

通过专家会议论证,根据经典方筛选要求,选择 1911 年以前成书的满医典籍、清代医学专著以及清宫医案系列书籍作为筛选目标,确定将《急救广生集》《厚德堂集验方萃编》《年希尧集验良方》《医学摘粹》和《清宫医案》系列书籍中收录的方剂作为满医经典方来源。

研究选用书籍版本如下:①《急救广生集》刊于 1803 年,作者清代程鹏程。选用版本为 2008 年中国中医药出版社出版,张静生等点校。②《厚德堂集验方萃编》刊于 1883 年,作者清代奇克唐阿。选用版本为 2012 年中医古籍出版社出版,许霞校注。③《年希尧集验良方》刊于 1724 年,作者清代年希尧。选用版本为 2012 年辽宁科学技术出版社出版,于永敏主校。④《医学摘粹》刊于 1896 年,作者清代庆恕。选用版本为 2011 年辽宁科学技术出版社出版,彭静山点校。⑤《清宫医案》系列书籍(1611—1911)2009 年科学出版社出版,陈可冀等整理编著。

二、建立"满医药古方数据库"

通过系统整理和挖掘满医药资料及清代医学典籍,对满族常用药物及民间药物 300 余种进行名称规范化研究,以满文名、别名、汉语名、来源、产地、功能、主治、满族民间应用、现代研究 9 个字段,以汉语言文字建立满药数据库。

同时系统整理和挖掘古典籍,获得满医药方剂 6 000 余首,并按照名医名方、宫廷医方及适合临床应用等对方剂进行分类。每首方剂包括来源出处、组成、功效、使用方法、古代临证回顾、名家运用解读及现代研究等,以汉语言文字建立满方数据库。参照《古代经典名方目录(第一批)》信息表,"满医药古方数据库"字段主要包括方名、出处、功效、处方、制法及用法、剂型、来源满医古籍、方剂出处、章节、页码等。同时建立数据录入人员工作群,对参加研究的数据录入人员进行 2 轮集中培训,并建立实时沟通机制,解决书籍录入过程中的具体问题,从而保障质量。

三、满医药经典方的筛选标准

经查阅古籍和咨询满医药专家,并参照《古代经典名方目录(第一批)》筛选原则,建立了满医药经典方筛选纳入和排除标准。

排除标准:①已上市品种;②组方中含有毒性较大药物(内服);③组方含有较多贵重药物,或特殊药物无替代品;④功能主治以及剂量不明确者。

纳入标准:①方剂来源可考;②具备满族文化、生活特征;③体现满族医疗习俗包括满族特殊药物、特殊用药部位、特殊炮制方法;④具有临床需求的特色品种;⑤来自 1911 年以前出版的医学著作。

经根据纳入、排除标准筛选和征求满医药专家意见,最终确定了满医药 14 首经典方(详见附录二 附表 9 14 首满医药经典方目录)。

第五节 14 首满医药经典方

一、养仙丸

(一)方剂出处

本方来源于清代奇克唐阿《厚德堂集验方萃编·补益总论》,原文载其主治:"治虚损诸证。胃脘疼痛,胸膈痞满,噎膈反胃,气逆不舒……服至五十日,百病不生;至百日,容颜光润;

至一年,发白转黑;至二年,骨髓坚实;至五年,行走如乘风,渐至仙境。"

(二) 处方组成、功效和方解

1. 处方组成　天秘狼牙草(石菖蒲)、定心补命草(远志)、月里嫦娥草(菊花,民间满语名:波吉力依勒哈)、金精清凉草(地黄)、大壮金刚草(牛膝)、养心升仙草(枸杞子)、八十老人无病草(地骨皮)各等份(各 10g)。

2. 功效　补肾养心,清热安神。主治由肝肾不足、脾失健运所致的虚损诸证。

3. 方解　方中牛膝补肝肾,强筋骨,引血下行;枸杞子补肾益精,养肝明目,两者共为君药,发挥补益肝肾的功效。石菖蒲开窍豁痰,醒神益智,化温开胃,与远志合用,交通心肾,开窍化痰,益智醒神,两者共为臣药。菊花平降肝阳,明目,与枸杞子合用可平抑肝阳,地黄助君药滋补肝肾之阴,地骨皮清热凉血,退虚热,三药共为佐药。诸药合用,补益肝肾,化湿和中,清热安神,交通心肾。

(三) 剂型、制法和用法

1. 剂型　丸剂。

2. 制法　以上 7 药各称等份。研细末,炼蜜为丸,如麻子大。

3. 用法　每晨空腹服 50 丸,或酒或水送下。

(四) 基源和用药部位

1. 牛膝　本品为苋科植物牛膝 *Achyranthes bidentata* Bl. 的干燥根。冬季茎叶枯萎时采挖,除去须根和泥沙,捆成小把,晒至干皱后,将顶端切齐,晒干。

2. 枸杞子　本品为茄科植物宁夏枸杞 *Lycium barbarum* L. 的干燥成熟果实。夏、秋二季果实呈红色时采收,热风烘干,除去果梗,或晾至皮皱后,晒干,除去果梗。

3. 石菖蒲　本品为天南星科植物石菖蒲 *Acorus tatarinowii* Schott 的干燥根茎。秋、冬二季采挖,除去须根和泥沙,晒干。

4. 地黄　本品为玄参科植物地黄 *Rehmannia glutinosa* Libosch. 的新鲜或干燥块根。秋季采挖,除去芦头、须根及泥沙,鲜用;或将地黄缓缓烘焙至约八成干。前者习称"鲜地黄",后者习称"生地黄"。

5. 远志　本品为远志科植物远志 *Polygala tenuifolia* Willd. 或卵叶远志 *Polygala sibirica* L. 的干燥根。春、秋二季采挖,除去须根和泥沙,晒干或抽取木心晒干。

6. 菊花　本品为菊科植物菊 *Chrysanthemum morifolium* Ramat. 的干燥头状花序。9—11 月花盛开时分批采收,阴干或焙干,或熏、蒸后晒干。药材按产地和加工方法不同,分为"亳菊""滁菊""贡菊""杭菊""怀菊"。

7. 地骨皮　本品为茄科植物枸杞 *Lycium chinense* Mill. 或宁夏枸杞 *Lycium barbarum* L. 的干燥根皮。春初或秋后采挖根部,洗净,剥取根皮,晒干。

(五) 临床应用现状

养仙丸现代临床主要用于虚损诸证等疾病的治疗。

二、鱼鳔丸

(一) 方剂出处

本方来源于清代年希尧《年希尧集验良方·补益门》。《清太医院配方》和《清太医院秘录医方配本》也有记载。《年希尧集验良方》中鱼鳔丸组成为"鱼鳔,沙蒺藜,当归,肉苁蓉,莲须,菟丝子",谓其"此药专治肾水不足、阴虚血虚白之证"。

（二）处方组成、功效和方解

1. 处方组成　鱼鳔（面麸炒焦,磨去粗末）500g 蒺藜、当归（酒洗）、肉苁蓉（去鳞甲酒洗）、莲须、菟丝子（酒煮）各 200g。

2. 功效　补肾涩精,补阴养血。主治诸虚百损,老弱肾衰,不生子嗣,阳痿不举等。

3. 方解　本方所治症由五脏六腑虚损,气血虚弱,筋髓失于濡养所致。治宜滋补肾水,补阴养血。本方以鱼鳔为君,补肾益精,滋养筋脉,止血,散瘀,消肿,为满族常用药物。麸皮滋阴,鱼鳔用麦麸炒制可去性存用,增加补肾固精的作用。蒺藜,补肾固精,养肝明目,为固精要药;肉苁蓉温阳补肾,菟丝子补益肝肾,固精缩尿,三药共为臣药。莲须固肾涩精;当归补益肝肾,养血活血,可使诸药补而不滞,也防诸药收涩太过,二药共为佐药。全方药物相合,共奏补肾涩精、补阴养血之效。

（三）剂型、制法和用法

1. 剂型　丸剂。

2. 制法　用麦麸将鱼鳔 1 斤炒焦,并磨去粗末,再炒焦磨;再将蒺藜,酒洗过的当归,去鳞甲并酒洗过的肉苁蓉,莲须以及酒煮后的菟丝子各取 4 两,制成桐子大的蜜丸。

3. 用法　每服 2~3 钱。温水送服。

（四）基源和用药部位

1. 鱼鳔　本品为石首鱼科动物大黄鱼 *Pseudosciaena crocea*（Richardson）、小黄鱼 *Pseudosciaena polyactis* Bleeker、黄姑鱼 *Nibea albiflora*（Richardson）、或鲟科动物中华鲟 *Acipenser sinensis* Gray、鳇鱼 *Huso dauricus*（Georgi）等的鱼鳔。全年均可捕捉,捕后趁鲜,取鱼,压扁,干燥。

2. 蒺藜　见前文相关内容。

3. 当归　见前文相关内容。

4. 肉苁蓉　本品为列当科植物肉苁蓉 *Cistanche deserticola* Y. C. Ma 或管花肉苁蓉 *Cistanche tubulosa*（Schenk）Wight 的干燥带鳞叶的肉质茎。春季苗刚出土时或秋季冻土之前采挖,除去茎尖,切段,晒干。

5. 莲须　本品为睡莲科植物莲 *Nelumbo nucifera* Gaertn. 的干燥雄蕊。夏季花开时选晴天采收,盖纸晒干或阴干。

6. 菟丝子　见前文相关内容。

（五）临床应用现状

鱼鳔丸临床上用于肝肾不足,气血两虚,症见腰膝酸软无力,头晕耳鸣,失眠健忘,骨蒸潮热。

三、加减古方五汁饮

（一）方剂出处

本方来源于《慈禧光绪医方选议·光绪皇帝治脾胃病医方》。根据书籍原文可推测此方系光绪帝病重期间所用,虽属调理之方,仍可作为临床治疗之借鉴。

（二）处方组成、功效和方解

1. 处方组成　柑枳（去皮、子）2 个、藕节 200g、荸荠（去皮）20 个、青果（去核）20 个、生姜

（去皮）1薄片。

2. **功效**　清肺利咽、生津解毒。主治咽肿目赤,烦渴咳嗽,纳呆欲呕者。

3. **方解**　方以青果为君,可清热解毒,利咽生津,略兼有化痰之功。柑枳为臣,开胃理气,止渴润肺。君臣相配,清肺利咽、生津解毒。荸荠清肺利咽、生津解毒;生姜开胃温经止呕;藕节亦能清热生津,三药俱为佐药。后二味《圣济总录》亦称姜藕散,治霍乱呕吐,烦渴。全方诸药配伍,共奏清肺利咽、生津解毒之功,用于治疗咽肿目赤、烦渴咳嗽、纳呆欲呕诸证。

（三）剂型、制法和用法

1. **剂型**　口服液。

2. **制法**　共捣如泥,用布拧汁。

3. **用法**　随时饮之。

（四）基源和用药部位

1. **柑枳**　本品为芸香科植物茶枝柑 *Citrus reticulata* cv. *chachiensis* 的干燥未成熟果实。7—8月采收未成熟的果实,自中部横切为两半,晒干或低温干燥。

2. **藕节**　本品为睡莲科植物莲 *Nelumbo nucifera* Gaertn. 的干燥根茎节部。秋、冬二季采挖根茎(藕),切取节部,洗净,晒干,除去须根。

3. **荸荠**　本品为莎草科荸荠属植物荸荠 *Heleocharis dulcis*（Burm. f.）Trin. et Henschel 的球茎经加工而得的干燥淀粉。冬季将荸荠从土中挖出,洗净,磨碎,过筛,反复漂洗,沉淀,干燥。

4. **青果**　本品为橄榄科植物橄榄 *Canarium album* Raeusch. 的干燥成熟果实。秋季果实成熟时采收,干燥。

5. **生姜**　本品为姜科植物姜 *Zingiber officinale* Rosc. 的新鲜根茎。秋、冬二季采挖,除去须根和泥沙。

（五）临床应用现状

加减古方五汁饮现代临床多用于治疗咽肿目赤等证,具有良好效果。

四、平安丸

（一）方剂出处

本方来源于《清代宫廷医案·慈禧光绪医方选议》。本方为脾胃门用方,慈禧医方中已有论述。此为宫中秘方,用途甚广。

（二）处方组成、功效和方解

1. **处方组成**　苍术(土炒)、厚朴(炙)、陈皮、檀香、沉香、木香、丁香、豆蔻、肉豆蔻、红豆蔻、草豆蔻、神曲、麦芽(炒)、山楂(炒焦)、甘草各100g。

2. **功效**　除湿运脾,理气消食。主治湿滞脾胃之证,症见脘腹胀满,不思饮食或饮食难消,恶心呕吐,嗳气吞酸,肢体沉重,怠惰嗜卧,舌苔白腻,脉缓。

3. **方解**　本方主治病证由湿阻气滞,脾胃失和,运化失常所致。方中苍术燥湿健脾,又经土炒,以增其健脾止泻之功。厚朴苦燥辛散,行气化湿,与苍术相伍,燥湿以运脾,行气以化湿,湿化气行则脾气健运,二药合用,加强燥湿运脾之力。陈皮理气和胃,芳香醒脾,助苍术燥湿,协厚朴行气。三药共为君药。檀香善理脾胃,利膈宽胸,止痛;沉香行气散寒止痛;木香行气调中止痛,与陈皮、厚朴同用,以治脾胃气滞,脘腹胀痛;丁香温中散寒,降逆止呕,四香合用以行气悦脾。豆蔻化湿行气,温中止呕,又能开胃消食;肉豆蔻温中散寒,行气止痛;红豆蔻散寒燥湿,醒脾消食;草豆蔻燥湿化浊,温中散寒,行气消胀,又温中散寒,降逆止呕。四蔻合用,加强全方祛湿醒脾之功。四香、四蔻共为臣药。佐以焦三仙(神曲、麦芽、山楂)消积化滞,开胃进食,为方中佐药。甘草甘缓和中,又可以调和药性,用为佐使。全方诸药配伍,燥湿与行气并用,兼以运脾消食和胃。共奏除湿运脾、理气消食之效。用于治疗湿滞脾胃而见有脘腹胀满,不思饮食或饮食难消,恶心呕吐,肢体沉重,怠惰嗜卧等症者。

(三)剂型、制法和用法

1. **剂型** 丸剂。

2. **制法** 为极细末,炼蜜为丸。

3. **用法** 口服,白开水送下。

(四)基源和用药部位

1. **檀香** 见前文相关内容。

2. **沉香** 见前文相关内容。

3. **木香** 见前文相关内容。

4. **丁香** 见前文相关内容。

5. **豆蔻** 见前文相关内容。

6. **肉豆蔻** 见前文相关内容。

7. **红豆蔻** 本品为姜科植物大高良姜 *Alpinia galanga* Willd. 的果实。秋季果实变红时采收,除去杂质,阴干。

8. **草豆蔻** 本品为姜科植物草豆蔻 *Alpinia katsumadai* Hayata 的干燥近成熟种子。夏、秋二季采收,晒至九成干,或用水略烫,晒至半干,除去果皮,取出种子团,晒干。

9. **陈皮** 本品为芸香科植物橘 *Citrus reticulata* Blanco 及其栽培变种的干燥成熟果皮。药材分为"陈皮"和"广陈皮"。采摘成熟果实,剥取果皮,晒干或低温干燥。

10. **厚朴** 本品为木兰科植物厚朴 *Magnolia officinalis* Rehd. et Wils. 或凹叶厚朴 *Magnolia offinalis* Rehd. et Wils. var. *biloba* Rehd. et Wils. 的干燥干皮、根皮及枝皮。4—6 月剥取,根皮和枝皮直接阴干;干皮置沸水中微煮后,堆置阴湿处,"发汗"至内表面变紫褐色或棕褐色时,蒸软,取出,卷成筒状,干燥。

11. **苍术** 本品为菊科植物茅苍术 *Atractylodes lancea*(Thunb.)DC. 或北苍术 *Atractylodes chinensis*(DC.)Koidz. 的干燥根茎。春、秋二季采挖,除去泥沙,晒干,撞去须根。

12. **甘草** 见前文相关内容。

13. **神曲** 本品为鲜青蒿、鲜苍耳、鲜辣蓼、苦杏仁、赤小豆、面粉或麦麸混合后,经发酵而成的干燥曲剂。

14. **麦芽** 本品为禾本科植物大麦 *Hordeum vulgare* L. 的成熟果实经发芽干燥的炮制加工品。将麦粒用水浸泡后,保持适宜温、湿度,待幼芽长至约 5mm 时,晒干或低温干燥。

15. **山楂** 本品为蔷薇科 植物山里红 *Crataegus pinnatifida* Bge. var. *major* N. E. Br. 或山楂 *Crataegus pinnatifida* Bge. 的干燥成熟果实。秋季果实成熟时采收,切片,干燥。

（五）临床应用现状

本方现代可用于治疗胃脘疼痛,胸膈痞满,噎膈反胃,气逆不舒。

五、内托疮毒方

（一）方剂出处

本方来源于清代奇克唐阿《厚德堂集验方萃编·痈疽疮疖总论》,主治疮毒,组成为:"鱼鳔七钱　核桃七片半　红枣去核七个。"用法为:"用香油三两,煎焦研末,黄酒送下即愈。"

（二）处方组成、功效和方解

1. **处方组成**　鱼鳔 10g、核桃仁 10g、大枣去核 7 个（10g）。

2. **功效**　清热解毒,散瘀消痈。主治疮痈肿毒等证。

3. **方解**　本方主治由热毒壅盛导致的疮痈肿毒,治当清热解毒,散瘀消痈。方中鱼鳔补肾益精,滋养筋脉,止血,散瘀,消肿,为君药。核桃仁补肾,润肺,润肠通便;大枣有补中益气、养血安神之效,两者共为臣药。麻油可润燥通便,解毒,生肌,用法中将鱼鳔、核桃仁、大枣与麻油混合煎焦研末,可以增强本方的解毒生肌之效,从而治疗疮疡肿毒。黄酒送服可引药入经,并具活血化瘀、温经通络、矫味去腥等作用。全方配伍,清热解毒,散瘀消痈,补托兼顾。

（三）剂型、制法和用法

1. **剂型**　散剂。

2. **制法**　取鱼鳔 7 钱,核桃仁 7 片半,去核后的大枣 7 个。用麻油 3 两,将上述药品煎焦后研末。

3. **用法**　黄酒送下。

（四）基源和用药部位

1. **鱼鳔**　见前文相关内容。

2. **核桃仁**　本品为胡桃科落叶乔木胡桃 *Juglans regia* L. 的干燥成熟种子,秋季果实成熟时采收,除去肉质果皮,晒干,再除去核壳和木质隔膜。

3. **大枣**　见前文相关内容。

4. **麻油**　本品为脂麻科植物脂麻 *Sesamum indicum* L. 的成熟种子用压榨法得到的脂肪油。

（五）临床应用现状

内托疮毒方现代临床主要用于疮痈肿毒的治疗。通过走访民间满医及现代中医,并经过问卷调查,多数医家认为临床运用治疗疮痈肿毒等效果良好。

六、应效药酒方

（一）方剂出处

本方来源于清代奇克唐阿《厚德堂集验方萃编·药酒诸方》。原文载其:"专治一切风气、跌打损伤、寒湿疝气,移伤定痛,顷刻奏功,即沉疴久病无见效者,若饮中醉辄不痛,气滞血滞即消,善通经络,破坚开滞,立见痛止,早晚午日三饮。"

（二）处方组成、功效和方解

1. **处方组成**　荆芥 12g、牡丹皮 12g、五加皮 12g、郁金 12g、延胡索 12g、川芎 12g、肉桂

6g、闹羊花 6g、木香 6g、羌活 6g、血见愁 6g。

2. **功效** 祛风湿,止痹痛,活血行气,通经止痛。主治风湿痹痛,跌打损伤。

3. **方解** 本方所治病症为风寒湿痹日久,气血瘀滞之证,治当祛风湿,止痹痛,活血行气,通经止痛。方以五加皮、荆芥作为君药。五加皮具祛风湿,补益肝肾,强筋壮骨,利水消肿之功;荆芥具发表,祛风,理血。臣以郁金、延胡索、川芎。郁金可活血祛瘀止痛,疏肝行气解郁;延胡索可活血行气止痛;川芎活血行气,祛风止痛。三药相合,活血行气止痛,并寓"治风先治血,血行风自灭"之意。佐以牡丹皮、木香、肉桂、闹羊花、羌活、血见愁。牡丹皮清热凉血、活血化瘀;木香行气止痛;肉桂补火助阳,散寒止痛,温通经脉,通九窍,利关节;闹羊花祛风除湿,散瘀定痛;羌活祛风胜湿,止痛。血见愁益气止血,活血解毒。六药合用,以助君臣药祛风湿,止痹痛,活血行气,通经止痛。加酒煎煮,借其剽悍温热走窜之性,温通经络、驱散寒邪、通行药力。以增强本方疗效,用以为使。诸药合用,以增祛风湿,止痹痛,活血行气,通经止痛之功,用于风寒湿痹日久,气血瘀滞之证。

(三)剂型、制法和用法

1. **剂型** 汤剂。

2. **制法** 上药共为细片粗末,用袋盛之,上好烧酒一坛,悬煮三炷香,放上三宿,去火气,分作数瓶。

3. **用法** 早、晚饮之,不可大醉。

(四)基源和用药部位

1. **荆芥** 本品为唇形科植物荆芥 Schizonepeta tenuifolia Briq. 的干燥地上部分。夏、秋二季花开到顶、穗绿时 采割,除去杂质,晒干。

2. **牡丹皮** 本品为毛茛科植物牡丹 Paeonia suffruticosa Andr. 的干燥根皮。秋季采挖根部,除去细根和泥沙,剥取根皮,晒干;或刮去粗皮,除去木心,晒干。前者习称"连丹皮",后者习称"刮丹皮"。

3. **五加皮** 本品为五加科植物细柱五加 Acanthopanax gracilistylus W. W. Smith 的干燥根皮。夏、秋二季采挖根部,洗净,剥取根皮,晒干。

4. **郁金** 见前文相关内容。

5. **延胡索** 本品为罂粟科植物延胡索 Corydalis yanhusuo W. T. Wang 的干燥块茎。夏初茎叶枯萎时采挖,除去须根,洗净,置沸水中煮至恰无白心时,取出,晒干。

6. **川芎** 本品为伞形科植物川芎 Ligusticum chuanxiong Hort. 的干燥根茎。夏季当茎上的节盘显著突出,并略带紫色时采挖,除去泥沙,晒后炕干,再去须根。

7. **肉桂** 见前文相关内容。

8. **闹羊花** 本品为杜鹃花科植物羊踯躅 Rhododendron molle G. Don 的干燥花。4—5 月花初开时采收,阴干或晒干。

9. **木香** 见前文相关内容。

10. **羌活** 见前文相关内容。

11. **血见愁** 本品为藜科藜属植物杂配藜 Chenopodium hybridum L. 的全草。6—8 月割取带花、果全草,鲜用或切碎晒干备用。

（五）临床应用现状

应效药酒方现代临床主要用于风湿痹痛、跌打损伤等疾病的治疗。

七、秘传八仙丸

（一）方剂出处

本方来源于清代奇克唐阿《厚德堂集验方萃编·风症总论》，原文记载其主治为："风痰半身不遂，口眼㖞斜，一切麻痹，痛风痛痿等症。"

（二）处方组成、功效和方解

1. **处方组成** 豨莶草500g、地黄250g、制何首乌250g、天麻200g、当归200g、秦艽200g。

2. **功效** 散风祛湿，通络止痛，补益肝肾，养血活血。主治风湿痹阻证属肝肾不足者。

3. **方解** 本方所治诸证均为风湿痹阻，肝肾不足之证。豨莶草祛风湿，利关节，清热解毒，为方主中君药。天麻息风止痉，平抑肝阳，祛风通络；秦艽祛风湿，清湿热，舒筋络，止痹痛，退虚热，二药助君药祛风邪，舒经络共为臣药。制何首乌补肝肾，益精血，强筋骨；地黄、当归养血活血，寓"治风先治血，血行风自灭"之意，三药共为佐药。诸药合用，风邪尽除，肝肾强健，阴血充足，经络通畅，诸证自除。

（三）剂型、制法和用法

1. **剂型** 丸剂。

2. **制法** 上药共研末为丸，如芡实大。

3. **用法** 每服1丸，酒送下。

（四）基源和用药部位

1. **豨莶草** 本品为菊科植物豨莶 *Siegesbeckia orientalis* Linn.、腺梗豨莶 *Siegesbeckia pubescens* Makino 或毛梗豨莶 *Siegesbeckia glabrescens* Makino 的干燥地上部分。夏、秋二季花开前和花期均可采割，除去杂质，晒干。

2. **制何首乌** 本品为蓼科植物何首乌 *Polygonum multiflorum* Thunb. 的干燥块根。秋、冬二季叶枯萎时采挖，削去两端，洗净，个大的切成块，干燥。本品为何首乌的炮制加工品。

3. **天麻** 本品为兰科植物天麻 *Gastrodia elata* Bl. 的干燥块茎。立冬后至次年清明前采挖，立即洗净，蒸透，敞开低温干燥。

4. **当归** 见前文相关内容。

5. **秦艽** 本品为龙胆科植物秦艽 *Gentiana macrophylla* Pall.、麻花秦艽 *Gentiana straminea* Maxim.、粗茎秦艽 *Gentiana crassicaulis* Duthie ex Burk. 或小秦艽 *Gentiana dahurica* Fisch. 的干燥根。前三种按性状不同分别习称"秦艽"和"麻花艽"，后一种习称"小秦艽"。春、秋二季采挖，除去泥沙；秦艽和麻花艽晒软，堆置"发汗"至表面呈红黄色或灰黄色时，摊开晒干，或不经"发汗"直接晒干；小秦艽趁鲜时搓去黑皮，晒干。

6. **地黄** 见前文相关内容。

（五）临床应用现状

满医秘传八仙丸现代临床主要用于风湿痹阻，肝肾不足等疾病的治疗。通过走访民间满医及现代中医，并经过问卷调查，多数医家认为临床运用效果良好。

八、治瘫痪秘方

（一）方剂出处

本方来源于《年希尧集验良方·中风门》，用治中风瘫痪见肢体痿弱、半身不遂、肌肉瘦削无力，脉缓无力者。

（二）处方组成、功效和方解

1. **处方组成**　牛髓 250g、蜂蜜（滤过）750g、面粉（炒黑）500g、干姜 150g。

2. **功效**　补肾益精，散寒通脉。主治中风瘫痪见肢体痿弱、半身不遂，肌肉瘦削无力，脉缓无力者。

3. **方解**　本方为中风瘫痪而设。方中重用牛髓为君药，补肾益精，填髓强骨。臣以干姜，温中散寒，回阳通脉。君臣相配，补肾填精，散寒通脉，使阳气回复，筋脉得其濡养，则行走渐强。以蜂蜜、面粉为丸，滋补脾胃，以助全方补养之力。全方诸药配伍，补肾益精，散寒通脉。

（三）剂型、制法和用法

1. **剂型**　丸剂。

2. **制法和用法**　四味和匀，如弹子大，每日 3~4 丸，细嚼，黄酒下，大效。

（四）基源和用药部位

1. **牛髓**　本品为牛科动物黄牛 *Bos Taurus domesticus* Gmelin 的脊髓和骨髓。屠宰牛时，收集脊髓或骨髓，除去骨屑等杂物，鲜用。

2. **蜂蜜**　本品为蜜蜂科昆虫中华蜜蜂 *Apis cerana* Fabricius 或意大利蜜蜂 *Apis mellifera* Linnaeus 所酿的蜜。春至秋季采收，滤过。

3. **面粉**　本品为禾本科植物小麦 *Triticum aestivum* Linn. 的干燥种仁经加工制成的细粉。

4. **干姜**　见前文相关内容。

（五）临床应用现状

治瘫痪秘方现代临床多用于中风瘫痪的治疗，具有良好效果。

九、龙涎香露

（一）方剂出处

本方来源于原始医药档案（康熙帝用方），其主治风痰之证。原书中记载本方除治疗风痰外，此药亦适用于补心健脑。

（二）处方组成、功效和方解

1. **处方组成**　龙涎香 30g、冰糖 30g、麝香 5g。

2. **功效**　通窍化痰。主治风痰证。

3. **方解**　龙涎香为君药，可开窍化痰，行气活血，散结止痛，利水通淋。麝香为臣药，开窍醒神，活血通经，消肿止痛。冰糖补中益气，和胃润肺，止咳嗽，化痰涎，用为佐使。三药合用，通窍化痰，以治风痰之证。

（三）剂型、制法和用法

1. **剂型**　口服液。

2. **制法** 将龙涎香、冰糖、麝香三种药研成细粉状,用 500g 玉泉酒露搅拌之,置于银制胆瓶中,再用一个银制胆瓶将口盖封,固定在热炭上,用微火煮三天三夜,将药过滤后,可得龙涎香露。

3. **用法** 服饮此露时,合 6~12 滴烧酒,或合于治心脏病之各种露汁、茶水同服。无论何时,或温或寒,均可服饮。然不可使之达到热的程度,若热时,龙涎香则失去药力矣。

(四)基源和用药部位

1. **龙涎香** 见前文相关内容。

2. **麝香** 见前文相关内容。

3. **冰糖** 本品为禾本科植物甘蔗 *Saccharum oficinarum L.* 茎中的液汁,制成白砂糖后再煎炼而成的冰块状结晶。

(五)临床应用现状

龙涎香露现代临床多用于治疗风痰等证,具有良好效果。

十、治耳聋外用方

(一)方剂出处

本方来源于《慈禧光绪医方选议·光绪皇帝治耳病医方》,用于耳聋耳闭。

(二)处方组成、功效和方解

1. **处方组成** 石菖蒲 3g、木通 3g、全蝎 1.5g、胭脂花 1.5g、麝香 0.3g。

2. **功效** 芳香通窍,清热利湿,解毒消肿。主治耳聋、耳闭证属肝火上炎者。

3. **方解** 方中麝香开窍醒神,活血通经,消肿止痛;石菖蒲开窍豁痰,醒神益智,化湿开胃,两者芳香开窍,共为君药。全蝎息风镇痉,通络止痛,攻毒散结,为臣药。胭脂花,芳香通窍;木通,利尿通淋,清心除烦,二药共为佐药。全方药物配伍,既能芳香通窍,又可清热利湿,解毒消肿,用治耳聋耳闭诸证属肝胆火热循经上攻及肝胆湿热所致者。

(三)剂型、制法和用法

1. **剂型** 外用丸剂。

2. **制法** 共为末,用黄蜡 3 钱匀化,待微冷,再入前药,和为丸,如枣核样,瓷器固收,勿走药气。

3. **用法** 以绵裹药,做成软梃寸许,纳耳中,迟 2~3 日再换新者,耳渐通。

(四)基源和用药部位

1. **胭脂花** 本品为报春花科植物胭脂花 *Primula maximowiczii* Regel 的全草。5—6 月采收,晒干。

2. **全蝎** 本品为钳蝎科动物东亚钳蝎 *Buthus martensii* Karsch 的干燥体。春末至秋初捕捉,除去泥沙,置沸水或沸盐水中,煮至全身僵硬,捞出,置通风处,阴干。

3. **石菖蒲** 见前文相关内容。

4. **木通** 本品为木通科植物木通 *Akebia quinata*(Thunb.)Decne.、三叶木通 *Akebia trifoliata*(Thunb.)Koidz. 或白木通 *Akebia trifoliata*(Thunb.)Koidz. var. *australis*(Diels)Rehd. 的干燥藤茎。秋季采收,截取茎部,除去细枝,阴干。

5. **麝香**　见前文相关内容。

（五）临床应用现状

治耳聋外用方现代临床多用于治疗耳聋、耳闭诸证属肝胆火热循经上攻及肝胆湿热所致者，具有良好效果。

十一、平肝清热代茶饮

（一）方剂出处

本方来源于《清代宫廷医案·慈禧光绪医方选议·治耳病医方》。

（二）处方组成、功效和方解

1. **处方组成**　龙胆 2g、柴胡（醋）2g、川芎 2g、甘菊 3g、地黄 3g。

2. **功效**　清肝泻火，开窍通络。主治耳闷、耳鸣和耳聋证属肝经湿热者。

3. **方解**　肝气郁结化热，湿热互结常伴右耳堵闷，因耳由胆经所循行，肝热常犯及胆经出现肝胆湿热，肝胆湿热可致经脉气血循行受阻发为耳闷、耳鸣，甚至耳聋。本方以龙胆为君，清热燥湿、泻肝胆火；柴胡为臣，疏解肝郁；川芎活血行气，祛风止痛；甘菊苦寒入肝，清热祛湿；地黄则清热凉血。诸药并用，合奏清肝胆湿热、通利经脉之功，从而对耳部堵闷有治疗作用。

（三）剂型、制法和用法

1. **剂型**　茶饮。

2. **制法**　上 5 味水煎。

3. **用法**　代茶饮服用。

（四）基源和用药部位

1. **龙胆**　本品为龙胆科植物条叶龙胆 *Gentiana manshurica* Kitag.、龙胆 *Gentiana scabra* Bge.、三花龙胆 *Gentiana triflora* Pall. 和坚龙胆 *Gentiana rigescens* Franch. 的干燥根和根茎。前三种习称"龙胆"，后一种习称"坚龙胆"。春、秋二季采挖，洗净，干燥。

2. **柴胡**　本品为伞形科植物柴胡 *Bupleurum chinense* DC. 或狭叶柴胡 *Bupleurum scorzonerifolium* Willd. 的干燥根。按性状不同，分别习称"北柴胡"和"南柴胡"。春、秋二季采挖，除去茎叶和泥沙，干燥。

3. **川芎**　见前文相关内容。

4. **甘菊**　本品为菊科植物小甘菊 *Cancrinia discoidea* (Ledeb.) Poljak. 的全草，春、夏季采收，切段晒干。

5. **地黄**　见前文相关内容。

（五）临床应用现状

平肝清热代茶饮现代临床多用于治疗肝经湿热所致的耳闷、耳鸣和耳聋。

十二、治白屑风方

（一）方剂出处

本方来源于《急救广生集·疡科》，用治白屑风。原书记载本方无方名，《医宗金鉴》记载本方名为润肌膏。

（二）处方组成、功效和方解

1. **处方组成** 麻油 200g、酥油 100g、当归 25g、紫草 5g、蜂蜡 25g。

2. **功效** 养血润燥，清热息风。主治白屑风。

3. **方解** 本方为治疗白屑风属而设，为外用制剂。方中当归为君，养血活血，滋阴润燥。臣以紫草，咸寒入血分，既能凉血活血，又善解毒透疹。二药入麻油、酥油浸炸后，渗透性好能促进透皮吸收。紫草有抗炎、抗菌作用，能够促进再生愈合。君臣相配，活血化瘀、凉血补血有效帮助组织修复。麻油活血、化瘀，用于皮肤疾患。麻油与当归同用，加强滋阴养血之力。蜂蜡具有解毒，敛疮，生肌，止痛之功效。全方药物合用，养血润燥，清热息风。

（三）剂型、制法和用法

1. **剂型** 外用膏剂。

2. **制法** 将当归、紫草入麻油和酥油内浸 2 日，文火炸焦去渣，加黄蜡 5 钱溶化，布滤倾碗内，不时用柳枝搅冷成膏。

3. **用法** 每用少许，日擦 2 次。

（四）基源和用药部位

1. **当归** 见前文相关内容。

2. **紫草** 见前文相关内容。

3. **蜂蜡** 本品为蜜蜂科昆虫中华蜜蜂 *Apis cerana* Fabricius 或意大利蜂 *Apis mellifera* Linnaeus 分泌的蜡。将蜂巢置水中加热，滤过，冷凝取蜡或再精制而成。

4. **麻油** 见前文相关内容。

5. **酥油** 本品为牛科动物黄牛 *Bos taurus domesticus* Gmelin 或牦牛 *Bos grunniens* L.、山羊 *Capra hircus* L.、绵羊 *Ovisaries* L. 的乳经加工制成的油。

（五）临床应用现状

治白屑风方现代临床多用于治疗白屑风，具有良好效果。

十三、治疝气神方

（一）方剂出处

本方来源于清《年希尧集验良方·疝气门》。

（二）处方组成、功效和方解

1. **处方组成** 小茴香（炒）50g、山楂 200g、枳实（炒）100g、柴胡 100g，栀子、牡丹皮、桃仁（去皮尖炒）、八角茴香（炒）各 100g。

2. **功效** 行气疏肝，活血化瘀，散寒止痛。主治疝气腹痛。

3. **方解** 本方为寒凝肝脉，气机阻滞之小肠疝气而设。小茴香温暖肝肾，散寒止痛，理气和胃；八角茴香温阳散寒，理气止痛，两者为君药。柴胡辛行苦泄，疏肝解郁；枳实破气除满而止痛；山楂消食健胃，行气散瘀。三者共为臣药，助君药行气散瘀止痛。栀子清热利湿，凉血止痛；牡丹皮清热凉血，活血化瘀，二药合用以清郁久所化之热；桃仁活血祛瘀，润肠通便，三药俱为佐药。全方诸药合用，辛散行气，温清并举，使寒凝得散，郁热得清，气滞得疏，肝经得调，则疝痛、腹痛可愈。本方通过行气疏肝，活血化瘀，散寒止痛，通便润肠以达到治愈疝气之功效。

（三）剂型、制法和用法

1. **剂型** 丸剂。

2. **制法** 共为细末,面糊丸,桐子大。

3. **用法** 每日空腹服 50~60 丸。

（四）基源和用药部位

1. **山楂** 见前文相关内容。

2. **枳实** 本品为芸香科植物酸橙 *Citrus aurantium* L. 及其栽培变种或甜橙 *Citrus sinensis* Osbeck 的干燥幼果。5—6月收集自落的果实,除去杂质,自中部横切为两半,晒干或低温干燥,较小者直接晒干或低温干燥。

3. **小茴香** 见前文相关内容。

4. **柴胡** 见前文相关内容。

5. **栀子** 见前文相关内容。

6. **牡丹皮** 见前文相关内容。

7. **桃仁** 本品为蔷薇科植物桃 *Prunus persica*（L.）Batsch 或山桃 *Prunus davidiana*（Carr.）Franch. 的干燥成熟种子。果实成熟后采收,除去果肉和核壳,取出种子,晒干。

8. **八角茴香** 本品为木兰科植物八角茴香 *Illicium verum* Hook. f. 的干燥成熟果实。秋、冬二季果实由绿变黄时采摘,置沸水中略烫后干燥或直接干燥。

（五）临床应用现状

治疝气神方现代临床多用于治疗疝气,具有良好效果。通过走访民间满医及现代中医,并经过问卷调查,多数医家认为临床运用效果良好。

十四、治乳岩已破方

（一）方剂出处

本方来源于清代年希尧《年希尧集验良方·妇人门》,亦见于清代丁尧臣所著《奇效简便良方》以及清代鲍相璈所著《验方新编》。本方主治乳岩,原文记载:"乳岩(乳中初起坚硬一粒如豆大,渐至如蛋大,七八年必破,破则难治)",而其中乳岩已破则用"荷叶蒂七个,烧存性研末,黄酒调下。"

（二）处方组成、功效和方解

1. **处方组成** 荷叶蒂 7 个(烧灰存性,研末酒下)30g。

2. **功效** 清热解毒,化瘀排脓。主治乳岩。

3. **方解** 本方所治症为乳岩,由气血瘀滞,肝脾两伤,经络阻塞,痰瘀互结于乳而发;或冲任失调,月经不调,气血运行不畅,脏腑及乳腺的生理功能紊乱,气滞、痰凝、瘀血互结而发。治当清热解毒,化瘀排脓。方中荷叶蒂味苦性平,无毒。入脾、肝、大肠经。可清暑去湿,祛瘀止血。本方单用荷叶蒂烧炭存性,且用黄酒调服,以加强清热解毒、化瘀排脓之力。

（三）剂型、制法和用法

1. **剂型** 汤剂。

2. **制法和用法** 荷叶蒂 7 个,烧存性研末,黄酒调下。

3. 用法　黄酒调服。

（四）基源和用药部位

荷叶蒂　本品为睡莲科植物莲 *Nelumbo nucifera* Gaertn. 的干燥叶基部。夏、秋二季采收荷叶，将叶片基部连同叶柄顶端剪下，干燥。

（五）临床应用现状

现代医家临床多运用乳岩已破方治疗乳岩等疾病，相当于西医的乳腺癌，为女性最常见的恶性肿瘤之一。

第六节　结　语

为了深入研究中国民族医药学会资助项目"民族医药经典名方筛选和大品种培育研究"子课题"30首满医药经典名方筛选与整理研究"，作者查阅了大量满医药相关书籍、满文书籍、地方志以及历史档案，到满族聚居地进行走访和调研，筛选出部分具有满族民族特色的方剂，并通过召开专家论证会进行鉴定，筛选出14首满医药经典方剂。

满族医药具有明显的宗教特性、地域性以及鲜明民族文化特征，满医药方剂是满族人民在与大自然抗争的过程中逐渐积累的经验形成的宝贵医学财富。由于满族生活于我国北部地区，历史上满族主要以游牧方式生活，环境寒冷，日常生活中主要以肉食为主，所患病证亦以风湿痹证、寒腿疼痛、痰喘咳嗽、痈疮肿毒为多。民间流传的偏方、验方以治疗各种外科疾病、皮肤病、胃肠道疾病更为多见。满族人民掌握了用于防治疾病的动植物药材有300余种，积累了适应当地环境防病治病的医疗技术，治疗疾病喜用鲜品药材，且使用剂量较大，药力较猛。同时，满族善用药膳疗法，其养生保健喜用地产动植物药材，这些医疗活动常渗透于日常生活饮食过程中，养生保健方剂亦较为多见。在这些方剂中的药物，大部分为汉化药物，少部分为满族特色药物。

民族文化是一个民族繁荣兴盛的重要标志，满族文化以及满族传统医药，在中国历史上曾经是辉煌的存在。通过满医药经典方的筛选挖掘工作，愈来愈清晰的事实是满族传统医药正处于濒危状态，流传在满族聚居地区民间的偏方、单方、验方等，也已经失去了满族的印记，满医药处于被遮蔽和被淹没的状态，处于自生自灭的边缘，所以国家将其作为非物质文化遗产全力保护和抢救。

满医药的抢救、保护和开发，面临诸多困难和挑战。如何抢救处于濒危状态的满族传统医药引发作者深入思考。首先，建立满族传统医药的资料库和数据库，把大量散见于古籍文献中的信息收集起来。如《满文旧档》《金史简编》《辽东志》《古今图书集成·医部全录》《急救广生集》《医宗金鉴》《年氏集验良方》《本草类方》《医学摘粹》等，都很值得深入整理和挖掘。其次，从满族聚居地区的地方志中和全国11个满族自治县的地方文献中，搜集整理有关满族传统医药方面的资料和信息，从中可以进一步挖掘关于满医、满药的内容。此外，更为重要的是广泛深入开展民间普查。

今天，抢救、保护和传承满族传统医药，对于充实和丰富中医药宝库，具有重要的意义。满族医药文化在面对疾病的传统观念是养生为本，治病为标，不病为上，防病为高，这一观念恰恰满足了现代人们对健康的需求。满族传统医药，经过现代科技雕琢，与时俱进，必将会再次绚丽绽放。

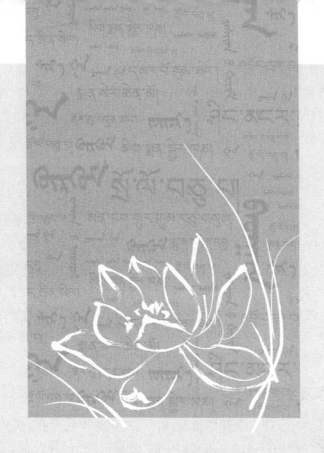

第六章

朝医药经典方

中国的朝鲜民族医学(简称朝医学)是我国传统医药的重要组成部分,具有悠久的历史,民族特色显著,在发展过程中流传下来千余首方剂。但是由于朝医学目前仅在我国吉林省延边朝鲜族自治州使用,应用范围有限,制约了朝医学的发展。近年来,国家陆续出台了系列指导经典方转化成为成药审批上市的文件,这为朝医药的发展提供了良好的机遇。

第一节　朝医药学发展概况

朝医学来源于"高丽医学",中国与古朝鲜地理位置毗邻,两国之间文化交流密切。朝医学是在固有朝鲜民族文化基础上,吸收中医学理论,结合朝鲜民族医疗实践经验,逐步形成的独具特色的朝鲜民族传统医学,是我国传统医学不可分割的一部分。朝医学起源于古朝鲜三国时代,发展至今大致可划分为4个阶段,分别为高丽医学及乡药化的萌芽时期(前61—915年)、高丽医学理论体系的普及与创立时期(15—19世纪)、朝医学理论体系的形成时期(19世纪末—20世纪初)、朝医学发展和振兴时期(20世纪初至今)。

一、高丽医学及乡药化的萌芽时期

早在古朝鲜三国时代,朝医学开始萌芽,新罗、高丽的特色医书《新罗法师方》及《老师方》传入中国。朝鲜的药物也通过交流来到中国,并被记载于《神农本草经》,梁代陶弘景所著《本草经集注》中也有朝鲜药物的记载。

三国时代中期,古朝鲜医学已经在原始医术及萨满医学的基础上得到了进一步的发展,这一时期的医学著作有《百济新集方》《新罗法师方》《新罗法师流观秘密要术方》《新罗法师秘密方》,但是这4本医书均已亡佚。统一新罗时期,《三国史记》中记载,692年,新罗在对医生的培养教育上,仿唐朝制度设立医学博士,且以中医书籍为教材进行传授,《素问》《难经》《针灸甲乙经》都是需要学习的内容,还聘请中医到朝鲜进行传授及从医。10世纪初,高丽建国以后,与宋朝的交流进一步加深,高丽使者出访时,被赠予《太平圣惠方》《太平御览》《神医普救方》等方书。至高丽王朝末期,高丽收藏中国医书已多达200余种。

李氏王朝建朝后鼓励医者加快推动乡药化的进展,"乡药"指的是原产于朝鲜半岛的药材。太祖七年(1212年),赵浚、金士衡、权仲和等人编纂完成《乡药济生集成方》,该书以《三和子乡药方》《乡药简易方》为蓝本进行编写,为高丽朝末时期朝医药经验集大成者,"乡药"为本书的最大亮点,本书也成为编写《乡药集成方》的蓝本,现已失传。

二、高丽医学理论体系的普及与创立时期

朝鲜时代起,朝鲜太宗十分重视医学教育,使医学普及到大众,制定并完善医学教育、医学制度,使研究乡药及医理的风气盛极一时。此期编纂了《乡药集成方》《医方类聚》《东医宝鉴》等著作,为朝医学奠定了理论和实践的基础,对后世影响较大。

朝鲜先民对于汉医学十分重视,从一开始的接受到逐渐消化理解形成独具特色的传统朝

鲜医药学。高丽时期还大力推行乡药化运动,将中医内容与朝鲜本地情况相结合,创造出适用于本民族、本地区的医药体系。

三、朝医学理论体系的形成时期

19世纪末,李济马提出的"四象医学"理论将朝医发展推至一个巅峰,李济马所写的《东医寿世保元》在中国出版,对我国现代中医的发展也产生了一定的影响,而移居我国的朝鲜族人民,也将本民族的医药经验带来,形成朝鲜族的医药体系。《东医寿世保元》独创体质辨证,将辨象与辨证相结合,重视体质、气质、社会心理学对人体的影响,四象医学的创立,表明朝医学理论体系的基本形成。

20世纪初,我国朝鲜族一些有志之士对四象医学进行潜心研究,出现了一批著名医家,如金良洙、李常和、金九翊、李哲雄、郑容舜、金昊哲、李钟善、金圣培等人,其中李常和、金九翊等人还著书立说,写了《四象论》《四象林海指南》,朝医学的发展过程中,也出现了许多学派,各学派间学术争鸣,极大推动了朝医学在我国的发展。

四、朝医学发展和振兴时期

中华人民共和国成立以后,朝医药迎来了发展和振兴时期,特别是在1984年全国民族医药工作会议上,国家卫生部和国家民族事务委员会联合召开的在将中国朝鲜民族医学列入民族医学系列,并将其纳入《全国民族医药"七·五"发展规划》;建立延边朝鲜族自治州民族医药研究所;1992年《朝鲜民族医学》正式发行,同年在国家教委批准下,增设朝医专业。次年建立延边四象医学研究所,在朝医文献整理及基础研究方面收集并整理散落民间的朝医书籍著作174册、手抄本46册。此外,在前列腺疾病、糖尿病、中风等疾病的研究上采取辨象与专方专药的方法,得到较好的疗效。改革开放以来,是朝医药进行文化交流的一个巅峰时期,延边朝鲜族自治州多次召开全州民族医药学术交流会,并先后召开关于朝医、四象的专题研讨会,为升华民族医药理论及实践水平夯实了基础。

朝医学在漫长的发展过程中,在中医学经典处方基础上,吸收中医学的精髓,结合本民族人文背景与生活习惯,积累了大量行之有效的、具有民族特色的方剂。据统计,流传下来单方、验方、秘方达1 000余个。其中以四象医学理论指导下的古方最具特色,是朝医经典方研究的主要方向。

第二节　朝医药学理论体系

"四象医学"理论是朝医学的特色理论,贯穿朝医学发展的各个领域,因此,明确四象医学的特点是梳理、理解及研究朝医学经典方的前提条件。

四象医学起源于中医学,在《类经》" 人有阴阳,治分五态"理论的基础上,去掉正常状态的阴阳平和之人,将人分为太阳人、太阴人、少阳人及少阴人,是为"四象人"。四象医学理论以四象人为基础,分别在整体观、阴阳理论、脏腑论、病因及病理学等领域有所创新。四象医学的特点主要体现在以下几个方面。

一、阴阳论及整体观

朝医学在中医学阴阳论及整体观的基础上,结合朝鲜民族的环境及生活特点,重新认识并形成具有朝鲜民族特点的阴阳论及整体观。阴阳论是朝医学基础,朝医学吸收《周易》思想,将太极、八卦与人体相结合,用阴阳学说解释人体阴阳属性及体质特点,形成了朝医的阴阳论,这是朝医学建立的基础,也是朝医学辨象论治的根本。朝医学的整体观中融入了"天、地、人"三才理论,也就是人与自然、社会之间关系的"天、人、性、命"观,在治法方面具体体现为"四因治宜",即"因天时、因地方、因人、因世会"制宜。朝医学的整体观贯穿着朝医学生理、病理、治法、组方等各个方面,是朝医学的基本思想之一,指导着朝医学的临床实践。

二、四象人论与脏腑论

朝医学在"四端论"里以心身统一及脏腑和心性互为相关的观点,将人分为太阳、太阴、少阳、少阴四种体质。《东医寿世保元》中记载:"人禀脏理有四不同:肺大而肝小者名曰太阳人;肝大而肺小者名曰太阴人;脾大而肾小者名曰少阳人;肾大而脾小者名曰少阴人。"脏腑论中,以"五脏之心,中央之太极,五脏之肺、脾、肝、肾四维之四象"的"四端论"观点来研究人体脏腑、组织、器官的结构和生理功能。朝医制定治法治则、药物选择及处方均以四象人论和脏腑论为依据。

三、病因学与病理学

朝医学的病因概括起来,可分为四淫、四情、四心、四邪恶、四毒、四伤等;病理学强调不同体质(象)出现不同的发病机理和病理过程,即阴阳盛衰、寒热多寡、脏器大小、情志过不及和六经病症局限等。朝医学着重强调天禀因素的致病作用,主张外因通过内因(主要是"四情")起作用。四象人由于不同的脏局特点导致所患疾病也各有侧重,太阳人易患噎膈、反胃等疾病,太阴人易患肺炎、咳嗽、高血压、高脂血症、心血管系统疾病,少阳人易患腰痛、尿浊、咽痛等疾病,少阴人易患脾寒、胃冷消化系统疾病以及痛经、肢厥等疾病。

四、朝医体质学说

朝医学强调体质先天论与不变论。四象医学强调"体质"在医学中的作用,即"象"的特点,与中医学在体质特征认识上总体方向保持一致,但更偏向"遗传决定论"。朝医认为,四象体质形成于先天禀赋,有相对的稳定性和持久性,不随后天因素,如情志刺激、饮食失节、劳逸过度、地理环境、气候因素影响、严重或长期疾病等因素转变,而引起变化的只是体质脏局对外表现出的象。这与中医认识的体质可受外界环境影响的观点有所差异。

第三节　朝医方药特色

朝医学用药主要有四个特点:第一个特点是采用"三统法"即"三统分类法",将方剂中的补、和、攻作用分类为上、中、下三统,这样的分类方便医者根据患者的寒热虚实选择合适的方剂；第二个特点是以单方为特色，《东医宝鉴》及《四象金匮秘方》中均记载了大量单方；第三个特点是四象用药法，这是李济马在临床实践中发现不同药物对不同体质之人作用不同而提出，并且经后世发展总结出四象药物，在进行诊疗时以辨象辨证相结合的方式，再针对具体体质之人选取对应药物；第四个特点是滋补疗法的使用，擅长以药膳形式进行滋补，常见的有黄芪炖鸡、人参炖鸡、狗肉膏油、蜂蜜等。

一、朝医药物特点

朝药的发展也同中药一样，经历了漫长的发展时期。朝医基本上引用中药和东药，"四象药物"很多引用了中药，《四象金匮秘方》《汉方医学指南》《东医宝鉴》《增补方药合编》等书都对中药进行引用，根据朝医四象理论辨象应用，作为自己民族独特的治病工具。还有一部分则是总结了朝鲜族民间用药习惯而发展起来的，如止血石、苦参虫、猕猴桃、鸭肉等。

"药乃局限于人"是朝医特有的观点，古代医家偏重"药必随证"，而这一新观点让人们加深了"药关于人"的概念，一些药物对某些人不仅不起治疗作用，还产生严重的不良反应，这就是药物的"不符象现象"，由于四象人天赋体质、社会环境、情志特点均不同，故对同一种药物的反应也不尽相同，四象医学家们根据这一特点创立了"药物归象"的学术思想，将药物分为四大类——少阳人药、太阳人药、少阴人药、太阴人药，据统计，已知归类的四象药物有278种，其中太阳人10种，太阴人106种、少阳人90种、少阴人72种。常用四象人代表药物见表6-1。

表6-1　常用四象人代表药物汇总表

四象人分类	代表药物
少阴人	诃子、干姜、干漆、甘草、桂皮、桂枝、苦楝皮、韭子、橘红、金沸草、广藿香、贯众、南星、丹参、大枣、当归、杜仲、高良姜、郁金、硫黄、木香、半夏、白僵蚕、檀香、白附子、豆蔻、白芍、鳖甲、蜂蜜、莪术、附子、乌头、砂仁、山楂、三棱、三七、石斛、细辛、苏木、苏叶、苏合香、水铁、安息香、罂粟、五灵脂、吴茱萸、乌药、禹余粮、肉豆蔻、益母草、益智、人参、茵陈、椿实子、赤石脂、丁公藤、丁香、枳实、铁粉、白术、苍术、川芎、川楝子、麦皮、陈皮、草果、沉香、巴戟天、巴豆、何首乌、香附、香薷、延胡索、茴香、厚朴、黄芪
太阴人	葛根、京墨、藁本、昆布、蚯蚓、金箔、桔梗、款冬花、蕨菜、南瓜、大豆、大豆黄卷、大麻子、皂角、冬瓜、糯米、莱菔子、荔枝、莲子、鹿茸、龙骨、龙脑、龙眼肉、李实、鲤鱼、马兜铃、麦冬、麻仁、麻黄、白矾、白薇、白果、白及、白蔹、凤仙子、柏子仁、白芷、浮萍草、榧子、射干、使君子、沙参、蛇床子、砂糖、麝香、山药、桑寄生、桑白皮、酸浆、酸枣仁、橡实、石油、石耳、石菖蒲、仙茅、小麦、松耳、续断、续随子、松叶、松脂、松花、升麻、乌梅、五味子、牛肉、牛黄、云母、熊胆、威灵仙、远志、榆皮、薏苡仁、紫菀、紫草、樗根皮、荸泥、蛴螬、棕榈、竹茹、蒺藜、苍耳子、天麻、天门冬、天竺黄、土茯苓、泽兰、蒲公英、贝母、蒲黄、杏实、苦杏仁、蟹、海带、海松子、海藻、桦皮、黄芩、黄栗
少阳人	茄子、甘遂、柑子、羌活、轻粉、苦参、荞麦、葵花、枸杞子、瞿麦、龟板、金银花、瓜蒌子、女贞子、大戟、大麦、独活、冬葵子、铜屑、童便、灯心草、地肤子、地榆、地骨皮、连翘、灵砂、炉甘石、芦荟、梨实、马齿苋、芒硝、麦芽、牡丹皮、木贼、木通、没药、薄荷、斑蝥、防风、茯苓、覆盆子、槟榔、山茱萸、栀子、地黄、石膏、石雄黄、蟾蜍、菘菜、水银、熟地黄、柴胡、神曲、蜈蚣、牛蒡子、乳香、肉苁蓉、忍冬、王不留行、自然铜、石油、猪苓、猪肉、田螺、前胡、钩藤、朱砂、知母、车前子、青黛、青葙子、青蒿、草决明、天花粉、菟丝子、夏枯草、海金沙、海参、玄参、荆芥、琥珀、虎杖根、红花、黄丹、黄连、黄柏、滑石
太阳人	荞麦、芦根、木瓜、蚌蛤、松节、五加皮、杵头糠、猕猴桃、鲫鱼、葡萄根

二、朝医药组方原则

四象医学处处以"象"为依据,根据四象人天禀生理、病理状况施以调理原则,形成了"药物归象、按象用药、辨象施治、随证加减"的处方特点,一方多治,构方精练,多用生药,注重剂量条件,充分体现了个体化治疗的思想。朝医组方原则主要包括辨象施治原则、个性化治疗原则、情志调治原则和食疗原则。

(一) 按象用药、药物归象

以"药乃局限于人"的原则指导组方用药,这一观点抓住了药物对不同体质人体产生不同作用的特点,所以在诊疗时应注重辨象,并且严格按照本象药物治疗本象疾病。朝医按四象把药物进行分类,按照病人体质的差异,选择疗效好、副作用小的药物。具有不同象的人用不同的药物,四象药物不可混用。诊治时注重辨象,按象用药。例如:同样的药物对有些人疗效显著,而对有些人的治疗效果不明显,甚至出现副作用,这是由于人的体质个体化差异所导致。

朝医学依据四象理论,在中医古方基础上,去掉不符象的药物,补充与象相符的药物,形成独特的四象方剂。朝医中有些方剂虽仍与中医方剂同名,但经过调整后已成为四象方剂。目前已经整理记载的四象方剂有531方,其中太阳人方4方,太阴人方182方,少阴人方178方,少阳人方167方。如前文提到的太阴调胃汤、千金文武汤等均为四象方剂。

(二) 辨象施治

辨象施治是朝医处方的主要特点。因太少阴阳四象人制宜,是朝医治病的重要原则,在遣方用药时要考虑到致病因素和四象人的阴阳状态、脏局大小,既要有效治疗疾病,又要避免不良影响。根据四象人象的不同,有不同的治疗原则:

太阳人具有"肺大肝小"的脏局特点和"过阳、阴少、肝虚"的病机特点,临床上常采用"泻阳、补阴、保肝"的原则,代表方剂有五加皮壮脊汤、猕猴桃植肠汤。

少阳人具有"脾大肾小"的脏局特点和"过阳、损阴、肾虚、过热"的病机特点,临床上常采用"清热、泻阳、补阴、补肾"的原则,代表方剂有荆防败毒散、荆防导赤散、六味地黄汤等。

太阴人具有"肝大肺小"的脏局特点和"血浊气涩,肺虚过燥"的病机特点,临床上常采用"通利、补肺、泻肝"的原则,代表方剂有调胃承气汤、葛根解肌汤、清心莲子汤等。

少阴人具有"肾大脾小"的脏局特点和"血夺气败,脾虚过冷"的病机特点,临床上常采用"温补、散寒、补脾胃"的原则,代表方剂有黄芪桂枝附子汤、人参桂枝附子汤、官桂附子理中汤、宽中汤、理中汤、补中益气汤等。

(三) 辨证与辨象相结合

朝医学推崇"辨证-辨象"相结合的诊疗模式,从患者的接诊开始,通过望闻问切,进行辨象和辨病,再结合辨证,强调辨证、辨象在整个诊治过程中的重要性。四象医学讲求辨别四象二型,其中二型指的是四象人的热多型和寒多型,诊断过程以"辨象为前,辨证为后,辨象为刚,辨证为辅"。朝医认为四象人各有偏大之脏和偏小之脏,大脏以实为主,需"泻之",小脏多虚,需"补之",四象人应更加重视偏小之脏,遣方用药需要补小脏。有学者通过比较朝医与中医六味地黄汤、麻黄定喘汤、补中益气汤用药差别,说明了朝医与中医的差别在于朝医在辨证基础上,增加了辨象。

(四)"异象同病异治""同象异病同治"与"同证异象异治"

这些治疗原则主要是根据四象人的脏局特点及"四情"(喜怒哀乐)顺逆动的生理、病理而提出的。基于同象的异病发病机理基本相同,异象的同病发病机理基本不同的观点,从而产生了朝医所特有的辨象施治原则,即"大者泻之""小者补之"的治疗原则和"异病同象同治""同病异象异治""同证异象异治加减"的治病原则。

比如太阴人方剂太阴调胃汤可治疗太阴人伤寒、胃痛、痞证、湿证、痰证等多种疾病,体现了异病同治的理论,再如对于消渴病的治疗,太阴人、少阴人与少阳人主要使用的药物不尽相同,体现了同病异治的观点(表6-2)。

表6-2　太阴人、少阴人与少阳人消渴病治疗选方一览表

类型	太阴人	少阴人	少阳人
上消	万金文武汤	补中益气汤	凉膈散火汤
中消	调胃升清汤	芎归葱苏理中汤	忍冬藤地骨皮汤
下消	千金文武汤	姜术宽中汤	熟地黄苦参汤

第四节　朝医药经典方筛选挖掘

一、朝医药古代典籍

根据经典方筛选要求,选择 1911 年以前成书的朝医典籍作为筛选目标,结合朝医专家组意见,确定将《乡药集成方》《医方类聚》《东医宝鉴》和《东医寿世保元》四部书籍作为朝医经典方来源。

(一)《乡药集成方》

该部著作成书于 1431—1434 年间,作者为卢重礼、俞孝通、朴允德等,全书载方 10 706首,其中记录了 694 种朝鲜地产药物。《乡药集成方》吸收中国医书精华,选方简便,是朝鲜第一部较为完整记录其民族医疗特色的著作,书中记录了大量朝鲜当地药物,是朝医药地产化的标志性著作,为朝医药发展奠定了民族医药基础。

(二)《医方类聚》

该书于 1443 年开始编纂,1477 年刻印出版,作者为金礼蒙等共 10 位医家。书中汇集了152 部中医典籍,1 部高丽医方著作,共收录方剂 5 万余首,是当时世界最为全面的医学类百科全书。该书汇集各家所长,内容丰富,原文引用并注明了出处,保留了大量现今已亡佚的历史医学著作,具有重要的历史价值。

(三)《东医宝鉴》

该书成书于 1610 年,1613 年刊发,作者为朝鲜太医许浚。在编纂过程中,作者根据其地域、时代特点及本土化需求,对原文进行了选择性摘录,加入了作者自己的理解及加工,包括自己命名方剂,对采用的朝鲜当地药物名称进行阐述,明确了对药物分类的描述,某些药物炮

制方法采用了当时朝鲜的常用方法,也对某些处方药味进行了加减,在药量、制药法、服用量、服法等内容上均与原著有所差异,使之更加符合朝鲜当时的社会及生活环境,开启了中医朝鲜本土化的序幕。该书于2009年被《世界记忆遗产名录》收录,成为世界非物质文化遗产之一。据考证,全书引用了206种书籍文献,其中中国文献200种,朝鲜文献6种。这部著作以养生保健为主,兼具针石及治疗方剂,实用且易于操作。自发行开始,朝鲜医学开始了向"以身为本"的医学发展转变的进程。

(四)《东医寿世保元》

该书成书于1894年,作者为李济马。这部著作开创了朝医学最具特色的"四象医学"理论,是朝医药发展史上的重要里程碑。《东医寿世保元》中记载:"人禀脏理有四不同:肺大而肝小者名曰太阳人;肝大而肺小者名曰太阴人;脾大而肾小者名曰少阳人;肾大而脾小者名曰少阴人。"四象医学理论以四象人为基础,以"天、人、性、命"整体观为理论指导,以"四维之四象"结构为主要形式,全书从整体观、脏腑观、病因学说、诊断及方药等多个角度阐述四象医疗理论,在治疗方面更加强调心理学和疾病的预防保健,全书共记载四象方剂113首。

二、朝医药经典方的筛选挖掘

参照《古代经典名方目录(第一批)》信息表,建立《朝医古方数据库》。《朝医古方数据库》字段主要包括方名、出处、功效、处方、制法及用法、剂型、来源朝医古籍、方剂出处(主要指来源于中医古籍的方剂)、章节、页码等。同时建立数据录入人员工作群,对参加研究的数据录入人员进行集中培训,并建立实时沟通机制,解决书籍录入过程中的具体问题,从而保障质量。

(一)纳入与排除标准

根据经典方筛选要求,设定朝医药经典方筛选标准。

1. 纳入标准

(1)来自于朝医文献的方剂。

(2)朝医文献出版于1911年以前。

(3)方剂至今临床仍沿用。

2. 排除标准

(1)处方中药物组成符合十八反、十九畏的方剂。

(2)处方中含有"剧毒"和"大毒"药性的药物。

(3)处方中所含药物无现代标准的。

(4)含有经现代毒理学证明有毒的药物。

(5)适用范围包括传染病,或涉及孕妇、婴幼儿等特殊人群用药的方剂。

(6)筛选出的朝医方剂与中医方剂的名称、药味、用法、用量均一致的方剂。

(7)《古代经典名方目录(第一批)》和《古代经典名方目录(第二批)》已收录的品种。

(8)单方方剂。

(9)含有受保护的动物或植物药,或无法批量生产的药物,或其他不适宜开发的方剂。

（二）初筛

根据纳入与排除标准，从《东医寿世保元》《东医宝鉴》《乡药集成方》《医方类聚》中筛选出符合经典方筛选要求的方剂共 83 首。

（三）专家调查

邀请 13 位朝医专家参与经典方筛选工作，专家分别来自延边大学（6 位）和延边朝医医院（7 位）；其中男性专家 8 位，女性专家 5 位；专家年龄在 55 岁以上者 6 位（46.15%），45~55 岁者 4 位，35~44 岁者 3 位；具有正高级职称者 8 位，具有副高级职称者 5 位；从事朝医药临床或科研工作 31 年以上者 6 位，21~30 年者 4 位，11~20 年者 3 位；研究方向涉及朝医临床应用者 9 位，朝药方剂研究者 7 位，朝医医史文献研究 5 位，朝鲜药物学研究者 2 位。

三、筛选结果

通过两轮专家调研，专家们从 83 首方剂中最终确定了朝医药 30 首经典方（附录二　附表 10　30 首朝医药经典方目录）。

（一）朝医药经典方的方剂来源、功用及临床特点

入选的 30 首方剂中，除"黄芪散"来自《乡药集成方·本朝经验》，其余 29 首方剂均来源于《东医寿世保元》。《东医寿世保元》是朝医发展历史的里程碑，对现代朝医遣方用药具有重要指导作用，具有鲜明的朝医特色，朝医经典方主要来源于该部著作，具有鲜明的代表性，也符合目前朝医学方剂应用实际与发展方向。

《东医寿世保元》中入选的 29 首方剂均为四象方，其中少阴人方剂 14 首（八物君子汤、香附子八物汤、香砂养胃汤、川芎桂枝汤、藿香正气散、黄芪桂枝附子汤、升阳益气汤、黄芪桂枝汤、赤白何乌宽中汤、人参吴茱萸汤、厚朴半夏汤、白何首乌理中汤、桃仁承气汤、人参桂枝附子汤），少阳人方剂 8 首（荆防导赤散、荆防地黄汤、凉膈散火汤、荆防泻白散、十二地黄汤、忍冬藤地骨皮汤、猪苓车前子汤、地黄白虎汤），太阴人方剂 7 首（热多寒少汤、麻黄定喘汤、葛根承气汤、补肺元汤、麻黄发表汤、调理肺元汤、麦门冬远志散）。

少阴人因具有"肾大脾小"的脏局特点和"血夺气败，脾虚过冷"的病机特点，方剂以"温补、散寒、补脾胃"为原则，此次入选的经典方主要治疗少阴人头痛、身痛、食滞、鼓胀、腹泻等疾病，还可治疗少阴人亡阳证等急症。

少阳人具有"脾大肾小"的脏局特点和"过阳、损阴、肾虚、过热"的病机特点，以"清热、泻阳、补阴、补肾"为原则，此次入选的经典方主要治疗少阳人的中风、咳嗽、痰湿、鼓胀、黄疸、淋证等疾病。

太阴人具有"肝大肺小"的脏局特点和"血浊气涩，肺虚过燥"的病机特点，以"通利、补肺、泻肝"为原则，此次入选的经典方主要治疗头痛、咳嗽、气喘、耳聋、耳鸣等疾病。

（二）药物品种、个数、药味占朝医药本草著作的比例、性味、归经

1. 药物频次统计　共收录 30 首处方，涉及中药 83 味，频次 ≥5 以上的药物有 21 味，药物频次位于前 10 的分别为白芍、生姜、大枣、炙甘草、防风、陈皮、荆芥、当归、黄芪，详见表 6-3。

表 6-3　频次≥5 的药物统计表

序号	药物	频次	序号	药物	频次
1	白芍	11	12	桔梗	6
2	生姜	11	13	羌活	5
3	大枣	10	14	黄芩	5
4	炙甘草	9	15	地黄	5
5	防风	8	16	独活	5
6	陈皮	7	17	茯苓	5
7	荆芥	7	18	石膏	5
8	当归	7	19	白术	5
9	黄芪	6	20	麦冬	5
10	人参	6	21	知母	5
11	桂枝	6			

2. 四气、五味、归经统计　四气统计中,以温、寒、平为主;五味统计中,以辛、苦、甘为主;归经统计中,肺经、胃经、脾经位居前三。具体见表 6-4。

表 6-4　药物四气、五味、归经统计

项目	频次
四气	温(119),寒(60),平(27),热(12),凉(9)
五味	甘(128),辛(114),苦(102),酸(19),涩(8),咸(4)
归经	脾(127),肺(112),胃(91),肾(70),肝(70),心(63),膀胱(36),大肠(20),胆(12),小肠(11),三焦(3),心包(1)

3. 基于关联规则的组方规律分析　基于关联规则,设置支持度个数为 7、置信度为 0.8 进行分析,得到 15 条数据,包含 7 味中药,频次在 7 以上的药物组合共 15 组,"炙甘草-生姜""炙甘草-大枣""炙甘草-白芍""生姜-大枣""生姜-当归"位居前五,具体见表 6-5、表 6-6。

表 6-5　频次高于 7 的药物组合统计表

序号	药物组合	频次	序号	药物组合	频次
1	炙甘草-生姜	8	9	荆芥-防风	7
2	炙甘草-大枣	8	10	炙甘草-生姜-大枣	8
3	炙甘草-白芍	8	11	炙甘草-生姜-白芍	7
4	生姜-大枣	9	12	炙甘草-大枣-白芍	7
5	生姜-当归	8	13	生姜-大枣-白芍	8
6	生姜-白芍	9	14	生姜-当归-白芍	7
7	大枣-白芍	8	15	炙甘草-生姜-大枣-白芍	7
8	当归-白芍	7			

表 6-6　药物组合关联规则（置信度 >0.800）

序号	关联规则	置信度	序号	关联规则	置信度
1	炙甘草→生姜	0.889	12	炙甘草→生姜,大枣	0.889
2	炙甘草→大枣	0.889	13	炙甘草,白芍→生姜	0.875
3	炙甘草→白芍	0.889	14	炙甘草,生姜→白芍	0.875
4	大枣→生姜	0.900	15	大枣,白芍→炙甘草	0.875
5	生姜→大枣	0.818	16	炙甘草,白芍→大枣	0.875
6	白芍→生姜	0.818	17	炙甘草,大枣→白芍	0.875
7	生姜→白芍	0.818	18	大枣,白芍→生姜	1.000
8	防风→荆芥	0.875	19	生姜,白芍→大枣	0.889
9	生姜,大枣→炙甘草	0.888	20	生姜,大枣→白芍	0.889
10	炙甘草,大枣→生姜	1.000	21	生姜,大枣,白芍→炙甘草	0.875
11	炙甘草,生姜→大枣	1.000	22	炙甘草,生姜,大枣→白芍	0.875

通过对四本书的整理,筛选出 83 首方剂,再通过朝医专家问卷调查,最终筛选出的 30 首朝医经典方(附录二　附表 10　30 首朝医药经典方目录)。30 首方剂涉及 83 味药物,可见最常用的为白芍、生姜、大枣、炙甘草、防风、陈皮、荆芥等,最常用的药对为炙甘草-生姜、炙甘草-大枣、炙甘草-白芍。

第五节　30 首朝医药经典方

一、荆防地黄汤

(一)方剂出处

本方来源于《医学正传》中的六味地黄汤,《东医寿世保元》中对组方药物进行了加减,将其更名为"荆防地黄汤"。

(二)处方组成、功效和方解

1. 处方组成　熟地黄、山茱萸、茯苓、泽泻各 2 钱,车前子、羌活、独活、荆芥、防风各 1 钱。

2. 功效　滋阴补肾,除肾之表邪。主治少阳人的身寒、腹痛、亡阴证,浮肿,寒热往来,胸胁满等证。

3. 方解　少阳人虽热胜,然阳盛格阴,败阴内遁则畏寒而泄下,此之谓亡阴病。外感风寒湿邪,劳倦太过,饮食不节,房劳过度等原因导致水不归经则上泛,传入脾而肌肉浮肿,传入肺而气息喘急。方中熟地黄、山茱萸补肾和肾,茯苓固肾立肾,三药相配滋阴补肾。泽泻、车前子相配壮肾涤肾之秽气,羌活、独活、荆芥、防风大清胸膈之风热并补阴。诸药合用,共奏补肾滋阴、除肾之邪气之功。

(三)剂型、制法和用法

1. 剂型　汤剂。

2. 制法和用法　每日 2 剂,早、晚水煎服。

（四）基源和用药部位

1. 熟地黄　本品为玄参科植物地黄 *Rehmannia glutinosa* Libosch. 的新鲜或干燥块根。秋季采挖,除去芦头、须根及泥沙,鲜用;或将地黄缓缓烘焙至约八成干。前者习称"鲜地黄",后者习称"生地黄"。本品为生地黄的炮制加工品。

2. 山茱萸　本品为山茱萸科植物山茱萸 *Cornus officinalis* Sieb. et Zucc. 的干燥成熟果肉。秋末冬初果皮变红时采收果实,用文火烘或置沸水中略烫后,及时除去果核,干燥。

3. 茯苓　本品为多孔菌科真菌茯苓 *Paria cocos*（Schw.）Wolf 的干燥菌核。多于 7—9 月采挖,挖出后除去泥沙,堆置"发汗"后,摊开晾至表面干燥,再"发汗",反复数次至现皱纹、内部水分大部散失后,阴干,称为"茯苓个";或将鲜茯苓按不同部位切制,阴干,分别称为"茯苓块"和"茯苓片"。

4. 泽泻　本品为泽泻科植物东方泽泻 *Alisma orientale*（Sam.）Juzep. 或泽泻 *Alisma plantago-aquatica* Linn. 的干燥块茎。冬季茎叶开始枯萎时采挖,洗净,干燥,除去须根和粗皮。

5. 车前子　见前文相关内容。

6. 羌活　见前文相关内容。

7. 独活　本品为伞形科植物重齿毛当归 *Angelica pubescens* Maxim. f. *biserrata* Shan et Yuan 的干燥根。春初苗刚发芽或秋末茎叶枯萎时采挖,除去须根和泥沙,烘至半干,堆置 2~3 天,发软后再烘至全干。

8. 荆芥　见前文相关内容。

9. 防风　见前文相关内容。

（五）临床应用现状

有学者应用荆防地黄汤加减进行治疗胃痛、虚劳及咳嗽,处方更符合少阳人的体质,体现了朝医"异病同象同治""同病异象异治"的治疗特点以及治"大者泻之,小者补之"的治疗原则。

有学者观察了荆防地黄汤治疗腰椎间盘突出症患者的临床疗效,结果显示治疗组总有效率高于对照组且疗效确切。

有学者经过临床应用发现荆防地黄汤对少阳人心悸、头痛、腹痛、痛经均收效颇佳,认为朝医在进行临床治疗时,以辨象为核心,异病同象同治疗效确切。

有学者通过多年临床实践总结,发现此方加味针对少阳人疑难杂病效果显著,用本方分别治疗少阳人癫狂、热淋、腓总神经麻痹、经前眼痛、头痛证,均收到不错的疗效。

另外,有医者通过临床经验总结出在治疗少阳人头痛及其他头部症状时,加用黄连后症状明显改善。在治疗热淋时,本方中的荆芥、防风、羌活、独活对少阳人有利尿作用,在进行加减应用时还可以加用苦参,由于苦参价廉效佳,为临床常用药材,也取到良好的收效。

二、凉膈散火汤

（一）方剂出处

本方来源于《东医寿世保元》,为少阳人新定方剂。

（二）处方组成、功效和方解

1. 处方组成　地黄、忍冬藤、连翘各 2 钱，栀子、薄荷、知母、石膏、防风、荆芥各 1 钱。

2. 功效　壮肾补阴，清热祛邪。主治上消、缠喉风及唇肿轻证。

3. 方解　因喜怒不慎、耗神过度、淫欲恣情，病后血衰，饮食不节，素体阴虚等引起炎火上熏脏腑，生成热燥，气炽津涸，不能引饮自禁，久者变成痈疽。根据邪在部位，可分上、中、下三消。邪在上焦则胃中津液不能上荣舌本而为上消。本方中石膏为肾之帅，能驱逐肾元气弱而不能除外热，热气侮肾周匝凌侵于胃之四围者；地黄、知母壮肾内守、滋阴；忍冬藤、连翘、栀子清热；荆芥、防风、薄荷散风热。共奏壮肾补阴、清热祛邪之效。

（三）剂型、制法和用法

1. 剂型　汤剂。

2. 制法和用法　每日 2 剂，早、晚水煎服。

（四）基源和用药部位

1. 地黄　见前文相关内容。

2. 忍冬藤　本品为忍冬科植物忍冬 *Lonicera japonica* Thunb. 的干燥茎枝。秋、冬二季采割，晒干。

3. 连翘　本品为木犀科植物连翘 *Forsythia suspensa*（Thunb.）Vahl 的干燥果实。秋季果实初熟尚带绿色时采收，除去杂质，蒸熟，晒干，习称"青翘"；果实熟透时采收，晒干，除去杂质，习称"老翘"。

4. 栀子　见前文相关内容。

5. 薄荷　本品为唇形科植物薄荷 *Mentha haplocalyx* Briq. 的干燥地上部分，夏、秋二季茎叶茂盛或花开至三轮时，选晴天，分次采割，晒干或阴干。

6. 知母　本品为百合科植物知母 *Anemarrhena asphodeloides* Bge. 的干燥根茎。春、秋二季采挖，除去须根和泥沙，晒干，习称"毛知母"；或除去外皮，晒干。

7. 石膏　本品为硫酸盐类矿物石膏族石膏，主含含水硫酸钙（$CaSO_4 \cdot 2H_2O$），采挖后，除去杂石及泥沙。

8. 防风　见前文相关内容。

9. 荆芥　见前文相关内容。

（五）临床应用现状

有学者应用凉膈散火汤治疗急性期少阳人中风病，服药 2 周后发现患者治疗后美国国立卫生研究院卒中量表（NIHSS）评分、日常生活活动能力评分（MBI）较治疗前差异有统计学意义，认为凉膈散火汤可明显抑制中风进展和促进运动功能恢复。

有学者基于补肾泻脾法应用凉膈散火汤配合舍岩针法治疗少阳人中风后吞咽障碍患者，治疗 1 个月后发现治疗组洼田饮水试验（WST）和吞咽功能评价量表（SSA）评分均有明显提高，且较对照组差异有统计学意义，提示凉膈散火汤能明显改善患者吞咽功能。

有验案报道凉膈散火汤治疗少阳小儿口腔溃疡 1 例，予凉膈散火汤 3 天以后疼痛减轻，并溃疡面减小，大小便正常。服完 7 剂诸症消失，溃疡愈合。

三、热多寒少汤

（一）方剂出处

本方来源于《东医寿世保元》，为太阴人新定方剂。

（二）处方组成、功效和方解

1. **处方组成**　葛根 4 钱，黄芩、藁本各 2 钱，莱菔子、桔梗、升麻、白芷各 1 钱。

2. **功效**　敛肺生津，祛风解表。主治太阴人伤寒热多寒少证，虚劳，梦泄证。

3. **方解**　太阴人佚乐无厌，欲火外驰，肝热大盛，肺燥太枯，胃及大肠热结所致热多寒少证。方中葛根、黄芩为主药敛肺生津；莱菔子、桔梗化痰壮肺；藁本、升麻、白芷祛风解表。共奏敛肺生津，祛风解表。

（三）剂型、制法和用法

1. **剂型**　汤剂。

2. **制法和用法**　每日 2 剂，早、晚水煎服。

（四）基源和用药部位

1. **葛根**　本品为豆科植物野葛 *Pueraria lobata*（Willd.）Ohwi 的干燥根。习称野葛。秋、冬二季采挖，趁鲜切成厚片或小块；干燥。

2. **黄芩**　本品为唇形科植物黄芩 *Scutellaria baicalensis* Georgi 的干燥根。春、秋二季采挖，除去须根和泥沙，晒后撞去粗皮，晒干。

3. **藁本**　本品为伞形科植物藁本 *Ligusticum sinense* Oliv. 或辽藁本 *Ligusticum jeholense* Nakai et Kitag 的干燥根茎和根。秋季茎叶枯萎或次春出苗时采挖，除去泥沙，晒干或烘干。

4. **莱菔子**　见前文相关内容。

5. **桔梗**　本品为桔梗科植物桔梗 *Platycodon grandiflorum*（Jacq.）A. DC. 的干燥根。春、秋二季采挖，洗净，除去须根，趁鲜剥去外皮或不去外皮，干燥。

6. **升麻**　本品为毛茛科植物大三叶升麻 *Cimicifuga heracleifolia* Kom.、兴安升麻 *Cimicifuga dahurica*（Turcz.）Maxim. 或升麻 *Cimicifuga foetida* L. 的干燥根茎。秋季采挖，除去泥沙，晒至须根干时，燎去或除去须根，晒干。

7. **白芷**　本品为伞形科植物白芷 *Angelica dahurica*（Fisch. ex Hoffm.）Benth. et Hook. f. 或杭白芷 *Angelica dahurica*（Fisch. ex Hoffm.）Benth. et Hook.f. var. *formosana*（Boiss.）Shan et Yuan 的干燥根。夏、秋间叶黄时采挖，除去须根和泥沙，晒干或低温干燥。

（五）临床应用现状

有学者观察热多寒少汤配合朝医舍岩针法治疗太阴人中风后郁病（痰郁证）的疗效，治疗 1 个月后发现治疗组与对照组患者总有效率（90.0%，74.19%）比较差异有统计学意义（$P<0.05$），提示朝医补肺泻肝解郁法综合治疗该病临床疗效优于对照组单纯口服西药治疗。

有文献报道使用热多寒少汤治疗太阴人便秘可有效缩短治疗时间，提高临床效果。

有病案记载以"热多寒少汤"加减治疗眩晕病（高血压），7 剂后血压下降，便秘消失，10 剂后血压正常。

四、荆防泻白散

（一）方剂出处

本方来源于《症因脉治》《杂病源流犀烛》《东医寿世保元》3 部医学古籍，方名最早见于《症因脉治》，在《东医寿世保元》一书中，本方为新定少阳人方剂。

（二）处方组成、功效和方解

1. **处方组成**　地黄 3 钱、茯苓、泽泻各 2 钱，石膏、知母、羌活、独活、荆芥、防风各 1 钱。

2. **功效**　壮肾内守，滋阴清热。主治头痛、膀胱痛、烦躁等证。

3. **方解**　正气内虚，感受外邪，饮食不节，情志失调，损伤脾胃，久病损伤肾阳所致头痛，膀胱痛，烦躁，身热，泄泻方中地黄、茯苓补肾固肾；泽泻、知母壮肾内守；石膏为肾之元帅，能驱逐肾元气弱而不能除外热；羌活、防风解肾气之表邪；荆芥、独活清胸隔风热兼补膀胱真阴。上药合用，共奏壮肾内守、滋阴清热之功。

（三）剂型、制法和用法

1. **剂型**　汤剂。

2. **制法和用法**　每日 2 剂，早、晚水煎服。

（四）基源和用药部位

1. **地黄**　见前文相关内容。

2. **茯苓**　见前文相关内容。

3. **泽泻**　见前文相关内容。

4. **石膏**　见前文相关内容。

5. **知母**　见前文相关内容。

6. **羌活**　见前文相关内容。

7. **独活**　见前文相关内容。

8. **荆芥**　见前文相关内容。

9. **防风**　见前文相关内容。

（五）临床应用现状

有病案记载，荆防泻白散治疗少阳人小儿呕吐、泄泻、身热，一日 3 剂，5~6 剂后，痊愈。

五、十二味地黄汤

（一）方剂出处

本方是六味地黄汤减山药，加地骨皮、玄参、枸杞子、覆盆子、车前子、荆芥、防风而成。

（二）处方组成、功效和方解

1. **处方组成**　熟地黄 4 钱，山茱萸 2 钱，茯苓、泽泻各 1 钱 5 分，牡丹皮、地骨皮、玄参、枸杞子、覆盆子、车前子、荆芥、防风各 1 钱。

2. **功效**　补肾和肾，安神定志。主治少阳人里病证的中风、吐血、食滞痞满、阴虚潮热等。

3. **方解**　方中熟地黄、山茱萸、覆盆子补肾和肾；茯苓、泽泻、车前子固肾壮肾，涤肾之秽气;地骨皮开肾之胃气而消食进食;玄参壮肾而内守,枸杞子安神定志;牡丹皮调肾气,荆芥、防风解肾气之表邪。

（三）剂型、制法和用法

1. **剂型** 汤剂。

2. **制法和用法** 每日 2 剂,早、晚水煎服。

（四）基源和用药部位

1. **熟地黄** 见前文相关内容。

2. **山茱萸** 见前文相关内容。

3. **茯苓** 见前文相关内容。

4. **泽泻** 见前文相关内容。

5. **牡丹皮** 见前文相关内容。

6. **地骨皮** 见前文相关内容。

7. **玄参** 本品为玄参科植物玄参 *Scrophularia ningpoensis* Hemsl. 的干燥根。冬季茎叶枯萎时采挖,除去根茎,幼芽,须根及泥沙,晒或烘至半干,堆放 3~6 天,反复数次至干燥。

8. **枸杞子** 见前文相关内容。

9. **覆盆子** 本品为蔷薇科植物华东覆盆子 *Rubus chingii* Hu 的干燥果实。夏初果实由绿变绿黄时采收,除去梗、叶,置沸水中略烫或略蒸,取出,干燥。

10. **车前子** 见前文相关内容。

11. **荆芥** 见前文相关内容。

12. **防风** 见前文相关内容。

（五）临床应用现状

现代本方治疗少阳人梦遗、白淫、惊悸、癫痫、癫狂、自汗、盗汗、面热(骨蒸),面寒、阴囊肿、疝证等。

有学者观察十二味地黄汤治疗更年期综合征患者的疗效,治疗 8 周后发现总有效率为 94.44%,并具有升高血清雌二醇水平及降低卵泡刺激素、黄体生成素的作用。

有学者基于同象异病同治原则,记载了十二味地黄汤对少阳人鼻衄、慢性肾炎、肾结石、慢性结肠炎、胃热口臭证的治疗效果,提示十二味地黄汤少阳人阴虚发热的上述病症确有疗效。

六、香附子八物汤

（一）方剂出处

本方来源于《东医寿世保元》,为少阴人新定方剂。

（二）处方组成、功效和方解

1. **处方组成** 香附、当归、白芍各 2 钱,白术、白首乌、川芎、陈皮、炙甘草各 1 钱,生姜 3 片,大枣 2 枚。

2. **功效** 健脾调气,开郁和胃。主治妇人思虑过度、伤脾所致的咽干、舌燥和隐隐头痛等。

3. **方解** 少阴人体质脾气不足,肾气过多,气机容易郁滞。少阴人妇人因思虑过度,伤脾所致咽干、舌燥、隐隐头痛等证。方中香附开脾之气、开郁、进食,当归壮脾内守,白芍敛脾元,川芎壮脾活血,白术健脾益气,陈皮健脾理气,炙甘草健脾,调和诸药,生姜、大枣顾护胃气,白首乌健脾补气。诸药同用,共奏健脾和胃、开郁调气之功,是治妇女郁证之代表方剂。

（三）剂型、制法和用法

1. **剂型** 汤剂。

2. **制法和用法** 每日 2 剂,早、晚水煎服。

（四）基源和用药部位

1. **香附** 见前文相关内容。

2. **当归** 见前文相关内容。

3. **白芍** 本品为毛茛科植物芍药 *Paeonia lactiflora* Pall. 的干燥根。夏、秋二季采挖,洗净,除去头尾和细根,置沸水中煮后除去外皮或去皮后再煮,晒干。

4. **白术** 本品为菊科植物白术 *Atractylodes macrocephala* Koidz. 的干燥根茎。冬季下部叶枯黄、上部叶变脆时采挖,除去泥沙,烘干或晒干,再除去须根。

5. **白首乌** 本品为萝藦科植物牛皮消 *Cynanchum auriculatum* Royle ex Wight 或白首乌 *Cynanchum bungei* Decne. 的干燥块根。春、秋二季采挖,洗净,除去残茎、须根,干燥;或趁鲜切片,干燥。

6. **川芎** 见前文相关内容。

7. **陈皮** 见前文相关内容。

8. **炙甘草** 本品为豆科植物甘草 *Glycyrrhiza uralensis* Fisch.,胀果甘草 *Glycyrrhiza inflata* Bat. 或光果甘草 *Glycyrrhiza glabra* L. 的干燥根和根茎。春、秋二季采挖,除去须根,晒干。本品为甘草的炮制加工品。

9. **生姜** 见前文相关内容。

10. **大枣** 见前文相关内容。

（五）临床应用现状

有临床研究开展随机对照试验评价香附子八物汤治疗少阴人慢性胃炎的疗效。治疗一周后发现,治疗组显效率、有效率均高于对照组;治疗组总有效率明显高于对照组且差异有统计学意义（$P<0.05$）。提示香附子八物汤在改善少阴人慢性胃炎的临床症状方面有良好的疗效。

有医家曾用香附子八物汤方治疗一妇人因思虑伤脾致咽干舌燥、隐隐头痛症状,效果明显。

七、香砂养胃汤

（一）方剂出处

本方来源于《东医寿世保元》,为少阴人新定方剂。《东医寿世保元·东武经验例》记载:"少阴人下利清谷者,用藿香正气散、香砂养胃汤、姜术宽中汤、官桂附子理中汤。"

（二）处方组成、功效和方解

1. **处方组成** 人参、白术、白芍药、炙甘草、半夏（制）、香附、陈皮、干姜、山楂肉、砂仁、豆蔻各 1 钱,生姜 3 片,大枣 2 枚。

2. **功效** 健脾养胃,温中消食。主治大肠怕寒,阳明证,或胃家实;太阴证胃弱及食滞,黄疸等。

3. **方解** 少阴人体质特点是肾大脾小,故肾阴旺盛,大肠的升阳作用不及而郁,导致肾受热表热,大肠怕寒证。方中人参、白术为主药,补脾益气;白芍敛脾元;半夏消脾痰;香附、山楂开脾之胃气而消食进食;炙甘草固脾立脾;豆蔻、干姜温肉理;砂仁定气定魂;陈皮错综脾气之参伍均调,生姜、大枣顾护脾胃。故十三味合用成健脾养胃消食进食剂。

(三) 剂型、制法和用法

1. **剂型** 汤剂。

2. **制法和用法** 每日2剂,早、晚水煎服。

(四) 基源和用药部位

1. **人参** 见前文相关内容。

2. **白术** 见前文相关内容。

3. **白芍** 见前文相关内容。

4. **炙甘草** 见前文相关内容。

5. **半夏** 本品为天南星科植物半夏 *Pinellia ternata*(Thunb.)Breit. 的干燥块茎。夏、秋二季采挖,洗净,除去外皮和须根,晒干。

6. **香附** 见前文相关内容。

7. **陈皮** 见前文相关内容。

8. **干姜** 见前文相关内容。

9. **山楂** 见前文相关内容。

10. **砂仁** 本品为姜科植物阳春砂 *Amomum villosum* Lour.、绿壳砂 *Amomum villosum* Lour. var. *xanthioides* T. L. Wu et Senjen 或海南砂 *Amomum longiligulare* T. L. Wu 的干燥成熟果实。夏、秋二季果实成熟时采收,晒干或低温干燥。

11. **豆蔻** 见前文相关内容。

12. **生姜** 见前文相关内容。

13. **大枣** 见前文相关内容。

(五) 临床应用现状

临床研究显示,香砂养胃汤能够明显改善脾虚湿滞型糜烂性胃炎患者的临床症状,缩短临床症状缓解时间。香砂养胃汤联合西药治疗慢性胃炎、慢性浅表性胃炎、慢性萎缩性胃炎,在临床总有效率、复发率、幽门螺杆菌根除率方面优于单独使用西药。

此外,本方还用于胆汁反流性胃炎、消化性溃疡(如胃溃疡、十二指肠溃疡、复合溃疡)、浅表性胃炎、反流性食管炎、老年功能性消化不良、儿童功能性消化不良、糖尿病胃轻瘫、脾虚泄泻、慢性肠炎等消化系统疾病的治疗。

八、朝医麻黄定喘汤

(一) 方剂出处

本方在《万病回春》《张氏医通》及《东医寿世保元》3部著作中均有记载。麻黄定喘汤源流考证见表 6-7。

表 6-7　麻黄定喘汤源流考证

书籍	万病回春	张氏医通	东医寿世保元
作者	龚廷贤	张璐	李济马
成书时间	1588 年	1695 年	1892 年
方名	定喘汤	麻黄定喘汤	麻黄定喘汤
出处	卷之二·哮吼	卷十三专方·喘门	卷之四·太阴人肝受热里热病论
原文	定喘汤,治哮吼喘急	麻黄定喘汤,治寒包热邪,哮喘痰嗽,遇冷即发	太阴人证,有哮喘病,重证也。当用麻黄定喘汤
针对人群	未特定人群	外寒内热型哮喘	太阴人哮喘
药物组成	麻黄(三钱),杏仁(去皮尖,一钱半),片芩(去朽),半夏(姜制),桑白皮(蜜炙),苏子(水洗,去土),款冬花蕊(各二钱),甘草(一钱),白果(二十一个,去壳,切碎炒黄)	麻黄(去节　八分),杏仁(十四粒　泡去皮尖　研),浓朴(姜制　八分)款冬花(去梗),桑皮(蜜炙),苏子(微炒　研各一钱),甘草(生炙各四分),黄芩,半夏(姜制　各一钱二分)	麻黄(三钱),杏仁(一钱五分),黄芩(一钱),莱菔子(一钱),桑白皮(一钱),桔梗(一钱),麦门冬(一钱),款冬花(一钱),白果(二十一个炒黄色)
药味差别	—	去白果、加浓朴	去半夏、苏子、甘草,加莱菔子、桔梗、麦门冬

（二）处方组成、功效和方解

1. **处方组成**　麻黄 3 钱,苦杏仁 1 钱 5 分,黄芩、莱菔子、桑白皮、桔梗、麦冬、款冬花各 1 钱,白果(炒黄色)21 个。

2. **功效**　补肺润肺,化痰平喘。主治太阴人哮喘重证、胸腹痛、气喘和咳嗽等证。

3. **方解**　多因四淫之邪浸入于机体,四情不和,劳倦、饮食不当,素体虚弱,尤其肺脾肾虚弱所引起。方中麻黄为主药,解肺之表邪,止咳平喘。苦杏仁配麻黄助止咳平喘。黄芩、桑白皮清肺止咳。麦冬、桔梗补肺壮肺。款冬花、白果润肺化痰止咳。莱菔子消食祛痰。

（三）剂型、制法和用法

1. **剂型**　汤剂。

2. **制法和用法**　每日 2 剂,早、晚水煎服。

（四）基源和用药部位

1. **麻黄**　本品为麻黄科植物草麻黄 *Ephedra sinica* Stapf、中麻黄 *Ephedra intermedia* Schrenk et C. A. Mey. 或木贼麻黄 *Ephedra equisetina* Bge. 的干燥草质茎。秋季采割绿色的草质茎,晒干。

2. **苦杏仁**　本品为蔷薇科植物山杏 *Prunus armeniaca* L. var. *ansu* Maxim.、西伯利亚杏 *Prunus sibirica* L.、东北杏 *Prunus mandshurica*（Maxim.）Koehne 或杏 *Prunus armeniaca* L. 的干燥成熟种子。夏季采收成熟果实,除去果肉和核壳,取出种子,晒干。

3. **黄芩**　见前文相关内容。

4. **莱菔子** 见前文相关内容。

5. **桑白皮** 本品为桑科植物桑 *Morus alba* L. 的干燥根皮。秋末叶落时至次春发芽前采挖根部,刮去黄棕色粗皮,纵向剖开,剥取根皮,晒干。

6. **桔梗** 见前文相关内容。

7. **麦冬** 本品为百合科植物麦冬 *Ophiopogon japonicus*(L.f)Ker-Gawl. 的干燥块根。夏季采挖,洗净,反复暴晒、堆置,至七八成干,除去须根,干燥。

8. **款冬花** 本品为菊科植物款冬 *Tussilago farfara* L. 的干燥花蕾。12 月或地冻前当花尚未出土时采挖,除去花梗和泥沙,阴干。

9. **白果** 本品为银杏科植物银杏 *Ginkgo biloba* L. 的干燥成熟种子。秋季种子成熟时采收,除去肉质外种皮,洗净,稍蒸或略煮后,烘干。

（五）临床应用现状

有学者观察了朝医麻黄定喘汤治疗咳嗽变异性哮喘儿的临床疗效,结果显示治疗组近期及远期总有效率均显著高于对照组。亦有学者发现本方治疗咳嗽变异性哮喘有效减轻支气管平滑肌的痉挛,防止哮喘反复发作。有学者应用本方治疗小儿毛细支气管炎,给予西医对症治疗,佐以麻黄定喘汤治疗后,发现患儿喘憋、咳嗽等症状明显改善,肺部干湿性啰音也逐渐消失,疗效颇佳。有医案记载了应用本方治疗儿童肺炎,结果提示疗效显著,麻黄定喘汤对于成人及小儿太阴人喘咳病均有较好疗效,值得临床进一步推广。

有学者应用本方治疗太阴人咳嗽,发现可明显改善临床症状,说明本方兼具解表及补肺之功,治疗太阴人咳嗽疗效显著。

九、藿香正气散

（一）方剂出处

本方来源于《东医寿世保元》,为少阴人新定方剂。

（二）处方组成、功效和方解

1. **处方组成** 广藿香 1 钱 5 分,紫苏叶 1 钱,苍术、白术、半夏、陈皮、青皮、大腹皮、桂皮、干姜、益智、炙甘草各 5 分,生姜 3 片,大枣 2 枚。

2. **功效** 健脾消痰,定魂。主治少阴人表热病证及里寒病证,表里兼治。太阳证大肠怕寒,小腹硬满。阳明证表不解,太阴证下利清谷。妇人胞衣不下,痞气,滞泄等。

3. **方解** 少阴人风寒之邪从表入侵,束缚于肌表,卫阳被遏,与邪相争,营阴郁滞,卫气闭则肺气不宣,肺失宣降,胃气上逆所致。方中广藿香为主药,祛邪定魂;紫苏叶解肌之表邪;苍术、白术健脾直脾;半夏消脾痰;桂皮壮脾而充足内外,陈皮、青皮调脾气,干姜、益智温肉理,炙甘草固脾立脾,大腹皮开脾之胃气而消食积水,生姜、大枣顾护脾胃,故成健脾、定气、定魂方剂。

（三）剂型、制法和用法

1. **剂型** 散剂或汤剂。

2. **制法和用法** 共为细末,每次服 10g,或水煎服。

（四）基源和用药部位

1. **广藿香** 本品为唇形科植物广藿香 *Pogostemon cablin*(Blanco)Benth. 的干燥地上部

分。枝叶茂盛时采割,日晒夜闷,反复至干。

2. **紫苏叶** 本品为唇形科植物紫苏 *Perilla frutescens*(L.)Britt. 的干燥叶(或带嫩枝)。夏季枝叶茂盛时采收,除去杂质,晒干。

3. **苍术** 见前文相关内容。

4. **白术** 见前文相关内容。

5. **半夏** 见前文相关内容。

6. **陈皮** 见前文相关内容。

7. **青皮** 本品为芸香科植物橘 *Citrus reticulata* Blanco 及其栽培变种的干燥幼果或未成熟果实的果皮。5—6月收集自落的幼果,晒干,习称"个青皮";7—8月采收未成熟的果实,在果皮上纵剖成四瓣至基部,除尽瓤瓣,晒干,习称"四花青皮"。

8. **大腹皮** 本品为棕榈科植物槟榔 *Areca catechu* L. 的干燥果皮。冬季至次春采收未成熟的果实,煮后干燥,纵剖两瓣,剥取果皮,习称"大腹皮";春末至秋初采收成熟果实,煮后干燥,剥取果皮,打松,晒干,习称"大腹毛"。

9. **桂皮** 本品为樟科植物天竺桂 *Cinnamomum japonicum* Sieb.、阴香 *Cinnamomum burmannii*(C. G et Th. Ness)Bl. 或川桂 *Cinnamomum wilsonii* Gamble 的干燥树皮。春、冬二季剥取,阴干。

10. **干姜** 见前文相关内容。

11. **益智** 本品为姜科植物益智 *Alpinia oxyphylla* Miq. 的干燥成熟果实。夏、秋间果实由绿变红时采收,晒干或低温干燥。

12. **炙甘草** 见前文相关内容。

13. **生姜** 见前文相关内容。

14. **大枣** 见前文相关内容。

(五)临床应用现状

一则医案报道显示应用本方治疗外感暑湿,两剂药服完,恶寒、头晕痛、项背强均止,已无腹痛、腹泻,告临床治愈。

十、黄芪桂枝附子汤

(一)方剂出处

本方来源于《东医寿世保元》,为少阴人新定方剂,主要针对少阴人脾小肾大的脏局特点及个人体质因素而治疗。

(二)处方组成、功效和方解

1. **处方组成** 桂枝、黄芪各3钱,白芍2钱、炙甘草、当归各1钱,附子(炮)1钱或2钱、生姜3片、大枣2枚。

2. **功效** 补脾益气,回阳救逆。主治亡阳证,身热,汗出,四肢厥冷,四肢拘急等。

3. **方解** 少阴人亡阳证,阳不上升而反为下降所致。卫阳虚衰不固,统摄无权故自汗出,虚阳外浮,故身热。阳气虚衰则四肢厥冷,四肢拘急。方中黄芪补脾,桂枝壮脾而充足内外之力;附子为脾之帅,祛寒邪;白芍收敛肺元;当归壮脾内守;炙甘草固脾立脾;生姜、大枣补脾散寒。诸药合用而起补脾固脾、补气益气、回阳救逆之功。本方为治少阴人亡阳证的代表方剂。

（三）剂型、制法和用法

1. **剂型** 汤剂。

2. **制法和用法** 每日 2 剂,早、晚水煎服。

（四）基源和用药部位

1. **桂枝** 本品为樟科植物肉桂 *Cinnamomum cassia* Presl 的干燥嫩枝。春、夏二季采收,除去叶,晒干,或切片晒干。

2. **黄芪** 本品为豆科植物蒙古黄芪 *Astragalus membranaceus*（Fisch.）Bge. var. *mongholicus*（Bge.）Hsiao 或膜荚黄芪 *Astragalus membranaceus*（Fisch.）Bge. 的干燥根。春、秋二季采挖,除去须根和根头,晒干。

3. **白芍** 见前文相关内容。

4. **炙甘草** 见前文相关内容。

5. **当归** 见前文相关内容。

6. **附子** 本品为毛茛科植物乌头 *Aconitum carmichaelii* Debx. 的子根的加工品。6 月下旬至 8 月上旬采挖,除去母根、须根及泥沙,习称"泥附子"可加工成"盐附子""黑顺片""白附片"。

7. **生姜** 见前文相关内容。

8. **大枣** 见前文相关内容。

（五）临床应用现状

一则医案报道显示应用本方治疗少阳人患儿汗多引起的亡阳病证从得病初开始,到病完全治愈前后服用本方 1 个月有余,使用附子总计八两（240g）。

十一、黄芪桂枝汤

（一）方剂出处

本方来源于《东医寿世保元》,为少阴人新定方剂。

（二）处方组成、功效和方解

1. **处方组成** 桂枝 3 钱,白芍、黄芪各 2 钱,白首乌、当归、炙甘草各 1 钱,生姜 3 片,大枣 2 枚。

2. **功效** 壮脾而充足内外之力,补脾益气。主治少阴人亡阳证之郁狂初证;发热,恶寒,身痛,自汗出等。

3. **方解** 少阴人亡阳者,阳不上升而反为下降所致。若太阳病表证因其人如狂者为郁狂之初证。少阴人如狂者,是里热内盛,上扰而如狂,热极津枯所致。方中桂枝壮脾而充足内外之力,黄芪、白首乌补脾益气,白芍收敛脾之元帅,当归壮脾内守,炙甘草固脾立脾,生姜、大枣补脾温肉理。诸药合用补脾益气回阳之功。

（三）剂型、制法和用法

1. **剂型** 汤剂。

2. **制法和用法** 每日 2 剂,早、晚水煎服。

（四）基源和用药部位

1. **桂枝** 见前文相关内容。

2. **白芍** 见前文相关内容。

3. **黄芪** 见前文相关内容。

4. **白首乌** 见前文相关内容。

5. **当归** 见前文相关内容。

6. **炙甘草** 见前文相关内容。

7. **生姜** 见前文相关内容。

8. **大枣** 见前文相关内容。

（五）临床应用现状

本方临床常联合用药,用于糖尿病周围神经病变、糖尿病足、风湿痹症、风湿性关节炎、卒中后肩手综合征、肩周炎、过敏性紫癜、银屑病、小儿反复呼吸道感染等疾病的治疗。

在应用黄芪桂枝汤治疗糖尿病周围神经病变的随机对照试验中,对照组(使用甲钴胺片治疗)和试验组(在甲钴胺治疗基础上叠加使用黄芪桂枝汤)用药 1 个月后,发现试验组治疗后中医证候积分、多伦多临床评分系统(TCSS)评分均低于对照组($P<0.05$);试验组治疗后谷胱甘肽过氧化物酶(GSH-Px)水平高于对照组,C 反应蛋白(CRP)水平低于对照组($P<0.05$);试验组治疗后正中神经 MCV、腓总神经 MCV、正中神经 SCV、腓总神经 SCV 均高于对照组($P<0.05$);试验组总有效率高于对照组($P<0.05$)。表明在甲钴胺治疗基础上辅以使用黄芪桂枝汤治疗能够减轻患者的神经功能受损程度,改善神经传导功能,降低机体炎症反应,临床疗效确切。

在应用黄芪桂枝汤联合捏肩治疗对小儿反复呼吸道感染(RRTI)的临床疗效观察中,治疗 4 周后发现试验组临床有效率(98.33%)明显高于对照组(75.00%);治疗后两组 CD4+、CD3+ 及 CD4+/CD8+ 水平升高,且试验组高于对照组($P<0.05$);CD8+ 水平降低,且试验组低于对照组($P<0.05$)。治疗期间,观察组发烧次数、感染次数均少于对照组($P<0.05$),观察组咳嗽时间较对照组明显缩短($P<0.05$)。提示黄芪桂枝汤联合治疗可以提高小儿 RRTI 的临床疗效及免疫功能,明显缩短临床症状持续时间,有利于改善患儿预后。

十二、调理肺元汤

（一）方剂出处

本方来源于《东医寿世保元》,为太阴人新定方剂。

（二）处方组成、功效和方解

1. **处方组成** 麦冬、桔梗、薏苡仁各 2 钱,黄芩、麻黄、莱菔子各 1 钱。

2. **功效** 补肺祛邪,开肺胃之气而进食消食。主治太阴人胃气虚,饮食减少证。

3. **方解** 太阴人喜性扩张而乐情促急,乐情伤脾、胃气,故胃气虚,饮食减少。方中麦冬补肺气,桔梗、莱菔子化痰顺气,薏苡仁健脾化痰开胃,黄芩泻肺祛邪,麻黄宣肺平喘,诸药共奏补肺生津,化痰消食。

（三）剂型、制法和用法

1. **剂型** 汤剂。

2. **制法和用法** 每日 2 剂,早、晚水煎服。

(四)基源和用药部位

1. **麦冬** 见前文相关内容。

2. **桔梗** 见前文相关内容。

3. **薏苡仁** 本品为禾本科植物薏米 *Coix lacryma-jobi* L. var. *ma-yuen*（Roman.）Stapf 的干燥成熟种仁。秋季果实成熟时采割植株,晒干,打下果实,再晒干,除去外壳、黄褐色种皮和杂质,收集种仁。

4. **黄芩** 见前文相关内容。

5. **麻黄** 见前文相关内容。

6. **莱菔子** 见前文相关内容。

(五)临床应用现状

一则病案显示,应用调理肺元汤治疗少阴人外邪直中阴经而致的干霍乱、关格病证,临床疗效显著。

一则病案显示,应用调理肺元汤治疗太阴人素病咽嗌,疗效显著。

十三、黄芪散

(一)方剂出处

本方来源于朝医书籍《本朝经验》。

(二)处方组成、功效和方解

1. **处方组成** 黄芪(蜜炙)2 两,浮小麦(炒)、茯苓(去皮)各 1 两。

2. **功效** 益气固表,利水止汗。主治虚热多汗、水肿等证。

3. **方解** 黄芪补气升阳,固表止汗,利水消肿;茯苓宁心安神,利水;浮小麦固表止汗,益气,除热。黄芪甘温补中,升阳补气,实腠理固表止汗;浮小麦甘凉益气,清热除烦,养心退热,止汗。二药伍用,相得益彰,益气清热、固表实腠理而止汗。与茯苓合用可起到利水安心神之用。

(三)剂型、制法和用法

1. **剂型** 汤剂。

2. **制法和用法** 每日 2 剂,早、晚水煎服。

(四)基源和用药部位

1. **黄芪** 见前文相关内容。

2. **浮小麦** 本品为禾本科小麦属植物小麦 *Triticum aestivum* L. 干燥轻浮瘪瘦的干燥果实。夏、秋间小麦成熟时,收割、脱粒,选取轻浮瘪瘦的干燥果实。

3. **茯苓** 见前文相关内容。

(五)临床应用现状

有学者观察了黄芪散治疗脓毒症患者心肌损伤的防治作用及机制探索。结果显示,治疗后试验组 APACHE Ⅱ评分、SOFA 评分、肌钙蛋白水平均低于治疗前、对照组,试验组左室射血分数、赖氨酸、丙酮酸及柠檬酸水平均高于治疗前、对照组,差异有统计学意义（$P<0.05$）。

提示黄芪散可有效保护脓毒症患者心功能,调节赖氨酸、丙酮酸及柠檬酸代谢途径可能是治疗脓毒症患者心肌损伤的关键机制。

有学者观察黄芪散对糖尿病肾病的临床疗效。结果显示提示黄芪散可降低糖尿病肾病患者尿蛋白,对糖尿病肾病的治疗有较好的疗效。

十四、厚朴半夏汤

(一) 方剂出处
本方来源于《东医寿世保元》,为少阴人新定方剂。

(二) 处方组成、功效和方解
1. **处方组成** 厚朴3钱,人参、半夏各1钱5分,甘草7分5厘、生姜7片。
2. **功效** 消胀散满,补中降逆。主治太阴证误汗后腹胀者。
3. **方解** 方中厚朴味苦性温,善于下气行散,除胃中滞气而燥脾,泄满消胀最宜为君;臣以生姜、半夏、人参,生姜宣散通阳,行胃中滞气,半夏开结豁痰,除胃中逆气,两者与厚朴为伍,苦降辛开,人参大补元气,补脾益肺;甘草为佐,补气益脾。

(三) 剂型、制法和用法
1. **剂型** 汤剂。
2. **制法和用法** 每日2剂,早、晚水煎服。

(四) 基源和用药部位
1. **厚朴** 见前文相关内容。
2. **人参** 见前文相关内容。
3. **半夏** 见前文相关内容。
4. **甘草** 见前文相关内容。
5. **生姜** 见前文相关内容。

(五) 临床应用现状
一则病案显示,应用厚朴半夏汤治疗甲状腺结节。治疗3个月,患者颈部不适消失,后随访无复发,临床实践证明,疗效甚佳。

十五、白何首乌理中汤

(一) 方剂出处
本方来源于《东医寿世保元》,为少阴人方剂。

(二) 处方组成、功效和方解
1. **处方组成** 白首乌、白术、白芍、桂枝、干姜(炮)各2钱,陈皮、炙甘草各1钱。
2. **功效** 温中助阳,健脾补气。主治少阴人里寒病中,太阴证,泄泻,腹痛。
3. **方解** 少阴人体质脾胃之气不足,里阴不降,易生里寒,胃受寒里寒病的主要病证是太阴证腹痛和少阴证下利。太阴证治疗用温胃而降阴,少阴证治疗用健脾而降阴。方中白首乌、白术健脾补气,白芍收敛脾元,陈皮健脾燥湿调气,干姜、桂枝温脾助阳,炙甘草健脾调和诸药。上药合用,共奏健脾补气、温中助阳之功。

（三）剂型、制法和用法

1. 剂型　汤剂。

2. 制法和用法　每日 2 剂，早、晚水煎服。

（四）基源和用药部位

1. 白首乌　见前文相关内容。

2. 白术　见前文相关内容。

3. 白芍　见前文相关内容。

4. 桂枝　见前文相关内容。

5. 干姜　见前文相关内容。

6. 陈皮　见前文相关内容。

7. 炙甘草　见前文相关内容。

（五）临床应用现状

一则病案显示，应用白何首乌理中汤治疗少阴人患儿腹痛泄泻，应用 8 剂后，症状消失，痊愈。

十六、地黄白虎汤

（一）方剂出处

本方来源于《东医寿世保元》，为少阳人新定方剂。

（二）处方组成、功效和方解

1. 处方组成　石膏 5 钱或 1 两，地黄 4 钱，知母 2 钱，防风、独活各 1 钱。

2. 功效　壮肾内守，滋阴清热。主治少阳人里热便闭证。

3. 方解　便闭是外邪侵袭机体，饮食不节引起肠胃燥热，津液耗伤，情志不调，气机郁滞，或劳倦内伤，年老体衰，气血不足等导致大肠传导功能失常所致。方中石膏为肾之帅，能驱逐肾元气弱而不能除外热，热气侮肾周匝凌侵于胃之四围者。地黄、知母壮肾内守，滋阴清热。荆芥、防风、独活补肾阴，散胸膈风热。上药合用，共奏滋阴清热之功。

（三）剂型、制法和用法

1. 剂型　汤剂。

2. 制法和用法　每日 2 剂，早、晚水煎服。

（四）基源和用药部位

1. 石膏　见前文相关内容。

2. 地黄　见前文相关内容。

3. 知母　见前文相关内容。

4. 防风　见前文相关内容。

5. 独活　见前文相关内容。

（五）临床应用现状

临床用于少阳人中藏二便闭，阳明病烦躁，谵语，大便不通，结胸，咳嗽，疟疾，癫痫，癫狂，小便不利，头痛，小儿麻痹，脑炎等。

十七、桃仁承气汤

（一）方剂出处

本方来源于《东医寿世保元》，为少阴人新定方剂。

（二）处方组成、功效和方解

1. **处方组成**　大黄 3 钱、肉桂、芒硝各 2 钱，甘草 1 钱，桃仁（留尖）10 枚。

2. **功效**　破血下瘀。主治太阳病热结膀胱，小腹急结者。

3. **方解**　桃仁为君活血化瘀，大黄破瘀泄热，两者相合，瘀热并治，肉桂为臣通经温阳，助桃仁活血化瘀；芒硝泄热软坚，助大黄泄热逐瘀。再加入炙甘草甘温，护胃安中，缓和诸药峻烈之性。诸药相合，共奏破血下瘀之功。

（三）剂型、制法和用法

1. **剂型**　汤剂。

2. **制法和用法**　每日 2 剂，早、晚水煎服。

（四）基源和用药部位

1. **大黄**　见前文相关内容。

2. **肉桂**　见前文相关内容。

3. **芒硝**　本品为硫酸盐类矿物芒硝族芒硝，经加工精制而成的结晶体。主含含水硫酸钠（$Na_2SO_4 \cdot 10H_2O$）。

4. **甘草**　见前文相关内容。

5. **桃仁**　见前文相关内容。

（五）临床应用现状

有临床研究证实，桃仁承气汤用于急性肺损伤患儿的治疗能够提高疗效，抑制炎症反应，提高治疗有效率，降低病死率。

十八、八物君子汤

（一）方剂出处

本方来源于《东医寿世保元》，为少阴人新定方剂。

（二）处方组成、功效和方解

1. **处方组成**　人参 2 钱，黄芪、白术、白芍、当归、川芎、陈皮、炙甘草各 1 钱，生姜 3 片，大枣 2 枚。

2. **功效**　补脾和脾、补气和血。主治少阴人郁狂初证，阳明证胃家实者。

3. **方解**　方中人参，黄芪补脾益气，白术健脾，配人参补气，当归壮脾内守，白芍、川芎收敛肺元和血，陈皮错综脾气之参伍均调，生姜、大枣合用补脾散寒。炙甘草健脾益气，调和诸药。诸药合用，共奏补脾和脾，敛肺和血之功。

（三）剂型、制法和用法

1. **剂型**　汤剂。

2. **制法和用法**　每日 2 剂，早、晚水煎服。

（四）基源和用药部位

1. **人参**　见前文相关内容。

2. **黄芪**　见前文相关内容。

3. **白术**　见前文相关内容。

4. **白芍**　见前文相关内容。

5. **当归**　见前文相关内容。

6. **川芎**　见前文相关内容。

7. **陈皮**　见前文相关内容。

8. **炙甘草**　见前文相关内容。

9. **生姜**　见前文相关内容。

10. **大枣**　见前文相关内容。

十九、荆防导赤散

（一）**方剂出处**

本方来源于《东医寿世保元》，少阳人新定方剂。

（二）**处方组成、功效和方解**

1. **处方组成**　地黄 3 钱，木通 2 钱，玄参、瓜蒌子各 1 钱 5 分，前胡、羌活、独活、荆芥、防风各 1 钱。

2. **功效**　壮肾豁痰，消食祛邪。主治少阳头痛，寒热往来者。

3. **方解**　方中地黄开肾之胃气而消食进食，木通壮肾充足内外之力，玄参、瓜蒌子相配合壮肾豁肾之痰，前胡、羌活、独活、荆芥、防风解肾之表邪，补肾，荆芥、防风又有大清胸膈之热并散风之功。故本方有壮肾豁痰祛邪之力。

（三）**剂型、制法和用法**

1. **剂型**　汤剂。

2. **制法和用法**　每日 2 剂，早、晚水煎服。

（四）**基源和用药部位**

1. **地黄**　见前文相关内容。

2. **木通**　见前文相关内容。

3. **玄参**　见前文相关内容。

4. **瓜蒌子**　本品为葫芦科植物栝楼 *Trichosanthes kirilowii* Maxim. 或双边栝楼 *Trichosanthes rosthornii* Harms 的干燥成熟种子。秋季采摘成熟果实，剖开，取出种子，洗净，晒干。

5. **前胡**　本品为伞形科植物白花前胡 *Peucedanum praeruptorum* Dunn 的干燥根。冬季至次春茎叶枯萎或未抽花茎时采挖，除去须根，洗净，晒干或低温干燥。

6. **羌活**　见前文相关内容。

7. **独活**　见前文相关内容。

8. **荆芥**　见前文相关内容。

9. **防风**　见前文相关内容。

二十、川芎桂枝汤

（一）方剂出处

本方来源于《东医寿世保元》，为少阴人新定方剂。

（二）处方组成、功效和方解

1. **处方组成**　桂枝 3 钱，白芍 2 钱，川芎、苍术、陈皮、炙甘草各 1 钱，生姜 3 片，大枣 2 枚。

2. **功效**　补脾益气，壮脾温阳。主治少阴人太阳证郁狂初时，亦可用间日恶寒疟等证。

3. **方解**　方中桂枝壮脾温阳，白芍收敛肺元，苍术健脾直脾，川芎壮脾和血，炙甘草固脾立脾，生姜、大枣补脾温肉理，陈皮健脾理气，调和诸药。

（三）剂型、制法和用法

1. **剂型**　汤剂。

2. **制法和用法**　每日 2 剂，早、晚水煎服。

（四）基源和用药部位

1. **桂枝**　见前文相关内容。

2. **白芍**　见前文相关内容。

3. **川芎**　见前文相关内容。

4. **苍术**　见前文相关内容。

5. **陈皮**　见前文相关内容。

6. **炙甘草**　见前文相关内容。

7. **生姜**　见前文相关内容。

8. **大枣**　见前文相关内容。

二十一、葛根承气汤

（一）方剂出处

本方来源于《东医寿世保元》，为太阴人新定方剂。

（二）处方组成、功效和方解

1. **处方组成**　葛根 4 钱，黄芩、大黄各 2 钱，升麻、桔梗、白芷各 1 钱。本方加大黄 2 钱，则名曰葛根大承气汤。减大黄 1 钱，则名曰葛根小承气汤。

2. **功效**　壮肺开皮毛，解肌清里。主治因瘟病憎寒而壮热燥涩，头面项颊赤痛，里热不欲食，谵语发狂，热生风，两手厥冷（阳厥），两脚伸而不屈，大便不通等证。

3. **方解**　感受四时不正之气或疫气，使痰涎壅盛，热毒炽盛所致。方中葛根为主药，解肌开皮毛；升麻协助葛根退热解肌生津；黄芩泻肺祛邪；桔梗、白芷壮肺而解表邪；大黄通肺清里热。

（三）剂型、制法和用法

1. **剂型**　汤剂。

2. **制法和用法**　每日 2 剂，早、晚水煎服。

（四）基源和用药部位

1. **葛根**　见前文相关内容。

2. **升麻**　见前文相关内容。

3. **黄芩**　见前文相关内容。

4. **桔梗**　见前文相关内容。

5. **白芷**　见前文相关内容。

6. **大黄**　见前文相关内容。

二十二、补肺元汤

(一) 方剂出处

本方来源于《东医寿世保元》,为太阴人新定方剂。

(二) 处方组成、功效和方解

1. **处方组成**　麦冬3钱、桔梗2钱、五味子1钱。加山药、薏苡仁、莱菔子各1钱,则尤妙。

2. **功效**　补肺生津、化痰消食。主治太阴人小儿慢惊风,预防泄泻后可能引起的慢惊风。

3. **方解**　太阴人喜性广张而乐情促急,乐情伤脾、胃脘气,故胃气虚,饮食减少。方中麦冬补肺气,桔梗、莱菔子化痰顺气,薏苡仁健脾化痰开胃,五味子、山药补肺敛肺生津。诸药共奏补肺生津、化痰消食之功。

(三) 剂型、制法和用法

1. **剂型**　汤剂。

2. **制法和用法**　每日2剂,早、晚水煎服。

(四) 基源和用药部位

1. **麦冬**　见前文相关内容。

2. **桔梗**　见前文相关内容。

3. **五味子**　本品为木兰科植物五味子 *Schisandra chinensis* (Turcz.) Baill. 的干燥成熟果实。习称"北五味子"。秋季果实成熟时采摘,晒干或蒸后晒干,除去果梗和杂质。

4. **山药**　本品为薯蓣科植物薯蓣 *Dioscorea opposita* Thunb. 的干燥根茎。冬季茎叶枯萎后采挖,切去根头,洗净,除去外皮和须根,干燥,习称"毛山药";或除去外皮,趁鲜切厚片,干燥,称为"山药片";也有选择肥大顺直的干燥山药,置清水中,浸至无干心,闷透,切齐两端,用木板搓成圆柱状,晒干,打光,习称"光山药"。

5. **薏苡仁**　见前文相关内容。

6. **莱菔子**　见前文相关内容。

二十三、升阳益气汤

(一) 方剂出处

本方来源于《东医寿世保元》,本方为少阴人新定方。

(二) 处方组成、功效和方解

1. **处方组成**　人参、桂枝、黄芪、白芍各2钱,白首乌、肉桂、当归、炙甘草各1钱,生姜3片,大枣2枚。

2. 功效　升阳益气。主治太阳证而亡阳初证,胃家实发狂未证。亦治失血眩晕,阳明病不恶寒反恶热,汗自出,大便秘结者,短气,颅陷病等。

3. 方解　方中人参补脾和脾;黄芪、白首乌助人参加强补脾益气之力;当归壮脾内守;白芍收敛脾元;肉桂壮脾而充足内外之力;桂枝协助肉桂加强其力;生姜、大枣顾护脾胃,炙甘草固脾立脾,调和诸药;故诸药合用有补脾益气升阳之功。

(三)剂型、制法和用法

1. **剂型**　汤剂。

2. **制法和用法**　每日2剂,早、晚水煎服。

(四)基源和用药部位

1. **人参**　见前文相关内容。

2. **桂枝**　见前文相关内容。

3. **黄芪**　见前文相关内容。

4. **白芍**　见前文相关内容。

5. **白首乌**　见前文相关内容。

6. **肉桂**　见前文相关内容。

7. **当归**　见前文相关内容。

8. **炙甘草**　见前文相关内容。

9. **生姜**　见前文相关内容。

10. **大枣**　见前文相关内容。

二十四、麻黄发表汤

(一)方剂出处

本方来源于《东医寿世保元》,为太阴人新定方剂。《东医寿世保元·东武经验例》:"太阴人伤寒背脊表病,用麻黄发表汤。"

(二)处方组成、功效和方解

1. **处方组成**　桔梗3钱,麻黄1钱5分,麦冬、黄芩、苦杏仁各1钱。

2. **功效**　补肺和肺,壮肺解表邪。主治太阴人伤寒,背颔表病轻证。太阳病表实无汗、头痛、身痛、发热恶寒、脉浮者。

3. **方解**　太阴人胃受寒表寒病是指太阴人伤寒太阳证,即背颔表病轻证,以头痛、身热、身痛、腰痛、骨节俱痛为特征的一种疾病,此因荣血不利所致。方中麻黄、桔梗为主药,壮肺解表邪;麦冬、黄芩补肺敛肺;苦杏仁润肺祛痰。上药合用,共奏补肺解表之功。

(三)剂型、制法和用法

1. **剂型**　汤剂。

2. **制法和用法**　每日2剂,早、晚水煎服。

(四)基源和用药部位

1. **桔梗**　见前文相关内容。

2. **麻黄**　见前文相关内容。

3. **麦冬** 见前文相关内容。

4. **黄芩** 见前文相关内容。

5. **苦杏仁** 见前文相关内容。

二十五、赤白何乌宽中汤

(一) 方剂出处

本方来源于《东医寿世保元》,为少阴人新定方剂。

(二) 处方组成、功效和方解

1. **处方组成** 白首乌、何首乌、高良姜、干姜、青皮、陈皮、香附、益智各1钱,大枣2枚。

2. **功效** 补脾益气,开脾胃之气。主治少阴人里寒脾虚,气阳两虚之证。四肢倦怠,小便不快,阳道不兴,浮肿初期。

3. **方解** 素体脾阳虚,寒邪直接侵犯所致的脾虚中寒,脾失健运,气阳两虚所致四肢倦怠,小便不快,阳道不兴,浮肿初期。方中何首乌、白首乌补益肝肾、大枣补脾和脾,香附开脾之胃气而消食进食,陈皮、青皮调气,高良姜、干姜、益智温肉理。诸药合用,补脾益气,温里调气之功。

(三) 剂型、制法和用法

1. **剂型** 汤剂。

2. **制法和用法** 每日2剂,早、晚水煎服。

(四) 基源和用药部位

1. **白首乌** 见前文相关内容。

2. **何首乌** 见前文相关内容。

3. **高良姜** 见前文相关内容。

4. **干姜** 见前文相关内容。

5. **青皮** 见前文相关内容。

6. **陈皮** 见前文相关内容。

7. **香附** 见前文相关内容。

8. **益智** 见前文相关内容。

9. **大枣** 见前文相关内容。

二十六、人参吴茱萸汤

(一) 方剂出处

本方来源于《东医寿世保元》,为少阴人新定方剂。《东医寿世保元·东武经验例》:"少阴人无腹痛下利等证,而六七日猝然厥、手足厥冷,用人参吴茱萸汤、独参八物汤。"

(二) 处方组成、功效和方解

1. **处方组成** 人参1两,吴茱萸、生姜各3钱,白芍、当归、肉桂各1钱。

2. **功效** 攻下通便。主治少阴人太阴证及厥阴证。太阴证:腹满而吐,食不下,自利不渴。厥阴证:渴甚,饮水不止,胸中热疼。临床常用于长感寒证。

3. 方解 方中人参性温味甘微苦,大补元气,回阳救逆,补脾益肺,养血生津;吴茱萸味辛苦而性热,既能温胃暖肝祛寒,又能和胃降逆止呕;肉桂与生姜同用,温通散寒,通经回阳,当归补血活血,白芍养血柔肝,当归伍白芍,入肝经而养血活血,陈皮理气健脾,燥湿化痰。六药相伍,共奏温经通络、回阳救厥之功效。

（三）剂型、制法和用法

1. 剂型 汤剂。

2. 制法和用法 每日 2 剂,早、晚水煎服。

（四）基源和用药部位

1. 人参 见前文相关内容。

2. 吴茱萸 本品为芸香科植物吴茱萸 *Euodia rutaecarpa*（Juss.）Benth.、石虎 *Euodia rutaecarpa*（Juss.）Benth. var. *officinalis*（Dode）Huang 或疏毛吴茱萸 *Euodia rutaecarpa*（Juss.）Benth. var. *bodinieri*（Dode）Huang 的干燥近成熟果实。8—11 月果实尚未开裂时,剪下果枝,晒干或低温干燥,除去枝、叶、果梗等杂质。

3. 生姜 见前文相关内容。

4. 白芍 见前文相关内容。

5. 当归 见前文相关内容。

6. 肉桂 见前文相关内容。

二十七、忍冬藤地骨皮汤

（一）方剂出处

本方来源于《东医寿世保元》,少阳人新定方剂。

（二）处方组成、功效和方解

1. 处方组成 忍冬藤 4 钱,山茱萸、地骨皮各 2 钱,黄连、黄柏、玄参、苦参、地黄、知母、栀子、覆盆子、荆芥、防风、金银花各 1 钱。

2. 功效 收敛肾元,醒肾之真气,补精定志。主治少阴人太阴证及厥阴证。

3. 方解 少阳人身寒,腹痛,泄泻是少阳人原来热胜,其腹痛亦自非冷痛而即热痛,里热表寒泄泻。因思虑所伤,郁怒不畅,气机郁滞,使肝脾受累,脏气衰弱,招致气、血、湿、热、食、痰六郁病。方中忍冬藤、栀子、黄连、地骨皮、苦参清热,醒肾之真气;黄柏收敛肾元;玄参、知母壮肾而内守;地黄、覆盆子、山茱萸补肾和肾;荆芥、防风、金银花解肾之表邪。诸药配伍共奏收敛肾元、醒肾之真气、补精定志之功。

（三）剂型、制法和用法

1. 剂型 汤剂。

2. 制法和用法 每日 2 剂,早、晚水煎服。

（四）基源和用药部位

1. 忍冬藤 见前文相关内容。

2. 山茱萸 见前文相关内容。

3. 地骨皮 见前文相关内容。

4. **黄连** 见前文相关内容。

5. **黄柏** 见前文相关内容。

6. **玄参** 见前文相关内容。

7. **苦参** 见前文相关内容。

8. **地黄** 见前文相关内容。

9. **知母** 见前文相关内容。

10. **栀子** 见前文相关内容。

11. **覆盆子** 见前文相关内容。

12. **荆芥** 见前文相关内容。

13. **防风** 见前文相关内容。

14. **金银花** 见前文相关内容。

二十八、麦门冬远志散

（一）方剂出处

本方来源于《东医寿世保元》,为太阴人新定方剂。

（二）处方组成、功效和方解

1. **处方组成** 麦冬 3 钱,远志、石菖蒲各 1 钱,五味子 5 分。

2. **功效** 聪耳明目。主治太阴人耳鸣、耳聋、视力减退。亦治风寒失音。

3. **方解** 肺之党与有胃脘、耳、头脑、皮毛。太阴人体质特点是肝大肺小,津海之精气出于耳为神功能弱,故出现耳鸣、耳聋、视力减退、失音等证。方中麦冬、五味子补肺;远志、石菖蒲醒肺调气,聪耳明目。

（三）剂型、制法和用法

1. **剂型** 汤剂。

2. **制法和用法** 共研细末,井华水调下,每次 2.5~5g,日服 3 次。

（四）基源和用药部位

1. **麦冬** 见前文相关内容。

2. **远志** 见前文相关内容。

3. **石菖蒲** 见前文相关内容。

4. **五味子** 见前文相关内容。

二十九、猪苓车前子汤

（一）方剂出处

本方来源于《东医寿世保元》,为少阳人新定方剂。《东医寿世保元·东武经验例》:"少阳人三阳合病,头痛、面垢、谵语、遗尿、烦渴、腹痛、身重,用猪苓车前子汤、地黄白虎汤。""少阳人身热、头痛、泄泻,用猪苓车前子汤、荆防泻白散;身寒、腹痛、泄泻,则用滑石苦参汤、荆防地黄汤。"

（二）处方组成、功效和方解

1. **处方组成** 泽泻、茯苓各 2 钱,猪苓、车前子各 1 钱 5 分,知母、石膏、羌活、独活、荆芥、防风各 1 钱。

2. **功效**　固肾除秽,壮肾祛邪。主治亡阴病身热泄泻,阳明证,三阳病头痛、腹泻有泄泻者。

3. **方解**　少阳人虽热胜,然阳盛格阴,败阴内遁则畏寒而泄下,此之谓亡阴病。若身热、头痛、泄泻、扬手掷足,辗转其身,引饮泄泻无度数,是热泻、亡阴之渐也。方中泽泻,茯苓为主药壮肾固肾有外攘之力;猪苓、车前子涤肾之秽气;知母壮肾内守;羌活、独活、荆芥、防风补阴,大清胸膈之热,解肾之表邪;石膏为肾元帅之药,驱逐肾之气弱而不能除外热,热气侮肾周匝凌侵于胃之四围者。诸药合用,共奏固肾、涤肾之秽气之功。

(三)剂型、制法和用法

1. **剂型**　汤剂。

2. **制法和用法**　每日 2 剂,早、晚水煎服。

(四)基源和用药部位

1. **泽泻**　见前文相关内容。

2. **茯苓**　见前文相关内容。

3. **猪苓**　本品为多孔菌科真菌猪苓 *Polyporus umbellatus*(Pers.)Fries 的干燥菌核。春、秋二季采挖,除去泥沙,干燥。

4. **车前子**　见前文相关内容。

5. **知母**　见前文相关内容。

6. **石膏**　见前文相关内容。

7. **羌活**　见前文相关内容。

8. **独活**　见前文相关内容。

9. **荆芥**　见前文相关内容。

10. **防风**　见前文相关内容。

三十、人参桂枝附子汤

(一)方剂出处

本方来源于《东医寿世保元》,为少阴人代表方剂。

(二)处方组成、功效和方解

1. **处方组成**　人参 4 钱,桂枝 3 钱,白芍、黄芪各 2 钱,当归、炙甘草各 1 钱,附子(炮)1钱或 2 钱,生姜 3 片,大枣 2 枚。

2. **功效**　补气回阳救逆。主治少阴人亡阳证。大汗淋漓,汗出如珠,畏寒蜷卧,四肢厥冷,精神萎靡,面色苍白,呼吸微弱,渴喜热饮,舌淡苔白,脉微细欲绝,或浮数而空。

3. **方解**　人参大补元气,复脉固脱,补脾益肺,生津止渴,安神益智。桂枝发汗解肌,温经通脉。白芍养血柔肝,缓中止痛,敛阴收汗。附子回阳救逆,补火助阳,散寒除湿。黄芪补气,具有补气固表、利水消肿、托疮生肌的作用;当归补血,具有补血活血的作用。两者配伍使用,补气,养血。炙甘草和中缓急,润肺,解毒,调和诸药。生姜是温中止呕,大枣是补益脾胃。

（三）剂型、制法和用法

1. **剂型** 汤剂。

2. **制法和用法** 每日 2 剂,早、晚水煎服。

（四）基源和用药部位

1. **人参** 见前文相关内容。

2. **桂枝** 见前文相关内容。

3. **白芍** 见前文相关内容。

4. **黄芪** 见前文相关内容。

5. **当归** 见前文相关内容。

6. **炙甘草** 见前文相关内容。

7. **附子** 见前文相关内容。

8. **生姜** 见前文相关内容。

9. **大枣** 见前文相关内容。

第六节 结 语

朝医学的启蒙及发展受到中医学的影响,此次筛选的方剂虽然来源于《乡药集成方》《东医宝鉴》《医方类聚》《东医寿世保元》四部经典著作,但是《乡药集成方》《医方类聚》《东医宝鉴》几部书籍均为方剂汇编,其中大部分方剂来源于中医学。为了快速识别朝医方剂,故选择几部方剂汇编中的朝医著作作为朝医经典方的筛选来源。

纵观朝医历史,朝医四象体系成熟是在李济马编纂《东医寿世保元》后,但根据经典方筛选原则,仅可纳入 1912 年以前的文献,导致 1912 年以后的许多著名朝医方书中的临床常用验方未能入选,如《东医四象新编》中的方剂。

由于朝医方剂多由于中医方剂演变化裁而来,有些方剂与中医方剂虽然名称相同,但药物组成不同,或剂量不同,因此在进行方剂鉴别过程中,需要大量的比对工作,以精确识别朝医方剂。

朝医用药具有鲜明的民族特色,但是目前已进入国家或地方标准的药物有限,对进一步朝医药开发不利,因此希望更多朝医药能够发布标准,同时由于朝医应用的局限性,现代可检索到的文献有限,期待能有越来越多的朝医药物和方剂文献发表。

通过系统梳理朝医古方,筛选出具有培育价值的 30 首朝医经典方,是进一步开发朝医药的重要基础,对于朝医药保护与发展具有重大的促进意义。筛选出临床基础好,且有现代医学研究证据的朝医经典方,并通过与大专院校、药品生产企业联合开发,深入研究朝医经典方作用机制,未来进行药品开发上市,不仅会增加地方收入,更会提升朝医药的社会影响力,使人民更加认识、使用朝医药,从而更好地保护和发展朝医药。

经典方来源古籍书目

附表1　藏医药经典方来源古籍书目

序号	书名	成书年代	作者
1	《四部医典》	8世纪	宇妥宁玛·云丹贡布
2	《秘诀宝源》	18世纪	降白却吉丹增赤列
3	《长寿珠串》	18世纪	噶玛·额顿单增赤烈
4	《达莫·秘籍》	17世纪	达莫门让巴·洛桑曲札
5	《验方百篇》	16世纪	贡曼·贡却彭达
6	《医书无垢灿烂之注释》	11世纪	祥·斯吉巴
7	《临床札记·札记精粹》	16世纪	贡珠·云丹嘉措
8	《藏医精选·心宝》	19世纪	洛桑曲培
9	《实践集要药物增效仪轨普明光藏》	17世纪	帝玛尔·丹增彭措
10	《藏曼医著集》	18世纪	藏曼·益西桑布
11	《居米旁医著集》	19世纪	居·米旁绛央朗杰嘉措
12	《秘诀精髓集要》	16世纪	措麦堪钦释迦旺久
13	《秘诀补遗》	17世纪	第司·桑杰嘉措

附表2　蒙医药经典方来源古籍书目

序号	书名	成书年代	作者
1	《甘露四部》	1785年	伊希巴拉珠尔
2	《秘诀方海》	1829年	占巴拉却吉丹森佛仁来
3	《蒙医药选编》	1868年	罗布桑泉布勒
4	《观者之喜》	1888年	吉格木德丹金扎木苏
5	《珊瑚验方》	1868年	伊希丹金旺吉拉

附表 3　维吾尔医药经典方来源古籍书目

序号	典籍出处	年代	作者
1	《贾米依拉基》	1336 年	佚名
2	《卡日巴丁·卡德尔》	明代	佚名
3	《保健药园》	明代	佚名
4	《大医典》	不详	佚名
5	《治疗法则精华》	南宋	佚名
6	《注医典》	宋代	佚名
7	《拜地依药书》	1368 年	阿吉·再努勒·艾塔尔
8	《阿日甫验方》	1620 年	佚名
9	《医学之目的》	清代	木拉德拜克·艾里拜克

附表 4　满医药经典方来源古籍书目

序号	书名	成书年代	作者
1	《厚德堂集验方萃编》	1883 年	奇克唐阿
2	《急救广生集》	1803 年	程鹏程
3	《庆云阁医学摘粹》	1896 年	庆恕
4	《医宗金鉴》	1742 年	吴谦
5	《边氏验方》	清代	边成章
6	《气化探源会》	清代	边成章
7	《年希尧集验良方》	1724 年	年希尧
8	《医林纂要探源》	1758 年	汪绂
9	《本草类方》	1735 年	年希尧
10	《铁如意轩医书四种》	1895 年	徐延祚
11	《清宫配方集成》*	2013 年	陈可冀
12	《慈禧光绪医方选议》*	1981 年	陈可冀
13	《清宫医案集成》*	2009 年	陈可冀

注：* 表示 1911 年后书目为清代文献整理所得。

附表 5　朝医药经典方来源古籍书目

序号	典籍出处	成书年代	作者
1	《东医寿世保元》	1894 年	李济马
2	《乡药集成方》	1431—1433 年	卢重礼、俞孝通、朴允德等

123 首经典方目录

附表6　29 首藏医药经典方目录

序号	处方名	典籍出处	年代
1	七珍汤散	《四部医典》	8 世纪
2	六味余甘子汤散	《秘诀宝源》	18 世纪
3	三味蒺藜汤散	《四部医典》	8 世纪
4	三味红汤散	《四部医典》	8 世纪
5	七味螃蟹甲丸	《长寿珠串》	18 世纪
6	四味辣根菜汤散	《四部医典》	8 世纪
7	十九味草果散	强巴·朗杰扎桑	14 世纪
8	十味血热汤散	《达莫·秘籍》	17 世纪
9	驱虫丸	《验方百篇》	16 世纪
10	九味石榴丸	《四部医典》	8 世纪
11	三味干姜散	《医书无垢灿烂之注释》	11 世纪
12	八味野牛血散	《临床札记·札记精粹》	16 世纪
13	石榴普安散	《藏医精选·心宝》	19 世纪
14	六味甘草丸	《四部医典》	8 世纪
15	九味结血蒿汤散	《临床札记·札记精粹》	16 世纪
16	石榴莲花散	《藏曼医著集》	18 世纪
17	十一味寒水石散	《四部医典》	8 世纪
18	十二味冰片散	《四部医典》	8 世纪
19	十八味牛黄散	《藏曼医著集》	18 世纪
20	十味丛菔散	《秘诀宝源》	18 世纪
21	十味铁粉散	《四部医典》	8 世纪
22	七味宽筋藤汤散	《临床札记·札记精粹》	16 世纪
23	八味金礞石散	《秘诀宝源》	18 世纪
24	五味锦鸡儿汤散	《居米旁医著集》	19 世纪
25	小檗眼药膏	《秘诀精髓集要》	16 世纪
26	五味角蒿油	《临床札记·札记精粹》	16 世纪
27	秘诀十三味红花散	《秘诀补遗》	17 世纪
28	黄药解毒散	《秘诀宝源》	18 世纪
29	二十九味羌活散	《秘诀宝源》	18 世纪

附表 7 30 首蒙医药经典方目录

序号	处方名	典籍出处	年代
1	文冠木三味汤	《医学之海》	1829 年
2	额尔敦七味汤	《甘露四部》	1785 年
3	苏木六味汤	《蒙医药选编》	1868 年
4	土茯苓七味汤	《珊瑚验方》	1868 年
5	文冠木四味汤	《观者之喜》	1888 年
6	广枣三味汤	《医学之海》	1829 年
7	胡黄连四味汤	《珊瑚验方》	1868 年
8	光明盐三味汤	《观者之喜》	1785 年
9	古古勒四味汤	《观者之喜》	1888 年
10	地锦草四味汤	《观者之喜》	1888 年
11	皂矾三味汤	《蒙医药选编》	1850 年
12	土茯苓明目汤	《珊瑚验方》	1868 年
13	苦参三味汤	《医学之海》	1829 年
14	文冠木四味汤（甘露）	《甘露四部》	1785 年
15	肉豆蔻四味汤	《珊瑚验方》	1868 年
16	胡黄连六味汤	《甘露四部》	1785 年
17	诃子四味汤	《蒙医药选编》	1850 年
18	紫草茸五味汤	《珊瑚验方》	1868 年
19	枇杷叶二味汤	《观者之喜》	1888 年
20	铁屑五味汤	《蒙医药选编》	1850 年
21	合日乎五味汤	《甘露四部》	1785 年
22	射干四味汤	《蒙医药选编》	1850 年
23	北沙参七味汤	《甘露四部》	1785 年
24	阿那日五味散	《甘露四部》	1785 年
25	分离汤	《甘露四部》	1785 年
26	赫音阿嘎如八味散	《医学之海》	1829 年
27	诃子五味汤	《甘露四部》	1785 年
28	红花清肝七味散	《医学之海》	1829 年
29	石榴冬葵果六味散	《医学之海》	1829 年
30	手参三味汤	《观者之喜》	1888 年

附表8　20首维吾尔医药经典方目录

序号	处方名	典籍出处	年代
1	祖帕颗粒	《贾米依拉基》	1336年
2	珊瑚散	《卡日巴丁·卡德尔》	明代
3	多味种子颗粒	《保健药园》	明代
4	舒心麝香蜜膏	《大医典》	不详
5	舒肝大黄糖浆	《大医典》	不详
6	健心牛舌草片	《治疗法则精华》	南宋
7	固精阿纳其根片	《治疗法则精华》	南宋
8	尿通酸浆片	《注医典》	宋代
9	驱虫斑鸠菊酊	《拜地依药书》	1368年
10	燥湿黄连散	《拜地依药书》	1368年
11	多味果仁丸	《卡日巴丁·卡德尔》	明代
12	黄连止泻胶囊	《卡日巴丁·卡德尔》	明代
13	木尼孜其颗粒	《卡日巴丁·卡德尔》	明代
14	驱虫斑鸠菊丸	《阿日甫验方》	1620年
15	破布木果颗粒	《卡日巴丁·卡德尔》	明代
16	螃蟹壳胶囊	《阿日甫验方》	1620年
17	通滞秋水仙胶囊	《卡日巴丁·卡德尔》	明代
18	地锦草片	《卡日巴丁·卡德尔》	明代
19	伊木萨克片	《卡日巴丁·卡德尔》	明代
20	消渴片	《医学之目的》	清代

附表9　14首满医药经典方目录

序号	处方名	典籍出处	年代
1	养仙丸	《厚德堂集验方萃编·补益总论》	1883年
2	鱼鳔丸	《清太医院配方》	清代
3	加减古方五汁饮	《慈禧光绪医方选议》	清代
4	平安丸	《慈禧光绪医方选议》	清代
5	内托疮毒方	《厚德堂集验方萃编·痈疽疮疖总论》	1883年
6	应效药酒方	《厚德堂集验方萃编·药酒诸方》	1883年
7	秘传八仙丸	《厚德堂集验方萃编·风症总论》	1883年
8	治瘫痪秘方	《年希尧集验良方·中风门》	1724年
9	龙涎香露	《原始医药档案·康熙帝用方》	清代
10	治耳聋外用方	《慈禧光绪医方选议·光绪皇帝治耳病医方》	清代
11	平肝清热代茶饮	《慈禧光绪医方选议·治耳病医方》	清代
12	治白屑风方	《急救广生集·疡科》	1805年

序号	处方名	典籍出处	年代
13	治疝气神方	《年希尧集验良方·疝气门》	1724 年
14	治乳岩已破方	《年希尧集验良方·妇人门》	1724 年

附表 10　30 首朝医药经典方目录

序号	处方名	典籍出处	年代
1	八物君子汤	《东医寿世保元》	1894 年
2	荆防导赤散	《东医寿世保元》	1894 年
3	荆防地黄汤	《东医寿世保元》	1894 年
4	凉膈散火汤	《东医寿世保元》	1894 年
5	热多寒少汤	《东医寿世保元》	1894 年
6	荆防泻白散	《东医寿世保元》	1894 年
7	十二地黄汤	《东医寿世保元》	1894 年
8	香附子八物汤	《东医寿世保元》	1894 年
9	香砂养胃汤	《东医寿世保元》	1894 年
10	麻黄定喘汤	《东医寿世保元》	1894 年
11	川芎桂枝汤	《东医寿世保元》	1894 年
12	葛根承气汤	《东医寿世保元》	1894 年
13	藿香正气散	《东医寿世保元》	1894 年
14	补肺元汤	《东医寿世保元》	1894 年
15	黄芪桂枝附子汤	《东医寿世保元》	1894 年
16	升阳益气汤	《东医寿世保元》	1894 年
17	黄芪桂枝汤	《东医寿世保元》	1894 年
18	麻黄发表汤	《东医寿世保元》	1894 年
19	赤白何乌宽中汤	《东医寿世保元》	1894 年
20	调理肺元汤	《东医寿世保元》	1894 年
21	《本朝经验》黄芪散	《乡药集成方》	1431—1433 年
22	人参吴茱萸汤	《东医寿世保元》	1894 年
23	忍冬藤地骨皮汤	《东医寿世保元》	1894 年
24	厚朴半夏汤	《东医寿世保元》	1894 年
25	麦门冬远志散	《东医寿世保元》	1894 年
26	白何首乌理中汤	《东医寿世保元》	1894 年
27	猪苓车前子汤	《东医寿世保元》	1894 年
28	地黄白虎汤	《东医寿世保元》	1894 年
29	桃仁承气汤	《东医寿世保元》	1894 年
30	人参桂枝附子汤	《东医寿世保元》	1894 年

经典方药物基源和用药部位

附表 11　藏医药经典方药物基源和用药部位

序号	药物名称	基源和用药部位
1	矮紫堇	本品为罂粟科植物尼泊尔黄堇 *Corydalis hendersonii* Hemsl. 的干燥全草。8—9 月采全草,洗净,除去枯枝残叶,晾干
2	安息香	本品为安息香科植物白花树 *Styrax tonkinensis*（Pierre）Craib ex Hart. 的干燥树脂。树干经自然损伤或于夏、秋二季割裂树干,收集流出的树脂,阴干
3	巴夏嘎	本品为爵床科植物鸭嘴花 *Justicia adhatoda* L. 的树干及树枝。夏季采集,除去杂质,晒干
4	榜嘎	本品为毛茛科植物唐古特乌头 *Aconitum tanguticum*（Maxim.）Stapf 和船盔乌头 *Aconitum naviculare*（Bruhl.）Stapf 的干燥全草。夏末秋初开花期连根采挖,除去杂质,阴干
5	北豆根	本品为防己科植物蝙蝠葛 *Menispermum dauricum* DC. 的干燥根茎。春、秋二季采挖,除去须根及泥沙,洗净,润透,切厚片,干燥
6	荜茇	本品为胡椒科植物荜茇 *Piper longum* L. 的干燥近成熟或成熟果穗由绿变黑时采收,除去杂质,晒干
7	冰片	本品为樟科植物樟 *Cinnamomum camphora*（L.）Presl 的新鲜枝、叶经提取加工制成
8	波棱瓜子	本品为葫芦科植物波棱瓜 *Herpetospermum pedunculosum*（Ser.）C. B. Clarke 的干燥种子。秋季采收成熟果实,晒干,取出种子
9	草果	本品为姜科植物草果 *Amomum tsao-ko* Crevost et Lemaire 的干燥成熟果实。秋季果实成熟时采收,除去杂质,晒干或低温干燥
10	沉香	本品为瑞香科植物白木香 *Aquilaria sinensis*（Lour.）Gilg 含有树脂的木材。全年均可采收,割取含树脂的木材,除去不含树脂的部分,阴干
11	臭蚤草	本品为菊科植物臭蚤草 *Pulicaria insignis* Drumm. ex Dunn 的干燥全草。7—9 月采收,除去泥沙,干燥
12	丛菔	本品为十字花科植物宽果丛菔 *Solms-Laubachia eurycarpa*（Maxim.）Botsch. 的带根全草。7—9 月采全草。采后除泥土及枯叶,洗净切段,晒干备用

序号	药物名称	基源和用药部位
13	打箭菊	本品为菊科植物川西小黄菊 *Pyrethrum tatsienense*（Bur. et Franch.）Ling ex Shih 的花序。7—8 月采收，去杂质，晾干
14	大米	本品为禾本科植物稻 *Oryza sativa* L. 的去壳种仁。秋季颖果成熟时，采收，脱下果实，除去果壳及种皮，筛去米糠
15	大蒜	本品为百合科植物大蒜 *Allium sativum* L. 的鳞茎。夏季叶枯时采挖，除去须根和泥沙，通风晾晒至外皮干燥
16	大托叶云实	本品为豆科植物大托叶云实 *Caesalpinia crista* L. 的干燥成熟种子。果实成熟时采收
17	丁香	本品为桃金娘科植物丁香 *Eugenia caryophyllata* Thunb. 的干燥花蕾。当花蕾由绿色转红时采摘，晒干
18	冬葵果	本品为锦葵科植物冬葵 *Malva verticillata* L. 的干燥成熟果实。夏、秋二季果实成熟时采收，除去杂质，阴干
19	豆蔻	本品为姜科植物白豆蔻 *Amomum kravanh* Pierre ex Gagnep. 或爪哇白豆蔻 *Amomum compactum* Soland ex Maton 的干燥成熟果实。按产地不同分为"原豆蔻"和"印尼白蔻"
20	煅羊颅	本品为牛科动物绵羊 *Ovis aries* Linnaeus 的颅骨的炮制加工品
21	多刺绿绒蒿	本品为罂粟科植物多刺绿绒蒿 *Meconopsis horridula* Hook. f. et Thoms. 的花或全草。夏季采收，洗净，切段，晒干
22	甘草	本品为豆科植物甘草 *Glycyrrhiza uralensis* Fisch.、胀果甘草 *Glycyrrhiza inflata* Bat. 或光果甘草 *Glycyrrhiza glabra* L. 的干燥根和根茎。春、秋二季采挖，除去须根，晒干
23	甘青青兰	本品为唇形科植物甘青青兰 *Dracocephalum tanguticum* Maxim. 的干燥地上部分。幼苗期或花初开时分别采收，除去杂质，阴干
24	甘松	本品为败酱科植物甘松 *Nardostachys jatamansi* DC. 的干燥根及根茎。春、秋二季采挖，除去泥沙和杂质，晒干或阴干
25	甘肃棘豆	本品为豆科植物甘肃棘豆 *Oxytropis kansuensis* Bunge 和黄花棘豆 *Oxytropis ochrocephala* Bunge 的全草。6—7 月采集全草，洗净，晾干
26	干姜	本品为姜科植物姜 *Zingiber officinale* Rosc. 的干燥根茎。冬季采挖，除去须根和泥沙，晒干或低温干燥。趁鲜切片晒干或低温干燥者称为"干姜片"
27	高山辣根菜	本品为十字花科植物无茎荠 *Pegaeophyton scapiflorum*（Hook. f. et Thoms.）Marq. et Shaw 的干燥根和根茎。秋季采挖，除去须根和泥沙，晒干
28	寒水石	本品为硫酸盐类矿物硬石膏族红石膏，主含含水硫酸钙（$CaSO_4 \cdot 2H_2O$），称北寒水石；或为碳酸盐类矿物方解石族方解石，主含碳酸钙（$CaCO_3$），称南寒水石。采挖后，除去泥沙及杂石

序号	药物名称	基源和用药部位
29	诃子	本品为使君子科植物诃子 *Terminalia chebula* Retz. 或绒毛诃子 *Terminalia chebula* Retz. var. *tomentella* Kurt. 的干燥成熟果实。秋、冬二季果实成熟时采收,除去杂质,晒干
30	黑冰片	本品为猪科动物野猪 *Sus scrofa* L. 的干燥粪便。全年均可采集,干燥
31	红花	本品为菊科植物红花 *Carthamus tinctorius* L. 的干燥花。夏季花由黄变红时采摘,阴干或晒干
32	胡椒	本品为胡椒科植物胡椒 *Piper nigrum* L. 的果实。秋末至次春果实呈暗绿色时采收,晒干,为黑胡椒。果实变红时采收,用水浸渍数日,擦去果肉,晒干,为白胡椒
33	胡芦巴	本品为豆科植物胡芦巴 *Trigonella foenum-graecum* L. 的干燥成熟种子。夏季果实成熟时采割植株,晒干,打下种子,除去杂质
34	棘豆	本品为豆科植物镰形棘豆 *Oxytropis falcata* Bunge 或小叶棘豆 *Oxytropis microphylla*(Pall.)DC 的干燥全草。7—8 月采全草,除去泥土,晾干
35	蒺藜	本品为蒺藜科植物蒺藜 *Tribulus terrestris* L. 的干燥成熟果实。秋季果实成熟时采割植株,晒干,打下果实,除去杂质
36	角蒿	本品为紫葳科植物密生波罗花 *Incarvillea compacta* Maxim. 的花、种子和根。夏、秋二季采收,除去杂质,晒干
37	角茴香	本品为罂粟科植物节裂角茴香 *Hypecoum leptocarpum* Hook. f. et Thoms. 的干燥全草。7—8 月份采集带根全草,洗净,晾干
38	降香	本品为豆科植物降香檀 *Dalbergia odorifera* T. Chen 树干和根的干燥心材。全年均可采收,除去边材,阴干
39	结血蒿	本品为菊科植物毛莲蒿 *Artemisia vestita* Wall. ex Besser 的地上部分。花期割取,除净杂质,晒干,备用
40	金礞石	本品为变质岩类蛭石片岩或水黑云母片岩。采挖后,除去杂石和泥沙
41	金腰草	本品为虎耳草科植物裸茎金腰子 *Chrysosplenium nudicaule* Bge. 及同属数种植物的干燥全草。秋季采集,除去枯叶,洗净,晒干
42	宽筋藤	本品为防己科植物中华青牛胆 *Tinospora sinensis*(Lour.)Merr. 的干燥茎。全年可采,砍取地上部分,除去嫩枝及叶,晒干,或除去嫩枝、叶及外皮,晒干
43	力嘎都	本品为虎耳草科植物岩白菜 *Bergeria purpurascens*(Hook. f. et Thoms.)Engl. 的干燥根及根茎。9—10 月挖根,清洗污泥,除去粗皮,晾干
44	硫黄	本品为自然元素类矿物硫族自然硫,采挖后,加热熔化,除去杂质;或用含硫矿物经加工制得

序号	药物名称	基源和用药部位
45	龙骨	本品为古代哺乳动物如象类、犀类、三趾马、牛类、鹿类等的骨骼化石或象类门齿的化石
46	炉甘石	本品为碳酸盐类矿物方解石族菱锌矿,主含碳酸锌($ZnCO_3$)。采挖后,洗净,晒干,除去杂石
47	萝卜	本品为十字花科植物萝卜 *Raphanus sativus* L. 的种子和根。6—9 月采集根及成熟种子,洗净。根鲜用或切段晒干
48	绿绒蒿	本品为罂粟科植物全缘绿绒蒿 *Meconopsis integrifolia*(Maxim.)Franch. 及五脉绿绒蒿 *Meconapsis quintuplinervia* Regel、长叶绿绒蒿 *Meconopsis lancifolia*(Fra-nch.)Franch. 等的干燥全草。夏季拔取全草,除去杂质,整株或切段,阴干
49	马尿泡	本品为茄科植物马尿脬 *Przewalskia tangutica* Maxim. 的种子及根。秋末果熟后采挖,除去地上部分,洗净,采集种子,干燥
50	芒果核	本品为漆树科植物芒果 *Mangifera indica* L.的干燥种子。夏、秋果熟时采摘,收集果核,干燥即得
51	毛诃子	本品为使君子科植物毗黎勒 *Terminalia bellirica*(Gaertn.)Roxb. 的干燥成熟果实。冬季果实成熟时采收,除去杂质,晒干
52	穆库尔没药	本品为橄榄科植物穆库尔没药 *Commiphora mukul* Eng 及同属种植物树干皮部渗出的油胶树脂
53	木瓜	本品为蔷薇科植物贴梗海棠 *Chaenomeles speciosa*(Sweet)Nakai 的干燥近成熟果实。夏、秋二季果实绿黄时采收,置沸水中烫至外皮灰白色,对半纵剖,晒干
54	木棉花	本品为木棉科植物木棉 *Gossampinus malabarica*(DC.)Merr. 的干燥花。春季花盛开时采收,除去杂质,晒干
55	木香	本品为菊科植物木香 *Aucklandia lappa* Decne.的干燥根。秋、冬二季采挖,除去泥沙和须根,切段,大的再纵剖成瓣,干燥后撞去粗皮
56	硇砂	本品为卤化物类矿物。含氯化铵(NH_4Cl)
57	牛黄	本品为牛科动物牛 *Bos taurus domesticus* Gmelin 的干燥胆结石。宰牛时,如发现有牛黄,即滤去胆汁,将牛黄取出,除去外部薄膜,阴干
58	螃蟹甲	本品为唇形科植物螃蟹甲 *Phlomis younghusbandii* Mukerjee 的干燥块根。秋季挖取,洗净,晒干
59	螃蟹	本品为蟹科动物中华绒毛螯蟹 *Eriocheir sinensis* H.Miline-Edwalds.、溪蟹 *Potamon*(*Potamon*)*denticulata* 或云南溪蟹 *Potamon*(*Potamon*)*yunnanensis* Kemp. 的干燥体。夏、秋捕捉,洗净沙土,置开水中烫死,晒干或烘干
60	蒲桃	本品为桃金娘科植物海南蒲桃 *Syzygium cumini*(L.)Skeels 的干燥果实。秋季采集果实,洗净,晾干

序号	药物名称	基源和用药部位
61	羌活	本品为伞形科植物羌活 *Notopterygium incisum* Ting ex H. T. Chang 或宽叶羌活 *Notopterygium franchetii* H. de Boiss. 的干燥根茎和根。春、秋二季采挖,除去须根及泥沙,晒干
62	蔷薇花	本品为蔷薇科植物多花蔷薇 *Rosa multiflora* Thunb. 的干燥花。夏季花盛开时采摘,晒干
63	全缘马先蒿	本品为玄参科植物全缘马先蒿 *Pedicularis aschistorrhyncha* C. Marquand et Airy Shaw 的花。2 月、8 月采摘,阴干用
64	肉豆蔻	本品为肉豆蔻科植物肉豆蔻 *Myristica fragrans* Houtt. 的干燥种仁
65	肉桂	本品为樟科植物肉桂 *Cinnamomum cassia* Presl 的干燥树皮。多于秋季剥取,阴干
66	沙棘	本品为胡颓子科植物沙棘 *Hippophae rhamnoides* L. 的成熟果实。秋、冬二季果实成熟或冻硬时采收,除去杂质,干燥或蒸后干燥
67	少花延胡索	本品为罂粟科植物少花延胡索 *Corydalis alpestris* C. A. Mey. 的全草。秋季采挖,洗净,除去杂质,阴干
68	蛇床子	本品为伞形科植物蛇床 *Cnidium monnieri*(L.)Cuss. 的干燥成熟果实。夏、秋二季果实成熟时采收,除去杂质,晒干
69	麝香	本品为鹿科动物林麝 *Moschus berezovskii* Flerov、马麝 *Moschus sifanicus* Przewalski 或原麝 *Moschus moschiferus* Linnaeus 成熟雄体香囊中的干燥分泌物
70	石花	本品为梅花衣科植物藻纹梅花衣 *Parmelia saxatilis*(L.)Ach. 的全体。全年均可采收,水中漂洗,除去杂质,晒干
71	石灰华	本品为水溶解岩石沉积而成的碳酸盐类矿物,主含碳酸钙($CaCO_3$)。全年均可采集,除去泥土、杂石
72	石榴子	本品为石榴科植物石榴 *Punica granatum* L. 的种子。9—10 月果实成熟,顶端开裂时采摘,将种子剥出,晒干,备用
73	水柏枝	本品为柽柳科植物水柏枝 *Myricaria paniculata* P.Y. Zhang 及同属数种植物的干燥嫩枝。春、夏季采集,晒干
74	酸藤果	本品为紫金牛科植物酸藤子 *Embelia Laeta*(L.)Mez 的果实。7—8 月,果实成熟后采集,阴干
75	檀香	本品为檀香科植物檀香 *Santalum album* L. 树干的干燥心材
76	唐松草	本品为毛茛科植物狭序唐松草 *Thalictrum atriplex* Finet et Gagnep. 和芸香叶唐松草 *Thalictrum rutaefolium* Hook. f. et Thoms. 的全草。7—8 月采全草,除去泥土,晾干
77	天竺黄	本品为禾本科植物青皮竹 *Bambusa textilis* McClure 或华思劳竹 *Schizostachyum chinense* Rendle 等秆内的分泌液干燥后的块状物。秋、冬二季采收
78	田螺	本品为田螺科动物中华圆田螺 *Cipangopaludina cahayensis*(Heuda.)的贝壳。捕杀后,干燥

序号	药物名称	基源和用药部位
79	铁棒锤	本品为毛茛科植物伏毛铁棒锤 *Aconitum flavum* Hand.-Mazz. 或铁棒锤 *Aconitum pendulum* Busch. 的干燥块根。秋末采挖根,除去须根及泥沙,晒干
80	铁粉	本品为矿石赤铁矿、磁铁矿、褐铁矿、菱铁矿和黄铁矿等,经冶炼而成
81	兔耳草	本品为玄参科植物短管兔耳草 *Lagotis brevituba* Maxim. 的干燥全草。7—8 月采集带根全草,洗净,晾干
82	西藏猫乳	本品为鼠李科植物西藏猫乳 *Rhamnella gilgitica* Mansf. et Melch. 的干燥树干及枝条
83	菥蓂子	本品为十字花科植物菥蓂 *Thlaspi arvense* L. 的成熟种子。7—8 月果实成熟时采收,取出种子,晒干
84	喜马拉雅紫茉莉	本品为紫茉莉科植物山紫茉莉 *Oxybaphus himalaicus* Edgew. 的干燥根。秋季采挖,刮去外皮,晒干
85	小檗皮	本品为小檗科植物甘肃小檗 *Berberis kansuensis* Schneid.、鲜黄小檗 *Berberis diaphana* Maxim.、匙叶小檗 *Berberis vernae* Schneid.、或刺红珠 *Berberis dictyophylla* Franch. 等同属数种植物的干燥皮。夏季采收,晒干
86	小米辣	本品为茄科植物小米辣 *Capsicum frutescens* L. 的干燥成熟果实。秋季果熟时采收,晒干
87	小伞虎耳草	本品为虎耳草科植物小伞虎耳草 *Saxifraga umhellulata* Hook. f. et Thoms. 的干燥全草。夏季采集,阴干
88	熊胆	本品为熊科动物黑熊 *Selenarctos thibetanus.* Cuvier 或棕熊 *Ursus arctos* L. 经胆囊手术引流胆汁而得的干燥品
89	悬钩木	本品为蔷薇科植物粉枝莓 *Rubus biflorus* Buch.-Ham. ex Smith 或青海悬钩子 *Rubus kokoricus* Hao. 的干燥的茎
90	芫荽	本品为伞形科植物芫荽 *Coriandrum sativum* L. 的成熟果实及全草。7—8 月果实成熟时采饱满果实,晾干备用
91	牛心血	本品为牛科动物牦牛 *Bos grunniens* Linnaeus 的血
92	翼首草	本品为川续断科植物匙叶翼首草 *Pterocephalus hookeri*（C. B. Clarke）Höeck 的干燥全草。夏末秋初采挖,除去杂质,阴干
93	余甘子	本品为大戟科植物余甘子 *Phyllanthus emblica* L. 的干燥成熟果实。冬季至次春果实成熟时采收,除去杂质,干燥
94	藏菖蒲	本品为天南星科植物藏菖蒲 *Acorus calamus* L. 的干燥根茎。秋、冬二季采挖,除去须根和泥沙,晒干
95	藏茴香	本品为伞形科植物葛缕子 *Carum carvi* L. 的果实。8—9 月果实成熟时采集,晒干备用
96	藏锦鸡儿	本品为豆科植物鬼箭锦鸡儿 *Caragana jubata*（Pall.）Poir. 的红色木质部心材。5—10 月采根、茎。去掉外皮,取木部心材,切段,阴干

序号	药物名称	基源和用药部位
97	藏木香	本品为菊科植物土木香 *Inula helenium* L. 和总状土木香 *Inula racemosa* Hook f. 的干燥根。秋末采挖，除净残基、泥土，粗大者切片或块，晒干
98	藏茜草	本品为茜草科植物光茎茜草 *Rubia wallichiana* Decne. 或西藏茜草 *Rubia tibetica* Hook. f. 的干燥根及根茎。春、秋二季采挖，除净泥沙，晒干
99	藏紫草	本品为紫草科植物长花滇紫草 *Onosma hookeri* Clarke. var. *longiforum* Duthie 及细花滇紫草 *Onosma hookeri* C. B. Clarke 的根。秋季挖取根部，除去木质心，阴干
100	渣驯膏	本品为含金、银、铜、铁等多种元素的岩隙中流出来的汁液和鼯鼠科动物橙足鼯鼠 *Trogopterus xanthipes* Milne-Eduards、鼠兔科动物红耳鼠兔 *Ochotona erythrotis* Buchner 进食该汁液后排泄物的混合物熬制而成的膏
101	獐牙菜	本品为龙胆科植物普兰獐牙菜 *Swertia purpurascens* Wall. 及同属多种植物的干燥全草。秋季花期采收，晾干
102	朱砂	本品为硫化物类矿物辰砂族辰砂，主含硫化汞（HgS）。采挖后，选取纯净者，用磁铁吸净含铁的杂质，再用水淘去杂石和泥沙
103	紫草茸	本品为胶蚧科动物紫胶虫 *Laccifer lacca* Kerr. 的雌体寄生于豆科檀属 *Dalbergia* L. f. 和梧桐科火绳树属 *Eriolaenea* DC. 等为主的多种植物的树干上，所分泌的胶质物。7—8 月将成熟的紫胶连枝剪下，取胶去枝，置干燥、阴凉通风处，至干燥不结块

附表 12　蒙医药经典方药物基源和用药部位

序号	药材名称	基源和用药部位
1	阿魏	本品为伞形科植物新疆阿魏 *Ferula sinkiangensis* K. M. Shen 或阜康阿魏 *Ferula fukanensis* K. M. Shen 的树脂。春末夏初花期至初果期，分次由茎上部往下斜割，收集渗出的乳状树脂，阴干
2	安息香	本品为安息香科植白花树 *Styrax tonkinensis*（Pierre）Craib ex Hart. 的干燥树脂。树干经自然损伤或于夏、秋二季割裂树干，收集流出的树脂，阴干
3	白花龙胆	本品为龙胆科植物高山龙胆 *Gentiana purdomii* Marq. 的干燥花。8—9 月采收，除去杂质，阴干
4	北沙参	本品为伞形科植物珊瑚菜 *Glehnia littoralis* Fr. Schmidt ex Miq. 的干燥根。夏、秋二季采挖，除去须根，洗净，稍晾，置沸水中烫后，除去外皮，干燥。或洗净直接干燥
5	荜茇	本品为胡椒科植物荜茇 *Piper longum* L. 的干燥近成熟或成熟果穗。果穗由绿变黑时采收，除去杂质，晒干
6	槟榔	本品为棕榈科植物槟榔 *Areca catechu* L. 的干燥成熟种子。春末至秋初采收成熟果实，用水煮后，干燥，除去果皮，取出种子，干燥

序号	药材名称	基源和用药部位
7	草果	本品为姜科植物草果 *Amomum tsao-ko* Crevost et Lemaire 的干燥成熟果实。秋季果实成熟时采收，除去杂质，晒干或低温干燥
8	沉香	本品为瑞香科植物白木香 *Aquilaria sinensis*（Lour.）Gilg 含有树脂的木材。全年均可采收，割取含树脂的木材，除去不含树脂的部分，阴干
9	川楝子	本品为楝科植物川楝 *Melia toosendan* Sieb. et Zucc. 的干燥成熟果实。冬季果实成熟时采收，除去杂质，干燥
10	当药	本品为龙胆科植物瘤毛獐牙菜 *Swertia pseudochinensis* Hara 的干燥全草。夏、秋二季采挖，除去杂质，晒干
11	地锦草	本品为大戟科植物地锦 *Euphorbia humifusa* Willd. 或斑地锦 *Euphorbia maculata* L. 的干燥全草。夏、秋二季采收，除去杂质，晒干
12	冬葵果	本品为锦葵科植物冬葵 *Malva verticillata* L. 的干燥成熟果实。夏、秋二季果实成熟时采收，除去杂质，阴干
13	豆蔻	本品为姜科植物白豆蔻 *Amomum kravanh* Pierre ex Gagnep. 或爪哇白豆蔻 *Amomum compactum* Soland ex Maton 的干燥成熟果实。按产地不同分为"原豆蔻"和"印尼白蔻"
14	多叶棘豆	本品为豆科植物多叶棘豆 *Oxytropis myriophylla*（Pall.）DC. 的干燥全草多叶棘豆的炮制加工品
15	高良姜	本品为姜科植物高良姜 *Alpinia officinarum* Hance 的干燥根茎。夏末秋初采挖，除去须根和残留的鳞片，洗净，切段，晒干
16	光明盐	本品为卤化物类石盐族矿物石盐的结晶。主含氯化钠（NaCl）
17	广枣	本品为漆树科植物南酸枣 *Choerospondias axillaris*（Roxb.）Burtt et Hill 的干燥成熟果实。秋季果实成熟时采收，除去杂质，干燥
18	诃子	本品为使君子科植物诃子 *Terminalia chebula* Retz. 或绒毛诃子 *Terminalia chebula* Retz. var. *tomentella* Kurt. 的干燥成熟果实。秋、冬二季果实成熟时采收，除去杂质，晒干
19	红花	本品为菊科植物红花 *Carthamus tinctorius* L. 的干燥花。夏季花由黄变红时采摘，阴干或晒干
20	胡黄连	本品为玄参科植物胡黄连 *Picrorhiza scrophulariiflora* Pennell 的干燥根茎。秋季采挖，除去须根和泥沙，晒干
21	胡椒	本品为胡椒科植物胡椒 *Piper nigrum* L. 的干燥近成熟或成熟果实。秋末至次春果实呈暗绿色时采收，晒干，为黑胡椒；果实变红时采收，用水浸渍数日，擦去果肉，晒干，为白胡椒
22	黄柏	本品为芸香科植物黄皮树 *Phellodendron chinense* Schneid. 的干燥树皮。习称"川黄柏"。剥取树皮后，除去粗皮，晒干

序号	药材名称	基源和用药部位
23	黄连	本品为毛茛科植物黄连 *Coptis chinensis* Franch.、三角叶黄连 *Coptis deltoidea* C. Y. Cheng et Hsiao 或云连 *Coptis teeta* Wall. 的干燥根茎。以上三种分别习称"味连""雅连""云连"。秋季采挖,除去须根和泥沙,干燥,撞去残留须根
24	基力哲	本品为龙胆科植物秦艽 *Gentiana macrophylla* Pall. 的干燥地上部分。夏季花开期采收,除去杂质,晒干
25	姜黄	本品为姜科植物姜黄 *Curcuma longa* L. 的干燥根茎。冬季茎叶枯萎时采挖,洗净,煮或蒸至透心,晒干,除去须根
26	接骨木	本品为忍冬科植物接骨木 *Sambucus williamasii* Hance 的干燥带叶茎枝。夏、秋二季采割,晒干
27	金银花	本品为忍冬科植物忍冬 *Lonicera japonica* Thunb. 的干燥花蕾或带初开的花。夏初花开放前采收,干燥
28	苦参	本品为豆科植物苦参 *Sophora flavescens* Ait. 的干燥根。春、秋二季采挖,除去根头和小支根,洗净,干燥,或趁鲜切片,干燥
29	蓝盆花	本品为川续断科植物窄叶蓝盆花 *Scabiosa comosa* Fisch. ex Roem. et Schult 和华北蓝盆花 *Scabiosa tschilliensis* Gruning 的干燥花序蓝盆花的炮制加工品
30	漏芦花	本品为菊科植物祁州漏芦 *Rhaponticum uniflorum*(L.)DC. 的干燥头状花序漏芦花的炮制加工品
31	炉甘石	本品为碳酸盐类矿物方解石族菱锌矿,主含碳酸锌($ZnCO_3$)。采挖后,洗净,晒干,除去杂石
32	木香	本品为菊科植物木香 *Aucklandia lappa* Decne. 的干燥根。秋、冬二季采挖,除去泥沙和须根,切段,大的再纵剖成瓣,干燥后撞去粗皮
33	牛黄	本品为牛科动物牛 *Bos taurus domesticus* Gmelin 的干燥胆结石。宰牛时,如发现有牛黄,即滤去胆汁,将牛黄取出,除去外部薄膜,阴干
34	枇杷叶	本品为蔷薇科植物枇杷 *Eriobotrya japonica*(Thunb.)Lindl. 的干燥叶。全年均可采收,晒至七、八成干时,扎成小把,再晒干
35	茜草	本品为茜草科植物茜草 *Rubia cordifolia* L. 的干燥根和根茎。春、秋二季采挖,除去泥沙,干燥
36	瞿麦	本品为石竹科植物瞿麦 *Dianthus superbus* L. 或石竹 *Dianthus chinensis* L. 的干燥地上部分。夏、秋二季花果期采割,除去杂质,干燥
37	肉豆蔻	本品为肉豆蔻科植物肉豆蔻 *Myristica fragrans* Houtt. 的干燥种仁
38	肉桂	本品为樟科植物肉桂 *Cinnamomum cassia* Presl 的干燥树皮,多于秋季剥取,阴干

序号	药材名称	基源和用药部位
39	三七	本品为五加科植物三七 *Panax notoginseng*（Burk.）F. H. Chen 的干燥根和根茎。秋季花开前采挖，洗净，分开主根、支根及根茎，干燥。支根习称"筋条"，根茎习称"剪口"
40	山柰	本品为姜科植物山柰 *Kaempferia galanga* L. 的干燥根茎。冬季采挖，洗净，除去须根，切片，晒干
41	射干	本品为鸢尾科植物射干 *Belamcanda chinensis*（L.）DC. 的干燥根茎。春初刚发芽或秋末茎叶枯萎时采挖，除去须根和泥沙，干燥
42	石榴	本品为石榴科植物石榴 *Punica granatum* L. 的干燥成熟果实。果实成熟时采收，剖开，晒干或低温烘干
43	手参	本品为兰科植物手掌参 *Gymnadeania conopsea*（L.）R. Br. 的干燥块茎。夏、秋二季采挖，洗净泥土，晒干
44	苏木	本品为豆科植物苏木 *Caesalpinia sappan* L. 的干燥心材。多于秋季采伐，除去白色边材，干燥
45	檀香	本品为檀香科植物檀香 *Santalum album* L. 树干的干燥心材
46	天竺黄	本品为禾本科植物青皮竹 *Bambusa textilis* McClure 或华思劳竹 *Schizostachyum chinense* Rendle 等秆内的分泌液干燥后的块状物。秋、冬二季采收
47	铁屑	本品为矿石赤铁矿、磁铁矿、褐铁矿、菱铁矿和黄铁矿等，经冶炼而成
48	土茯苓	本品为百合科植物光叶菝葜 *Smilax glabra* Roxb. 的干燥根茎。夏、秋二季采挖，除去须根，洗净，干燥；或趁鲜切成薄片，干燥
49	土木香	本品为菊科植物土木香 *Inula helenium* L. 的干燥根。秋季采挖，除去泥沙，晒干
50	文冠木	本品为无患子科植物文冠果 *Xanthoceras sorbifolia* Bunge 的干燥木材或茎枝。春、夏季采集茎干、茎枝，剥去外皮，切段阴干；或取鲜枝，切碎，熬膏
51	五灵脂	本品为鼯鼠科动物复齿鼯鼠 *Trogopterus xanthipes* Milne-Edwards 的干燥粪便。全年均可采收，除去杂质，晒干。根据外形的不同常分为"灵脂块"和"灵脂米"
52	香青兰	本品为唇形科植物香青兰 *Dracocephalum moldovica* L. 的干燥地上部分。6—8 月割取带花地上部分，阴干
53	芫荽子	本品为伞形科植物芫荽 *Coriandrum sativum* L. 的干燥成熟果实。果实成熟时割取，晒干，打下果实，除去杂质
54	皂矾	本品为硫酸盐类矿物水绿矾族水绿矾的矿石。主含含水硫酸亚铁（$FeSO_4 \cdot 7H_2O$）。采挖后，除去杂石

序号	药材名称	基源和用药部位
55	栀子	本品为茜草科植物栀子 *Gardenia jasminoides* Ellis 的干燥成熟果实。9—11 月果实成熟呈红黄色时采收,除去果梗和杂质,蒸至上气或置沸水中略烫,取出,干燥
56	紫草	本品为紫草科植物新疆紫草 *Arnebia euchroma*(Royle)Johnst. 或内蒙紫草 *Arnebia guttata* Bunge 的干燥根。春、秋二季采挖,除去泥沙,干燥
57	紫草茸	本品为胶蚧科动物紫胶虫 *Laccifer lacca* Kerr. 的雌体寄生于豆科黄檀属 *Dalbergia* L. f. 和梧桐科火绳树属 *Eriolaenea* DC. 等为主的多种植物的树干上,所分泌的胶质物。7—8 月将成熟的紫胶连枝剪下,取胶去枝,置干燥、阴凉通风处,至干燥不结块
58	紫花地丁	本品为堇菜科植物紫花地丁 *Viola yedoensis* Makino 的干燥全草,春、夏二季采收,除去杂质,晒干
59	紫硇砂	本品为卤化物类石盐族石盐。主含氯化钠(NaCl)。自盐湖中取出,晒干

附表 13　维吾尔医药经典方药物基源和用药部位

序号	药物名称	基源和用药部位
1	阿拉伯胶	本品为自豆科金合欢属 *Acacia Senegal*(Linne)Willdenow 或同属近似树种的枝干得到的干燥胶状渗出物
2	阿纳其根	本品为菊科植物芥菊 *Anacyclus pyrethrum*(L.)Lag. 的干燥根。春、秋季采挖,晒干
3	阿片	本品为罂粟科植物罂粟 *Papaver somniferum* L. 的未成熟蒴果被划破后渗出的乳状液经干燥制成
4	巴旦仁	本品为蔷薇科植物甜巴旦 *Amygdalus communis* L. 的干燥成熟种子。夏、秋果实成熟时,采收取核,晒干
5	菝葜	本品为百合科植物菝葜 *Smilax china* L. 的干燥根茎。秋末至次年春采挖,除去须根,洗净,晒干或趁鲜切片,干燥
6	白皮松子	本品为松科植物西藏白皮松 *Pinus gerardiana* Wall. 的种子仁。果实成熟后采收,晒干,打下种子,除去种皮,收集种仁
7	白石脂	本品为硅酸盐类矿物高岭土,主含含水硅酸铝
8	白鲜皮	本品为芸香科植物白鲜 *Dictamnus dasycarpus* Turcz. 的干燥根皮。春、秋二季采挖根部,除去泥沙和粗皮,剥取根皮,干燥
9	荜茇	本品为胡椒科植物荜茇 *Piper longum* L. 的干燥近成熟或成熟果穗。果穗由绿变黑时采收,除去杂质,晒干
10	补骨脂	本品为豆科植物补骨脂 *Psoralea corylifolia* L. 的干燥成熟果实。秋季果实成熟时采收果序,晒干,搓出果实,除去杂质

序号	药物名称	基源和用药部位
11	蚕茧	本品为蚕蛾科昆虫家蚕蛾 *Bombyx mori* L. 的茧壳
12	草果	本品为姜科植物草果 *Amomum tsao-ko* Crevost et Lemaire 的干燥成熟果实。秋季果实成熟时采收,除去杂质,晒干或低温干燥
13	车前子	本品为车前科植物车前 *Plantago asiatica* L. 或平车前 *Plantago depressa* Willd. 的干燥成熟种子。夏、秋二季种子成熟时采收果穗,晒干,搓出种子,除去杂质
14	沉香	本品为瑞香科植物白木香 *Aquilaria sinensis*(Lour.)Gilg 含有树脂的木材。全年均可采收,割取含树脂的木材,除去不含树脂的部分,阴干
15	赤石脂	本品为硅酸盐类矿物多水高岭石族多水高岭石,主含四水硅酸铝 $[Al_4(Si_4O_{10})(OH)_8 \cdot 4H_2O]$。采挖后,除去杂石
16	大黄	本品为蓼科植物掌叶大黄 *Rheum palmatum* L.、唐古特大黄 *Rheum tanguticum* Maxim. ex Balf. 或药用大黄 *Rheum officinale* Baill. 的干燥根和根茎。秋末茎叶枯萎或次春发芽前采挖,除去细根,刮去外皮,切瓣或段,绳穿成串干燥或直接干燥
17	大叶补血草	本品为白花丹科植物大叶补血草 *Limonium gmelinii*(Willd.)Kuntze. 的干燥根和根茎。夏、秋季节采挖,洗净,晾干
18	大枣	本品为鼠李科植物枣 *Ziziphus jujuba* Mill. 的干燥成熟果实。秋季果实成熟时采收,晒干
19	当归	本品为伞形科植物当归 *Angelica sinensis*(Oliv.)Diels 的干燥根。秋末采挖,除去须根和泥沙,待水分稍蒸发后,捆成小把,上棚,用烟火慢慢熏干
20	地锦草	本品为大戟科植物地锦 *Euphorbia humifusa* Willd. 或斑地锦 *Euphorbia maculata* L. 的干燥全草。夏、秋二季采收,除去杂质,晒干
21	丁香	本品为桃金娘科植物丁香 *Eugenia caryophyllata* Thunb. 的干燥花蕾。当花蕾由绿色转红时采摘,晒干
22	小豆蔻	本品为姜科植物白豆蔻 *Amomum kravanh* Pierre ex Gagnep. 或爪哇白豆蔻 *Amomum compactum* Soland ex Maton 的干燥成熟果实。按产地不同分为"原豆蔻"和"印尼白蔻"
23	儿茶	本品为豆科植物儿茶 *Acacia catechu*(L. f.)Willd. 的去皮枝、干的干燥煎膏。冬季采收枝、干,除去外皮,砍成大块,加水煎煮,浓缩,干燥
24	番泻叶	本品为豆科植物狭叶番泻 *Cassia angustifolia* Vahl 或尖叶番泻 *Cassia acutifolia* Delile 的干燥小叶
25	防风	本品为伞形科植物防风 *Saposhnikovia divaricata*(Turcz.)Schischk. 的干燥根。春、秋二季采挖未抽花茎植株的根,除去须根和泥沙,晒干
26	甘草	本品为豆科植物甘草 *Glycyrrhiza uralensis* Fisch.、胀果甘草 *Glycyrrhiza inflata* Bat. 或光果甘草 *Glycyrrhiza glabra* L. 的干燥根和根茎。春、秋二季采挖,除去须根,晒干。

序号	药物名称	基源和用药部位
27	甘松	本品为败酱科植物甘松 *Nardostachys jatamansi* DC. 的干燥根及根茎。春、秋二季采挖,除去泥沙和杂质,晒干或阴干
28	干姜	本品为姜科植物姜 *Zingiber officinale* Rosc. 的干燥根茎。冬季采挖,除去须根和泥沙,晒干或低温干燥。趁鲜切片晒干或低温干燥者称为"干姜片"
29	高良姜	本品为姜科植物高良姜 *Alpinia officinarum* Hance 的干燥根茎。夏末秋初采挖,除去须根和残留鳞片,洗净,切段,晒干
30	海螵蛸	本品为乌贼科动物无针乌贼 *Sepiella maindroni* de Rochebrune 或金乌贼 *Sepia esculenta* Hoyle 的干燥内壳。收集乌贼鱼的骨状内壳,洗净,干燥
31	诃子	本品为使君子科植物诃子 *Terminalia chebula* Retz. 或绒毛诃子 *Terminalia chebula* Retz. var. *tomentella* Kurt. 的干燥成熟果实。秋、冬二季果实成熟时采收,除去杂质,晒干
32	何首乌	本品为蓼科植物何首乌 *Polygonum multiflorum* Thunb. 的干燥块根。秋、冬二季叶枯萎时采挖,削去两端,洗净,个大的切成块,干燥
33	盒果藤根	本品为旋花科植物盒果藤 *Operculina turpethum*(L.)S. Manso 的干燥根
34	黑芝麻	本品为脂麻科植物脂麻 *Sesamum indicum* L. 的干燥成熟种子。秋季果实成熟时采割植株,晒干,打下种子,除去杂质,再晒干
35	黑种草子	本品为毛茛科植物腺毛黑种草 *Nigella glandulifera* Freyn et Sint. 的干燥成熟种子。夏、秋二季果实成熟时采割植株,晒干,打下种子,除去杂质,晒干
36	胡芦巴	本品为豆科植物胡芦巴 *Trigonella foenum-graecum* L. 的干燥成熟种子。夏季果实成熟时采割植株,晒干,打下种子,除去杂质
37	胡萝卜子	本品为伞形科植物胡萝卜 *Daucus carota* var. *sativa* Hoffm. 的干燥成熟果实。秋季果实成熟时采收,打下果实,晒干
38	葫芦子	本品为葫芦科植物葫芦 *Lagenaria siceraria*(Molina)Standl. 的干燥成熟种子。秋季摘取成熟果实,取出种子,晒干
39	琥珀	本品为古代松科松属植物的树脂,埋藏地下经年久转化而成的化石样物质。全年均可采收,除去泥沙及煤屑
40	花椒	本品为芸香科植物青椒 *Zanthoxylum schinifolium* Sieb. et Zucc. 或花椒 *Zanthoxylum bungeanum* Maxim. 的干燥成熟果皮。秋季采收成熟果实,晒干,除去种子和杂质
41	黄瓜子	本品为葫芦科植物黄瓜 *Cucumis sativus* L. 的干燥成熟种子。秋季果实成熟时,摘下果实,收取种子
42	黄连	本品为毛茛科植物黄连 *Coptis chinensis* Franch.、三角叶黄连 *Coptis deltoidea* C. Y. Cheng et Hsiao 或云连 *Coptis teeta* Wall. 的干燥根茎。以上三种分别习称"味连""雅连""云连"。秋季采挖,除去须根和泥沙,干燥,撞去残留须根

序号	药物名称	基源和用药部位
43	茴芹果	本品为伞形科植物茴芹 *Pimpinella anisum* L. 的干燥成熟果实。夏、秋果实成熟时割取果序,打下果实,晒干
44	茴香根皮	本品为伞形科植物茴香 *Foeniculum vulgare* Mill. 的干燥根皮。夏、秋采挖,剥取根皮,晒干
45	蒺藜	本品为蒺藜科植物蒺藜 *Tribulus terrestris* L. 的干燥成熟果实。秋季果实成熟时采割植株,晒干,打下果实,除去杂质
46	家独行菜子	本品为十字花科植物家独行菜 *Lepidium sativum* L. 的干燥成熟种子。夏、秋二季果实成熟时采收果实,晒干,打下种子
47	芥子	本品为十字花科植物白芥 *Sinapis alba* L. 或芥 *Brassica juncea* (L.) Czern. et Coss. 的干燥成熟种子。前者习称"白芥子",后者习称"黄芥子"。夏末秋初果实成熟时采割植株,晒干,打下种子,除去杂质
48	金箔	本品为用黄金锤成的纸状薄片
49	锦灯笼	本品为茄科植物酸浆 *Physalis alkekengi* L. var. *franchetii* (Mast.) Makino 的干燥宿萼或带果实的宿萼。秋季果实成熟、宿萼呈红色或橙红色时采收,干燥
50	韭菜子	本品为百合科植物韭菜 *Allium tuberosum* Rottl. ex Spreng. 的干燥成熟种子。秋季果实成熟时采收果序,晒干,搓出种子,除去杂质
51	菊苣根	本品为菊科植物毛菊苣 *Cichorium glandulosum* Boiss. et Huet 或菊苣 *Cichorium intybus* L. 的干燥根皮。秋季采挖,除去杂质,晒干
52	菊苣子	本品为菊科植物毛菊苣 *Cichorium glandulosum* Boiss. et Huet 的干燥成熟果实。秋季果实成熟时割取地上部分,晒干,打下种子,除去杂质,再晒干
53	龙涎香	本品为抹香鲸科动物抹香鲸 *Physeter catodon* Linnaeus 肠内分泌物的干燥品
54	芦荟	本品为百合科植物库拉索芦荟 *Aloe barbadensis* Miller、好望角芦荟 *Aloe ferox* Miller 或其他同属近缘植物叶的汁液浓缩干燥物。前者习称"老芦荟",后者习称"新芦荟"
55	鹿茸	本品为鹿科动物梅花鹿 *Cervus nippon* Temminck 或马鹿 *Cervus elaphus* Linnaeus 的雄鹿未骨化密生茸毛的幼角。前者习称"花鹿茸",后者习称"马鹿茸"。夏、秋二季锯取鹿茸,经加工后,阴干或烘干
56	罗勒子	本品为唇形科植物罗勒 *Ocimum basilicum* L. 的干燥成熟种子。种子成熟时采收,晒干
57	骆驼蓬子	本品为蒺藜科植物骆驼蓬 *Peganum harmala* L. 的干燥成熟种子。夏、秋果实成熟时割取地上部分,打下种子,晒干
58	马齿苋子	本品为马齿苋科植物马齿苋 *Portulaca oleracea* L. 的干燥种子。夏、秋果实成熟时采收全株,晒干,抖动后收集落下的种子

序号	药物名称	基源和用药部位
59	马钱子	本品为马钱科植物马钱 *Strychnos nux-vomica* L. 的干燥成熟种子。冬季采收成熟果实,取出种子,晒干
60	毛诃子	本品为使君子科植物毗黎勒 *Terminalia bellirica* (Gaertn.) Roxb. 的干燥成熟果实。冬季果实成熟时采收,除去杂质,晒干
61	没食子	本品为壳斗科植物没食子树 *Quercus infectoria* Oliv. 幼枝上的干燥虫瘿,由没食子蜂科昆虫没食子蜂 *Cynips gallae-tinctoriae* Oliv. 幼虫寄生而形成。除去杂质,用时粉碎
62	玫瑰花	本品为蔷薇科植物玫瑰 *Rosa rugosa* Thunb. 的干燥花蕾。春末夏初花将开放时分批采摘,及时低温干燥
63	棉花子	本品为锦葵科植物陆地棉 *Gossypium hirsutum* L. 或海岛棉 *Gossypium barbadense* L. 的干燥种子。秋季摘棉花后,收集已摘除棉绒的种子,晒干
64	木香	本品为菊科植物木香 *Aucklandia lappa* Decne.的干燥根。秋、冬二季采挖,除去泥沙和须根,切段,大的再纵剖成瓣,干燥后撞去粗皮
65	苜蓿子	本品为豆科植物紫花苜蓿 *Medicago sativa* L. 的干燥成熟的种子。秋季果实成熟时采收,晒干
66	奶桃	本品为棕榈科植物椰子 *Cocos nucifera* L. 的成熟种子的胚乳。果实成熟时采摘,剖开果壳,取出种子,除去果肉内的浆汁,微晾晒
67	牛鞭	本品为牛科动物黄牛 *Bos taurus domesticus* Gmelin 或牦牛 *Bos grunniens* Linnaeus 的干燥阴茎
68	牛舌草	本品为紫草科植物意大利牛舌草 *Anchusa italica* Retz. 的干燥地上部分。夏季割取地上部分,晒干
69	牛舌草花	本品为紫草科植物意大利牛舌草 *Anchusa italica* Retz. 的干燥花。
70	欧菝葜根	本品为百合科植物马兜铃叶菝葜 *Smilax aristolochiifolia* Mill. 的干燥根茎。秋季采挖,洗净,晒干
71	欧矢车菊根	本品为菊科植物欧矢车菊 *Centaurea behen* L. 的干燥根。夏、秋二季采挖,除去地上茎,洗净,晒干
72	欧细辛	本品为马兜铃科植物欧细辛 *Asarum europaeum* L. 的干燥根茎夏季果熟期或初秋采挖,除净地上部分和泥沙,阴干
73	欧玉竹	本品为百合科植物欧玉竹 *Polygonatum officinale* All. 的干燥根茎
74	螃蟹	本品为蟹科动物中华绒毛螯蟹 *Eriocheir sinensis* H. Miline-Edwalds.、溪蟹 *Potamon* (*Potamon*) *denticulata* 或云南溪蟹 *Potamon* (*Potamon*) *yunnanensis* Kemp. 的干燥体。夏、秋捕捉,洗净沙土,置开水中烫死,晒干或烘干

序号	药物名称	基源和用药部位
75	苹果	本品为蔷薇科植物苹果树 *Malus pumila* Mill. 的新鲜成熟果实。果实成熟时采摘,保存于阴凉处
76	破布木果	本品为紫草科植物破布木 *Cordia dichotoma* Forst. f. 的干燥成熟果实。秋季果熟时采摘,晒干
77	芹菜根	本品为伞形科植物旱芹 *Apium graveolens* L. 的干燥根及根茎。夏、秋季成熟期采挖,晒干,除去残茎等杂质
78	芹菜子	本品为伞形科植物旱芹 *Apium graveolens* L. 的干燥成熟果实。夏、秋果实成熟时割取果序,打下果实,晒干
79	秋水仙	本品为百合科植物秋水仙 *Colchicum autumnale* L. 的干燥鳞茎。夏、秋季采挖,除去泥沙,晾干
80	驱虫斑鸠菊	本品为菊科植物驱虫斑鸠菊 *Vernonia anthelmintica* Willd. 的成熟果实。秋季采收果实,晒干
81	人参	本品为五加科植物人参 *Panax ginseng* C. A. Mey. 的干燥根和根茎。多于秋季采挖,洗净经晒干或烘干。栽培的俗称"园参";播种在山林野生状态下自然生长的称"林下山参",习称"籽海"
82	肉豆蔻	本品为肉豆蔻科植物肉豆蔻 *Myristica fragrans* Houtt. 的干燥种仁
83	肉豆蔻衣	本品为肉豆蔻科植物肉豆蔻 *Myristica fragrans* Houtt. 干燥的假种皮。采收肉豆蔻种子时,剥取假种皮,阴干
84	肉桂	本品为樟科植物肉桂 *Cinnamomum cassia* Presl 的干燥树皮,多于秋季剥取,阴干
85	乳香	本品为橄榄科植物乳香树 *Boswellia carterii* Birdw. 及同属植物 *Boswellia bhaw-dajiana* Birdw. 树皮渗出的树脂。分为索马里乳香和埃塞俄比亚乳香,每种乳香又分为乳香珠和原乳香
86	珊瑚	本品为矶花科动物桃色珊瑚 *Corallium japonicum* Kishinouye 等珊瑚虫分泌的石灰质骨骼
87	蛇床子	本品为伞形科植物蛇床 *Cnidium monnieri*（L.）Cuss. 的干燥成熟果。夏、秋二季果实成熟时采收,除去杂质,晒干
88	麝香	本品为鹿科动物林麝 *Moschus berezovskii* Flerov、马麝 *Moschus sifanicus* Przewalski 或原麝 *Moschus moschiferus* Linnaeus 成熟雄体香囊中的干燥分泌物
89	神香草	本品为唇形科植物硬尖神香草 *Hyssopus cuspidatus* Boriss. 的干燥全草。7—8 月采收全草,阴干
90	石榴花	本品为石榴科植物石榴 *Punica granatum* L. 的干燥花瓣。花后期,收集自然脱落的花,晾干
91	石榴皮	本品为石榴科植物石榴 *Punica granatum* L. 的干燥果皮。秋季果实成熟后收集果皮,晒干
92	莳萝子	本品为伞形科植物莳萝 *Anethum graveolens* L. 的干燥成熟果实。秋季采收,晾干

序号	药物名称	基源和用药部位
93	蜀葵子	本品为锦葵科植物蜀葵 *Althaea rosea*（L.）Cavan. 的干燥成熟果实。夏、秋季果实成熟时采收,除去盘状花萼等杂质,果实晒干
94	睡莲花	本品为睡莲科植物雪白睡莲 *Nymphaea candida* Presl. 的干燥花蕾。夏季采摘花蕾,晒干
95	司卡摩尼亚脂	本品为旋花科植物胶旋花 *Convovulus scammonia* L. 的根部乳状渗出物,经干燥加工而成
96	松萝	本品为松萝科植物松萝 *Usnea diffracta* Vain. 的干燥全草。夏、秋二季采集,晒干
97	檀香	本品为檀香科植物檀香 *Santalum album* L. 树干的干燥心材
98	天竺黄	本品为禾本科植物青皮竹 *Bambusa textilis* McClure 或华思劳竹 *Schizostachyum chinense* Rendle 等秆内的分泌液干燥后的块状物。秋、冬二季采收
99	甜瓜子	本品为葫芦科植物甜瓜 *Cucumis melo* L. 的干燥成熟种子。夏、秋二季果实成熟时收集,洗净,晒干
100	铁力木	本品为藤黄科植物铁力木 *Mesua ferrea* L. 的干燥花蕾。开花前采收,阴干
101	铁线蕨	本品为铁线蕨科植物细叶铁线蕨 *Adiantum venustum* Don 的干燥全草。夏、秋季采挖,除去杂质,晒干
102	菟丝子	本品为旋花科植物南方菟丝子 *Cuscuta australis* R. Br. 或菟丝子 *Cuscuta chinensis* Lam. 的干燥成熟种子。秋季果实成熟时采收植株,晒干,打下种子,除去杂质
103	榅桲子	本品为蔷薇科植物榅桲 *Cydonia oblonga* Mill. 的干燥种子。秋季果实成熟时采摘果实,除去果肉,晒干
104	莴苣子	本品为菊科植物莴苣 *Lactuca sativa* L. 的干燥瘦果。秋季采收果序,晒干,打下果实
105	乌梅	本品为蔷薇科植物梅 *Prunus mume*（Sieb.）Sieb.et Zucc. 的干燥近成熟果实。夏季果实近成熟时采收,低温烘干后闷至色变黑
106	芜菁子	本品为十字花科植物芜菁 *Brassica rapa* L. 的干燥成熟种子。夏季果实成熟时割取地上部分,晒干,打下种子
107	西红花	本品为鸢尾科植物番红花 *Crocus sativus* L. 的干燥柱头
108	西黄蓍胶	本品为豆科植物西黄蓍胶树 *Astragalus gummifer* Labill. 提取的黏液经干燥制得
109	西青果	本品为使君子科植物诃子 *Terminalia chebula* Retz. 的干燥幼果
110	香附	本品为莎草科植物莎草 *Cyperus rotundus* L. 的干燥根茎。秋季采挖,燎去毛须,置沸水中略煮或蒸透后晒干,或燎后直接晒干

序号	药物名称	基源和用药部位
111	香茅	本品为禾本科植物青香茅 *Cymbopogon caesius*（Ness）Stapf. 及其同属数种植物的干燥茎叶。秋季采割，阴干
112	香青兰	本品为唇形科植物香青兰 *Dracocephalum moldovica* L. 的干燥地上部分。6—8月割取带花地上部分，阴干
113	香青兰子	本品为唇形科植物香青兰 *Dracocephalum moldovica* L. 的干燥成熟果实。秋季果实成熟时割取地上部分，晒干，打下种子，除去杂质，再晒干
114	小檗果	本品为小檗科植物红果小檗 *Berberis nummularia* Bge. 的干燥成熟果实。秋季采摘，晒干
115	小豆蔻	本品为姜科植物小豆蔻 *Elettaria cardamomum* White et. Malon 的干燥成熟果实。夏、秋季采收，阴干
116	小茴香	本品为伞形科植物茴香 *Foeniculum vulgare* Mill. 的干燥成熟果实。秋季果实初熟时采割植株，晒干，打下果实，除去杂质
117	血竭	本品为棕榈科植物麒麟竭 *Daemonorops draco* Bl. 果实渗出的树脂经加工制成
118	熏鲁香	本品为漆树科植物黏胶乳香树 *Pistacia lentiscus* L. 的树脂。将树皮纵长割伤，树脂流出凝固，收集
119	薰衣草	本品为唇形科植物狭叶薰衣草 *Lavandula angustifolia* Mill. 的干燥地上部分。夏季采摘，阴干
120	荨麻子	本品为荨麻科植物麻叶荨麻 *Urtica cannabina* L. 的干燥成熟果实。秋季果实成熟叶落后，采收果实
121	芫荽子	本品为伞形科植物芫荽 *Coriandrum sativum* L. 的干燥成熟果实。果实成熟时割取，晒干，打下果实，除去杂质
122	洋葱子	本品为百合科植物洋葱 *Allium cepa* L. 的干燥成熟种子。夏、秋季果实成熟时采收果序，晒干后打下果实，收集种子
123	洋甘菊	本品为菊科植物洋甘菊 *Matricaria chamomilla* L. 的干燥全草。夏、秋季采收，晾干
124	药喇叭根	本品为旋花科植物泻净番薯 *Ipomoea purga* Hayne. 的干燥块根。秋季采收，晒干
125	银箔	本品为自然元素类铜族矿物自然银经加工而成的薄片
126	罂粟壳	本品为罂粟科植物罂粟 *Papaver somniferum* L. 的干燥成熟果壳。秋季将成熟果实或已割取浆汁后的成熟果实摘下，破开，除去种子和枝梗，干燥
127	罂粟子	本品为罂粟科植物罂粟 *Papaver somniferum* L. 的种子。夏季蒴果成熟时，采摘果实，破开，取出种子，阴干
128	余甘子	本品为大戟科植物余甘子 *Phyllanthus emblica* L. 的干燥成熟果实。冬季至次春果实成熟时采收，除去杂质，干燥

序号	药物名称	基源和用药部位
129	郁金	本品为姜科植物温郁金 *Curcuma wenyujin* Y. H. Chen et C. Ling、姜黄 *Curcuma longa* L.、广西莪术 *Curcuma kwangsiensis* S. G. Lee et C. F. Liang 或蓬莪术 *Curcuma phaeocaulis* Val. 的干燥块根。前两者分别习称"温郁金"和"黄丝郁金",其余按性状不同习称"桂郁金"或"绿丝郁金"。冬季茎叶枯萎后采挖,除去泥沙和细根,蒸或煮至透心,干燥
130	芸香草	本品为禾本科植物芸香草 *Cymbopogon distans*(Nees)Wats. 的干燥地上部分。夏、秋二季花开前采收,除去杂质,干燥
131	蚤状车前子	本品为车前科植物蚤状车前 *Plantago psyllium* L. 的干燥成熟种子。夏、秋种子成熟时采收果穗,晒干,搓出种子
132	珍珠	本品为珍珠贝科动物马氏珍珠贝 *Pteria martensii*(Dunker)、蚌科动物三角帆蚌 *Hyriopsis cumingii*(Lea)或褶纹冠蚌 *Cristaria plicata*(Leach)等双壳类动物受刺激形成的珍珠。自动物体内取出,洗净,干燥
133	芝麻菜子	本品为十字花科植物芝麻菜 *Eruca sativa* Mill. 的干燥成熟种子。夏末秋初果实成熟时采割植株,晒干,打下种子
134	中亚白及	本品为兰科植物盔红门兰 *Orchis moriol* L.、雄红门兰 *Orchis mascula* L.、斑叶红门兰 *Orchis maculata* L.、绿花舌唇兰 *Orchis chlorantha* Gust. 等的干燥块茎。夏、秋采挖,除去杂质,置沸水中片刻,取出晒干
135	紫茉莉根	本品为紫茉莉科植物紫茉莉 *Mirabilis jalapa* L. 的干燥根。秋、冬二季挖取块根,洗净,干燥
136	紫苏子	本品为唇形科植物紫苏 *Perilla frutescens*(L.)Britt. 的干燥成熟果实。秋季果实成熟时采收,除去杂质,晒干
137	紫檀香	本品为豆科植物紫檀 *Pterocarpus indicus* Willd. 的心材。采伐后,除去外皮和边材,锯成小段,用水浸泡后,晾干

附表 14　满医药经典方药物基源和用药部位

序号	药物名称	基源和用药部位
1	八角茴香	本品为木兰科植物八角茴香 *Illicium verum* Hook. f. 的干燥成熟果实。秋、冬二季果实由绿变黄时采摘,置沸水中略烫后干燥或直接干燥
2	荸荠	本品为莎草科荸荠属植物荸荠 *Heleocharis dulcis*(Burm. f.)Trin. et Henschel 的球茎经加工而得的干燥淀粉。冬季将荸荠从土中挖出,洗净,磨碎,过筛,反复漂洗,沉淀,干燥
3	冰糖	本品为禾本科植物甘蔗 *Saccharum oficinarum* L. 茎中的液汁,制成白砂糖后再煎炼而成的冰块状结晶
4	苍术	本品为菊科植物茅苍术 *Atractylodes lancea*(Thunb.)DC. 或北苍术 *Atractylodes chinensis*(DC.)Koidz. 的干燥根茎。春、秋二季采挖,除去泥沙,晒干,撞去须根

序号	药物名称	基源和用药部位
5	草豆蔻	本品为姜科植物草豆蔻 *Alpinia katsumadai* Hayata 的干燥近成熟种子。夏、秋二季采收,晒至九成干,或用水略烫,晒至半干,除去果皮,取出种子团,晒干
6	柴胡	本品为伞形科植物柴胡 *Bupleurum chinense* DC. 或狭叶柴胡 *Bupleurum scorzonerifolium* Willd. 的干燥根。按性状不同,分别习称"北柴胡"和"南柴胡"。春、秋二季采挖,除去茎叶和泥沙,干燥
7	沉香	本品为瑞香科植物白木香 *Aquilaria sinensis* (Lour.) Gilg 含有树脂的木材。全年均可采收,割取含树脂的木材,除去不含树脂的部分,阴干
8	陈皮	本品为芸香科植物橘 *Citrus reticulata* Blanco 及其栽培变种的干燥成熟果皮。药材分为"陈皮"和"广陈皮"。采摘成熟果实,剥取果皮,晒干或低温干燥
9	川芎	本品为伞形科植物川芎 *Ligusticum chuanxiong* Hort. 的干燥根茎。夏季当茎上的节盘显著突出,并略带紫色时采挖,除去泥沙,晒后炕干,再去须根
10	大枣	本品为鼠李科植物枣 *Ziziphus jujuba* Mill. 的干燥成熟果实。秋季果实成熟时采收,晒干
11	当归	本品为伞形科植物当归 *Angelica sinensis* (Oliv.) Diels 的干燥根。秋末采挖,除去须根和泥沙,待水分稍蒸发后,捆成小把,上棚,用烟火慢慢熏干
12	地骨皮	本品为茄科植物枸杞 *Lycium chinense* Mill. 或宁夏枸杞 *Lycium barbarum* L. 的干燥根皮。春初或秋后采挖根部,洗净,剥取根皮,晒干
13	地黄	本品为玄参科植物地黄 *Rehmannia glutinosa* Libosch. 的新鲜或干燥块根。秋季采挖,除去芦头、须根及泥沙,鲜用;或将地黄缓缓烘焙至约八成干。前者习称"鲜地黄",后者习称"生地黄"
14	丁香	本品为桃金娘科植物丁香 *Eugenia caryophyllata* Thunb. 的干燥花蕾。当花蕾由绿色转红时采摘,晒干
15	豆蔻	本品为姜科植物白豆蔻 *Amomum kravanh* Pierre ex Gagnep. 或爪哇白豆蔻 *Amomum compactum* Soland ex Maton 的干燥成熟果实。按产地不同分为"原豆蔻"和"印尼白蔻"
16	蜂蜡	本品为蜜蜂科昆虫中华蜜蜂 *Apis cerana* Fabricius 或意大利蜂 *Apis mellifera* Linnaeus 分泌的蜡。将蜂巢置水中加热,滤过,冷凝取蜡或再精制而成
17	蜂蜜	本品为蜜蜂科昆虫中华蜜蜂 *Apis cerana* Fabricius 或意大利蜜蜂 *Apis mellifera* Linnaeus 所酿的蜜。春至秋季采收,滤过
18	甘草	本品为豆科植物甘草 *Glycyrrhiza uralensis* Fisch.、胀果甘草 *Glycyrrhiza inflata* Bat. 或光果甘草 *Glycyrrhiza glabra* L. 的干燥根和根茎。春、秋二季采挖,除去须根,晒干

序号	药物名称	基源和用药部位
19	甘菊	本品为菊科植物小甘菊 *Cancrinia discoidea*（Ledeb.）Poljak. 的全草,春、夏季采收,切段晒干
20	柑枳	本品为芸香科植物茶枝柑 *Citrus reticulata* cv. *Chachiensis* 的干燥未成熟果实。7—8 月采收未成熟的果实,自中部横切为两半,晒干或低温干燥
21	干姜	本品为姜科植物姜 *Zingiber officinale* Rosc. 的干燥根茎。冬季采挖,除去须根和泥沙,晒干或低温干燥。趁鲜切片晒干或低温干燥者称为"干姜片"
22	枸杞子	本品为茄科植物宁夏枸杞 *Lycium barbarum* L. 的干燥成熟果实。夏、秋二季果实呈红色时采收,热风烘干,除去果梗,或晾至皮皱后,晒干,除去果梗
23	荷叶蒂	本品为睡莲科植物莲 *Nelumbo nucifera* Gaertn. 的干燥叶基部。夏、秋二季采收荷叶,将叶片基部连同叶柄顶端剪下,干燥
24	核桃仁	本品为胡桃科落叶乔木胡桃 *Juglans regia* L. 的干燥成熟种子,秋季果实成熟时采收,除去肉质果皮,晒干,再除去核壳和木质隔膜
25	红豆蔻	本品为姜科植物大高良姜 *Alpinia galanga* Willd. 的果实。秋季果实变红时采收,除去杂质,阴干
26	厚朴	本品为木兰科植物厚朴 *Magnolia officinalis* Rehd. et Wils. 或凹叶厚朴 *Magnolia offinalis* Rehd. et Wils. var. *biloba* Rehd. et Wils. 的干燥干皮、根皮及枝皮。4—6 月剥取,根皮和枝皮直接阴干;干皮置沸水中微煮后,堆置阴湿处,"发汗"至内表面变紫褐色或棕褐色时,蒸软,取出,卷成筒状,干燥
27	蒺藜	本品为蒺藜科植物蒺藜 *Tribulus terrestris* L. 的干燥成熟果实。秋季果实成熟时采割植株,晒干,打下果实,除去杂质
28	荆芥	本品为唇形科植物荆芥 *Schizonepeta tenuifolia* Briq. 的干燥地上部分。夏、秋二季花开到顶、穗绿时采割,除去杂质,晒干
29	菊花	本品为菊科植物菊 *Chrysanthemum morifolium* Ramat. 的干燥头状花序。9～11 月花盛开时分批采收,阴干或焙干,或熏、蒸后晒干。药材按产地和加工方法不同,分为"亳菊""滁菊""贡菊""杭菊""怀菊"
30	莲须	本品为睡莲科植物莲 *Nelumbo nucifera* Gaertn. 的干燥雄蕊。夏季花开时选晴天采收,盖纸晒干或阴干
31	龙胆	本品为龙胆科植物条叶龙胆 *Gentiana manshurica* Kitag.、龙胆 *Gentiana scabra* Bge.、三花龙胆 *Gentiana triflora* Pall. 和坚龙胆 *Gentiana rigescens* Franch. 的干燥根和根茎。前三种习称"龙胆",后一种习称"坚龙胆"。春、秋二季采挖,洗净,干燥
32	龙涎香	本品为抹香鲸科动物抹香鲸 *Physeter catodon* Linnaeus 肠内分泌物的干燥品

序号	药物名称	基源和用药部位
33	麻油	本品为脂麻科植物脂麻 *Sesamum indicum* L. 的成熟种子用压榨法得到的脂肪油
34	麦芽	本品为禾本科植物大麦 *Hordeum vulgare* L. 的成熟果实经发芽干燥的炮制加工品。将麦粒用水浸泡后,保持适宜温、湿度,待幼芽长至约 5mm 时,晒干或低温干燥
35	面粉	本品为禾本科植物小麦 *Triticum aestivum* Linn. 的干燥种仁经加工制成的细粉
36	牡丹皮	本品为毛茛科植物牡丹 *Paeonia suffruticosa* Andr. 的干燥根皮。秋季采挖根部,除去细根和泥沙,剥取根皮,晒干;或刮去粗皮,除去木心,晒干。前者习称"连丹皮",后者习称"刮丹皮"
37	木通	本品为木通科植物木通 *Akebia quinata*(Thunb.)Decne.、三叶木通 *Akebia trifoliata*(Thunb.)Koidz. 或白木通 *Akebia trifoliata*(Thunb.)Koidz. var. *australis*(Diels)Rehd. 的干燥藤茎。秋季采收,截取茎部,除去细枝,阴干
38	木香	本品为菊科植物木香 *Aucklandia lappa* Decne. 的干燥根。秋、冬二季采挖,除去泥沙和须根,切段,大的再纵剖成瓣,干燥后撞去粗皮
39	闹羊花	本品为杜鹃花科植物羊踯躅 *Rhododendron molle* G. Don 的干燥花。4—5 月花初开时采收,阴干或晒干
40	牛髓	本品为牛科动物黄牛 *Bos Taurus domesticus* Gmelin 的脊髓和骨髓。屠宰牛时,收集脊髓或骨髓,除去骨屑等杂物,鲜用
41	牛膝	本品为苋科植物牛膝 *Achyranthes bidentata* Bl. 的干燥根。冬季茎叶枯萎时采挖,除去须根和泥沙,捆成小把,晒至干皱后,将顶端切齐,晒干
42	藕节	本品为睡莲科植物莲 *Nelumbo nucifera* Gaertn. 的干燥根茎节部。秋、冬二季采挖根茎(藕),切取节部,洗净,晒干,除去须根
43	羌活	本品为伞形科植物羌活 *Notopterygium incisum* Ting ex H. T. Chang 或宽叶羌活 *Notopterygium franchetii* H. de Boiss. 的干燥根茎和根。春、秋二季采挖,除去须根及泥沙,晒干
44	秦艽	本品为龙胆科植物秦艽 *Gentiana macrophylla* Pall.、麻花秦艽 *Gentiana straminea* Maxim.、粗茎秦艽 *Gentiana crassicaulis* Duthie ex Burk. 或小秦艽 *Gentiana dahurica* Fisch. 的干燥根。前三种按性状不同分别习称"秦艽"和"麻花艽",后一种习称"小秦艽"。春、秋二季采挖,除去泥沙;秦艽和麻花艽晒软,堆置"发汗"至表面呈红黄色或灰黄色时,摊开晒干,或不经"发汗"直接晒干;小秦艽趁鲜时搓去黑皮,晒干
45	青果	本品为橄榄科植物橄榄 *Canarium album* Raeusch. 的干燥成熟果实。秋季果实成熟时采收,干燥
46	全蝎	本品为钳蝎科动物东亚钳蝎 *Buthus martensii* Karsch 的干燥体。春末至秋初捕捉,除去泥沙,置沸水或沸盐水中,煮至全身僵硬,捞出,置通风处,阴干

序号	药物名称	基源和用药部位
47	肉苁蓉	本品为列当科植物肉苁蓉 *Cistanche deserticola* Y. C. Ma 或管花肉苁蓉 *Cistanche tubulosa*(Schenk)Wight 的干燥带鳞叶的肉质茎。春季苗刚出土时或秋季冻土之前采挖,除去茎尖。切段,晒干
48	肉豆蔻	本品为肉豆蔻科植物肉豆蔻 *Myristica fragrans* Houtt. 的干燥种仁
49	肉桂	本品为樟科植物肉桂 *Cinnamomum cassia* Presl 的干燥树皮。多于秋季剥取,阴干
50	山楂	本品为蔷薇科植物山里红 *Crataegus pinnatifida* Bge. var. *major* N. E. Br. 或山楂 *Crataegus pinnatifida* Bge. 的干燥成熟果实。秋季果实成熟时采收,切片,干燥
51	麝香	本品为鹿科动物林麝 *Moschus berezovskii* Flerov、马麝 *Moschus sifanicus* Przewalski 或原麝 *Moschus moschiferus* Linnaeus 成熟雄体香囊中的干燥分泌物
52	神曲	本品为鲜青蒿、鲜苍耳、鲜辣蓼、苦杏仁、赤小豆、面粉或麦麸混合后,经发酵而成的干燥曲剂
53	生姜	本品为姜科植物姜 *Zingiber officinale* Rosc. 的新鲜根茎。秋、冬二季采挖,除去须根和泥沙
54	石菖蒲	本品为天南星科植物石菖蒲 *Acorus tatarinowii* Schott 的干燥根茎。秋、冬二季采挖,除去须根和泥沙,晒干
55	酥油	本品为牛科动物黄牛 *Bos taurus domesticus* Gmelin 或牦牛 *Bos grunniens* L.、山羊 *Capra hircus* L.、绵羊 *Ovisaries* L. 的乳经加工制成的油
56	檀香	本品为檀香科植物檀香 *Santalum album* L. 树干的干燥心材
57	桃仁	本品为蔷薇科植物桃 *Prunus persica*(L.)Batsch 或山桃 *Prunus davidiana*(Carr.)Franch. 的干燥成熟种子。果实成熟后采收,除去果肉和核壳,取出种子,晒干
58	天麻	本品为兰科植物天麻 *Gastrodia elata* Bl. 的干燥块茎。立冬后至次年清明前采挖,立即洗净,蒸透,敞开低温干燥
59	菟丝子	本品为旋花科植物南方菟丝子 *Cuscuta australis* R. Br. 或菟丝子 *Cuscuta chinensis* Lam. 的干燥成熟种子。秋季果实成熟时采收植株,晒干,打下种子,除去杂质
60	五加皮	本品为五加科植物细柱五加 *Acanthopanax gracilistylus* W. W. Smith 的干燥根皮。夏、秋二季采挖根部,洗净,剥取根皮,晒干
61	豨莶草	本品为菊科植物豨莶 *Siegesbeckia orientalis* Linn.、腺梗豨莶 *Siegesbeckia pubescens* Makino 或毛梗豨莶 *Siegesbeckia glabrescens* Makino 的干燥地上部分。夏、秋二季花开前和花期均可采割,除去杂质,晒干
62	小茴香	本品为伞形科植物茴香 *Foeniculum vulgare* Mill. 的干燥成熟果实。秋季果实初熟时采割植株,晒干,打下果实,除去杂质

序号	药物名称	基源和用药部位
63	血见愁	本品为藜科藜属植物杂配藜 *Chenopodium hybridum* L. 的全草。6—8 月割取带花、果全草,鲜用或切碎晒干备用
64	胭脂花	本品为报春花科植物胭脂花 *Primula maximowiczii* Regel 的全草。5—6 月采收,晒干
65	延胡索	本品为罂粟科植物延胡索 *Corydalis yanhusuo* W. T. Wang 的干燥块茎。夏初茎叶枯萎时采挖,除去须根,洗净,置沸水中煮至恰无白心时,取出,晒干
66	鱼鳔	本品为石首鱼科动物大黄鱼 *Pseudosciaena crocea*(Richardson)、小黄鱼 *Pseudosciaena polyactis* Bleeker、黄姑鱼 *Nibea albiflora*(Richardson),或鲟科动物中华鲟 *Acipenser sinensis* Gray、鳇鱼 *Huso dauricus*(Georgi)等的鱼鳔。全年均可捕捉,捕后趁鲜,取鱼,压扁,干燥
67	郁金	本品为姜科植物温郁金 *Curcuma wenyujin* Y. H. Chen et C. Ling、姜黄 *Curcuma longa* L.、广西莪术 *Curcuma kwangsiensis* S. G. Lee et C. F. Liang 或蓬莪术 *Curcuma phaeocaulis* Val. 的干燥块根。前两者分别习称"温郁金"和"黄丝郁金",其余按性状不同习称"桂郁金"或"绿丝郁金"。冬季茎叶枯萎后采挖,除去泥沙及细根,蒸或煮至透心,干燥
68	远志	本品为远志科植物远志 *Polygala tenuifolia* Willd. 或卵叶远志 *Polygala sibirica* L. 的干燥根。春、秋二季采挖,除去须根和泥沙,晒干或抽取木心晒干
69	栀子	本品为茜草科植物栀子 *Gardenia jasminoides* Ellis 的干燥成熟果实。9—11 月果实成熟呈红黄色时采收,除去果梗和杂质,蒸至上气或置沸水中略烫,取出,干燥
70	枳实	本品为芸香科植物酸橙 *Citrus aurantium* L. 及其栽培变种或甜橙 *Citrus sinensis* Osbeck 的干燥幼果。5—6 月收集自落的果实,除去杂质,自中部横切为两半,晒干或低温干燥,较小者直接晒干或低温干燥
71	制何首乌	本品为蓼科植物何首乌 *Polygonum multiflorum* Thunb. 的干燥根。秋、冬二季叶枯萎时采挖,削去两端,洗净,个大的切成块,干燥。本品为何首乌的炮制加工品
72	紫草	本品为紫草科植物新疆紫草 *Arnebia euchroma*(Royle)Johnst. 或内蒙紫草 *Arnebia guttata* Bunge 的干燥根。春、秋二季采挖,除去泥沙,干燥

附表 15　朝医药经典方药物基源和用药部位

序号	药材名称	基源和用药部位
1	白果	本品为银杏科植物银杏 *Ginkgo biloba* L. 的干燥成熟种子。秋季种子成熟时采收,除去肉质外种皮,洗净,稍蒸或略煮后,烘干
2	白芍	本品为毛茛科植物芍药 *Paeonia lactiflora* Pall. 的干燥根。夏、秋二季采挖,洗净,除去头尾和细根,置沸水中煮后除去外皮或去皮后再煮,晒干

序号	药材名称	基源和用药部位
3	白首乌	本品为萝藦科植物牛皮消 *Cynanchum auriculatum* Royle ex Wight 或白首乌 *Cynanchum bungei* Decne. 的干燥块根。春、秋二季采挖,洗净,除去残茎、须根,干燥;或趁鲜切片,干燥
4	白术	本品为菊科植物白术 *Atractylodes macrocephala* Koidz. 的干燥根茎。冬季下部叶枯黄、上部叶变脆时采挖,除去泥沙,烘干或晒干,再除去须根
5	白芷	本品为伞形科植物白芷 *Angelica dahurica*(Fisch. ex Hoffm.)Benth. et Hook. f. 或杭白芷 *Angelica dahurica*(Fisch. ex Hoffm.)Benth. et Hook. f. var. *formosana*(Boiss.)Shan et Yuan 的干燥根。夏、秋间叶黄时采挖,除去须根和泥沙,晒干或低温干燥
6	半夏	本品为天南星科植物半夏 *Pinellia ternata*(Thunb.)Breit. 的干燥块茎。夏、秋二季采挖,洗净,除去外皮和须根,晒干
7	薄荷	本品为唇形科植物薄荷 *Mentha haplocalyx* Briq. 的干燥地上部分,夏、秋二季茎叶茂盛或花开至三轮时,选晴天,分次采割,晒干或阴干
8	苍术	本品为菊科植物茅苍术 *Atractylodes lancea*(Thunb.)DC. 或北苍术 *Atractylodes chinensis*(DC.)Koidz. 的干燥根茎。春、秋二季采挖,除去泥沙,晒干,撞去须根
9	车前子	本品为车前科植物车前 *Plantago asiatica* L. 或平车前 *Plantago depressa* Willd. 的干燥成熟种子。夏、秋二季种子成熟时采收果穗,晒干,搓出种子,除去杂质
10	陈皮	本品为芸香科植物橘 *Citrus reticulata* Blanco 及其栽培变种的干燥成熟果皮。药材分为"陈皮"和"广陈皮"。采摘成熟果实,剥取果皮,晒干或低温干燥
11	川芎	本品为伞形科植物川芎 *Ligusticum chuanxiong* Hort. 的干燥根茎。夏季当茎上的节盘显著突出,并略带紫色时采挖,除去泥沙,晒后烘干,再去须根
12	大腹皮	本品为棕榈科植物槟榔 *Areca catechu* L. 的干燥果皮。冬季至次春采收未成熟的果实,煮后干燥,纵剖两瓣,剥取果皮,习称"大腹皮";春末至秋初采收成熟果实,煮后干燥,剥取果皮,打松,晒干,习称"大腹毛"
13	大黄	本品为蓼科植物掌叶大黄 *Rheum palmatum* L.、唐古特大黄 *Rheum tanguticum* Maxim. ex Balf. 或药用大黄 *Rheum officinale* Baill. 的干燥根和根茎。秋末茎叶枯萎或次春发芽前采挖,除去细根,刮去外皮,切瓣或段,绳穿成串干燥或直接干燥
14	大枣	本品为鼠李科植物枣 *Ziziphus jujuba* Mill. 的干燥成熟果实。秋季果实成熟时采收,晒干
15	当归	本品为伞形科植物当归 *Angelica sinensis*(Oliv.)Diels 的干燥根。秋末采挖,除去须根和泥沙,待水分稍蒸发后,捆成小把,上棚,用烟火慢慢熏干
16	地骨皮	本品为茄科植物枸杞 *Lycium chinense* Mill. 或宁夏枸杞 *Lycium barbarum* L. 的干燥根皮。春初或秋后采挖根部,洗净,剥取根皮,晒干

序号	药材名称	基源和用药部位
17	地黄	本品为玄参科植物地黄 *Rehmannia glutinosa* Libosch. 的新鲜或干燥块根。秋季采挖，除去芦头、须根及泥沙，鲜用；或将地黄缓缓烘焙至约八成干。前者习称"鲜地黄"，后者习称"生地黄"
18	豆蔻	本品为姜科植物白豆蔻 *Amomum krarvanh* Pierre ex Gagnep. 或爪哇白豆蔻 *Amomum compactum* Soland ex Maton 的干燥成熟果实。按产地不同分为"原豆蔻"和"印尼白蔻"
19	独活	本品为伞形科植物重齿毛当归 *Angelica pubescens* Maxim. f. *biserrata* Shan et Yuan 的干燥根。春初苗刚发芽或秋末茎叶枯萎时采挖，除去须根和泥沙，烘至半干，堆置 2~3 天，发软后再烘至全干
20	防风	本品为伞形科植物防风 *Saposhnikovia divaricata*（Turcz.）Schischk. 的干燥根。春、秋二季采挖未抽花茎植株的根，除去须根和泥沙，晒干
21	茯苓	本品为多孔菌科真菌茯苓 *Paria cocos*（Schw.）Wolf 的干燥菌核。多于 7—9 月采挖，挖出后除去泥沙，堆置"发汗"后，摊开晾至表面干燥，再"发汗"，反复数次至现皱纹、内部水分大部散失后，阴干，称为"茯苓个"；或将鲜茯苓按不同部位切制，阴干，分别称为"茯苓块"和"茯苓片"
22	浮小麦	本品为禾本科小麦属植物小麦 *Triticum aestivum* L. 干燥轻浮瘪瘦的干燥果实。夏、秋间小麦成熟时，收割、脱粒，选取轻浮瘪瘦的干燥果实
23	附子	本品为毛茛科植物乌头 *Aconitum carmichaelii* Debx. 的子根的加工品。6 月下旬至 8 月上旬采挖，除去母根、须根及泥沙，习称"泥附子"可加工成"盐附子""黑顺片""白附片"
24	覆盆子	本品为蔷薇科植物华东覆盆子 *Rubus chingii* Hu 的干燥果实。夏初果实由绿变绿黄时采收，除去梗、叶，置沸水中略烫或略蒸，取出，干燥
25	甘草	本品为豆科植物甘草 *Glycyrrhiza uralensis* Fisch.，胀果甘草 *Glycyrrhiza inflata* Bat. 或光果甘草 *Glycyrrhiza glabra* L. 的干燥根和根茎。春、秋二季采挖，除去须根，晒干
26	干姜	本品为姜科植物姜 *Zingiber officinale* Rosc. 的干燥根茎。冬季采挖，除去须根和泥沙，晒干或低温干燥。趁鲜切片晒干或低温干燥者称为"干姜片"
27	高良姜	本品为姜科植物高良姜 *Alpinia officinarum* Hance 的干燥根茎。夏末秋初采挖，除去须根和残留的鳞片，洗净，切段，晒干
28	藁本	本品为伞形科植物藁本 *Ligusticum sinense* Oliv. 或辽藁本 *Ligusticum jeholense* Nakai et Kitag 的干燥根茎和根。秋季茎叶枯萎或次春出苗时采挖，除去泥沙，晒干或烘干
29	葛根	本品为豆科植物野葛 *Pueraria lobata*（Willd.）Ohwi 的干燥根。习称野葛。秋、冬二季采挖，趁鲜切成厚片或小块；干燥

序号	药材名称	基源和用药部位
30	枸杞子	本品为茄科植物宁夏枸杞 *Lycium barbarum* L. 的干燥成熟果实。夏、秋二季果实呈红色时采收,热风烘干,除去果梗,或晾至皮皱后,晒干,除去果梗
31	瓜蒌子	本品为葫芦科植物栝楼 *Trichosanthes kirilowii* Maxim. 或双边栝楼 *Trichosanthes rosthornii* Harms 的干燥成熟种子。秋季采摘成熟果实,剖开,取出种子,洗净,晒干
32	广藿香	本品为唇形科植物广藿香 *Pogostemon cablin*(Blanco)Benth. 的干燥地上部分。枝叶茂盛时采割,日晒夜闷,反复至干
33	桂皮	本品为樟科植物天竺桂 *Cinnamomum japonicum* Sieb.、阴香 *Cinnamomum burmannii*(C. G et Th. Ness)Bl. 或川桂 *Cinnamomum wilsonii* Gamble 的干燥树皮。春、冬二季剥取,阴干
34	桂枝	本品为樟科植物肉桂 *Cinnamomum cassia* Presl 的干燥嫩枝。春、夏二季采收,除去叶,晒干,或切片晒干
35	何首乌	本品为蓼科植物何首乌 *Polygonun multiflorum* Thunb. 的干燥块根。秋、冬二季叶枯萎时采挖,削去两端,洗净,个大的切成块,干燥
36	厚朴	本品为木兰科植物厚朴 *Magnolia oficinalis* Rehd. et Wils. 或凹叶厚朴 *Magnolia offcinalis* Rehd. et Wils var. *biloba* Rehd. et Wils. 的干燥干皮,根皮及枝皮。4—6 月剥取,根皮和枝皮直接阴干;于皮置沸水中微煮后,堆置阴湿处,"发汗"至内表面变紫褐色或棕褐色时,蒸软,取出,卷成筒状,干燥
37	黄柏	本品为芸香科植物黄皮树 *Phellodendron chinense* Schneid. 的干燥树皮。习称"川黄柏"。剥取树皮后,除去粗皮,晒干
38	黄连	本品为毛茛科植物黄连 *Coptis chinensis* Franch.、三角叶黄连 *Coptis deltoidea* C. Y. Cheng et Hsiao 或云连 *Coptis teeta* Wall. 的干燥根茎。以上三种分别习称"味连""雅连""云连"。秋季采挖,除去须根和泥沙,干燥,撞去残留须根
39	黄芪	本品为豆科植物蒙古黄芪 *Astragalus membranaceus*(Fisch.)Bge. var. *mongholicus*(Bge.)Hsiao 或膜荚黄芪 *Astragalus membranaceus*(Fisch.)Bge. 的干燥根。春、秋二季采挖,除去须根和根头,晒干
40	黄芩	本品为唇形科植物黄芩 *Scutellaria baicalensis* Georgi 的干燥根。春、秋二季采挖,除去须根和泥沙,晒后撞去粗皮,晒干
41	金银花	本品为忍冬科植物忍冬 *Lonicera japonica* Thunb. 的干燥花蕾或带初开的花。夏初花开放前采收,干燥
42	荆芥	本品为唇形科植物荆芥 *Schizonepeta tenuifolia* Briq. 的干燥地上部分。夏、秋二季花开到顶、穗绿时采割,除去杂质,晒干
43	桔梗	本品为桔梗科植物桔梗 *Platycodon grandiflorum*(Jacq.)A. DC. 的干燥根。春、秋二季采挖,洗净,除去须根,趁鲜剥去外皮或不去外皮,干燥
44	苦参	本品为豆科植物苦参 *Sophora flavescens* Ait. 的干燥根。春、秋二季采挖,除去根头和小支根,洗净,干燥,或趁鲜切片,干燥

序号	药材名称	基源和用药部位
45	苦杏仁	本品为蔷薇科植物山杏 *Prunus armeniaca* L. var. *ansu* Maxim.、西伯利亚杏 *Prunus sibirica* L.、东北杏 *Prunus mandshurica* (Maxim.) Koehne 或杏 *Prunus armeniaca* L. 的干燥成熟种子。夏季采收成熟果实,除去果肉和核壳,取出种子,晒干
46	款冬花	本品为菊科植物款冬 *Tussilago farfara* L. 的干燥花蕾。12 月或地冻前当花尚未出土时采挖,除去花梗和泥沙,阴干
47	莱菔子	本品为十字花科植物萝卜 *Raphanus sativus* L. 的干燥成熟种子。夏季果实成熟时采割植株,晒干,搓出种子,除去杂质,再晒干
48	连翘	本品为木犀科植物连翘 *Forsythia suspensa* (Thunb.) Vahl 的干燥果实。秋季果实初熟尚带绿色时采收,除去杂质,蒸熟,晒干,习称"青翘";果实熟透时采收,晒干,除去杂质,习称"老翘"
49	麻黄	本品为麻黄科植物草麻黄 *Ephedra sinica* Stapf、中麻黄 *Ephedra intermedia* Schrenk et C. A. Mey. 或木贼麻黄 *Ephedra equisetina* Bge. 的干燥草质茎。秋季采割绿色的草质茎,晒干
50	麦冬	本品为百合科植物麦冬 *Ophiopogon japonicus* (L.) Ker-Gawl. 的干燥块根。夏季采挖,洗净,反复暴晒、堆置,至七八成干,除去须根,干燥
51	芒硝	本品为硫酸盐类矿物芒硝族芒硝,经加工精制而成的结晶体。主含含水硫酸钠($Na_2SO_4 \cdot 10H_2O$)
52	牡丹皮	本品为毛茛科植物牡丹 *Paeonia suffruticosa* Andr. 的干燥根皮。秋季采挖根部,除去细根和泥沙,剥取根皮,晒干;或刮去粗皮,除去木心,晒干。前者习称"连丹皮",后者习称"刮丹皮"
53	木通	本品为木通科植物木通 *Akebia quinata* (Thunb.) Decne.、三叶木通 *Akebia trifoliata* (Thunb.) Koidz. 或白木通 *Akebia trifoliata* (Thunb.) Koidz. var. *australis* (Diels) Rehd. 的干燥藤茎。秋季采收,截取茎部,除去细枝,阴干
54	前胡	本品为伞形科植物白花前胡 *Peucedanum praeruptorum* Dunn 的干燥根。冬季至次春茎叶枯萎或未抽花茎时采挖,除去须根,洗净,晒干或低温干燥
55	羌活	本品为伞形科植物羌活 *Notopterygium incisum* Ting ex H. T. Chang 或宽叶羌活 *Notopterygium franchetii* H. de Boiss. 的干燥根茎和根。春、秋二季采挖,除去须根及泥沙,晒干
56	青皮	本品为芸香科植物橘 *Citrus reticulata* Blanco 及其栽培变种的干燥幼果或未成熟果实的果皮。5—6 月收集自落的幼果,晒干,习称"个青皮";7—8 月采收未成熟的果实,在果皮上纵剖成四瓣至基部,除尽瓤瓣,晒干,习称"四花青皮"
57	人参	本品为五加科植物人参 *Panax ginseng* C. A. Mey. 的干燥根和根茎。多于秋季采挖,洗净经晒干或烘干。栽培的俗称"园参";播种在山林野生状态下自然生长的称"林下山参",习称"籽海"
58	忍冬藤	本品为忍冬科植物忍冬 *Lonicera japonica* Thunb. 的干燥茎枝。秋、冬二季采割,晒干

序号	药材名称	基源和用药部位
59	肉桂	本品为樟科植物肉桂 *Cinnamomum cassia* Presl 的干燥树皮。多于秋季剥取,阴干
60	桑白皮	本品为桑科植物桑 *Morus alba* L. 的干燥根皮。秋末叶落时至次春发芽前采挖根部,刮去黄棕色粗皮,纵向剖开,剥取根皮,晒干
61	砂仁	本品为姜科植物阳春砂 *Amomum villosum* Lour.、绿壳砂 *Amomum villosum* Lour. var. *xanthioides* T. L. Wu et Senjen 或海南砂 *Amomum longiligulare* T. L. Wu 的干燥成熟果实。夏、秋二季果实成熟时采收,晒干或低温干燥
62	山药	本品为薯蓣科植物薯蓣 *Dioscorea opposita* Thunb. 的干燥根茎。冬季茎叶枯萎后采挖,切去根头,洗净,除去外皮和须根,干燥,习称"毛山药";或除去外皮,趁鲜切厚片,干燥,称为"山药片";也有选择肥大顺直的干燥山药,置清水中,浸至无干心,闷透,切齐两端,用木板搓成圆柱状,晒干,打光,习称"光山药"
63	山楂	本品为蔷薇科植物山里红 *Crataegus pinnatifida* Bge. var. *major* N. E. Br. 或山楂 *Crataegus pinnatifida* Bge. 的干燥成熟果实。秋季果实成熟时采收,切片,干燥
64	山茱萸	本品为山茱萸科植物山茱萸 *Cornus officinalis* Sieb. et Zucc. 的干燥成熟果肉。秋末冬初果皮变红时采收果实,用文火烘或置沸水中略烫后,及时除去果核,干燥
65	升麻	本品为毛茛科植物大三叶升麻 *Cimicifuga heracleifolia* Kom.、兴安升麻 *Cimicifuga dahurica* (Turcz.) Maxim. 或升麻 *Cimicifuga fotida* L. 的干燥根茎。秋季采挖,除去泥沙,晒至须根干时,燎去或除去须根,晒干
66	生姜	本品为姜科植物姜 *Zingiber officinale* Rosc. 的新鲜根茎。秋、冬二季采挖,除去须根和泥沙
67	石菖蒲	本品为天南星科植物石菖蒲 *Acorus tatarinowii* Schott 的干燥根茎。秋、冬二季采挖,除去须根和泥沙,晒干
68	石膏	本品为硫酸盐类矿物石膏族石膏,主含含水硫酸钙($CaSO_4 \cdot 2H_2O$),采挖后,除去杂石及泥沙
69	熟地黄	本品为玄参科植物地黄 *Rehmannia glutinosa* Libosch. 的新鲜或干燥块根。秋季采挖,除去芦头、须根及泥沙,鲜用;或将地黄缓缓烘焙至约八成干。前者习称"鲜地黄",后者习称"生地黄"。本品为生地黄的炮制加工品
70	桃仁	本品为蔷薇科植物桃 *Prunus persica* (L.) Batsch 或山桃 *Prunus davidiana* (Carr.) Franch. 的干燥成熟种子。果实成熟后采收,除去果肉和核壳,取出种子,晒干
71	吴茱萸	本品为芸香科植物吴茱萸 *Euodia rutaecarpa* (Juss.) Benth.、石虎 *Euodia rutaecarpa* (Juss.) Benth. var. *officinalis* (Dode) Huang 或疏毛吴茱萸 *Euodia rutaecarpa* (Juss.) Benth. var. *bodinieri* (Dode) Huang 的干燥近成熟果实。8—11月果实尚未开裂时,剪下果枝,晒干或低温干燥,除去枝、叶、果梗等杂质

序号	药材名称	基源和用药部位
72	五味子	本品为木兰科植物五味子 *Schisandra chinensis*（Turcz.）Baill. 的干燥成熟果实。习称"北五味子"。秋季果实成熟时采摘，晒干或蒸后晒干，除去果梗和杂质
73	香附	本品为莎草科植物莎草 *Cyperus rotundus* L. 的干燥根茎。秋季采挖，燎去毛须，置沸水中略煮或蒸透后晒干，或燎后直接晒干
74	玄参	本品为玄参科植物玄参 *Scrophularia ningpoensis* Hemsl. 的干燥根。冬季茎叶枯萎时采挖，除去根茎、幼芽、须根及泥沙，晒或烘至半干，堆放 3~6 天，反复数次至干燥
75	益智	本品为姜科植物益智 *Alpinia oxyphylla* Miq. 的干燥成熟果实。夏、秋间果实由绿变红时采收，晒干或低温干燥
76	薏苡仁	本品为禾本科植物薏米 *Coix lacryma-jobi* L. var. *ma-yuen*（Roman.）Stapf 的干燥成熟种仁。秋季果实成熟时采割植株，晒干，打下果实，再晒干，除去外壳、黄褐色种皮和杂质，收集种仁
77	远志	本品为远志科植物远志 *Polygala tenuifolia* Willd. 或卵叶远志 *Polygala sibirica* L. 的干燥根。春、秋二季采挖，除去须根和泥沙，晒干或抽取木心晒干
78	泽泻	本品为泽泻科植物东方泽泻 *Alisma orientale*（Sam.）Juzep. 或泽泻 *Alisma plantago-aquatica* Linn. 的干燥块茎。冬季茎叶开始枯萎时采挖，洗净，干燥，除去须根和粗皮
79	知母	本品为百合科植物知母 *Anemarrhena asphodeloides* Bge. 的干燥根茎。春、秋二季采挖，除去须根和泥沙，晒干，习称"毛知母"；或除去外皮，晒干
80	栀子	本品为茜草科植物栀子 *Gardenia jasminoides* Ellis 的干燥成熟果实。9—11 月果实成熟呈红黄色时采收，除去果梗和杂质，蒸至上气或置沸水中略烫，取出，干燥
81	炙甘草	本品为豆科植物甘草 *Glycyrrhiza uralensis* Fisch.，胀果甘草 *Glycyrrhiza inflata* Bat. 或光果甘草 *Glycyrrhiza glabra* L. 的干燥根和根茎。春、秋二季采挖，除去须根，晒干。本品为甘草的炮制加工品
82	猪苓	本品为多孔菌科真菌猪苓 *Polyporus umbellatus*（Pers.）Fries 的干燥菌核。春、秋二季采挖，除去泥沙，干燥
83	紫苏叶	本品为唇形科植物紫苏 *Perilla frutescens*（L.）Britt. 的干燥叶（或带嫩枝）。夏季枝叶茂盛时采收，除去杂质，晒干

民族经典方语言对照

附表 16　藏医药经典方藏语-汉语对照表

序号	汉语名称	藏语名称
1	七珍汤散	ནོར་བུ་བདུན་ཐང་།
2	六味余甘子汤散	ཨ་རུ་དྲུག་ཐང་།
3	三味蒺藜汤散	གཟེ་མ་སུམ་ཐང་།
4	三味红汤散	དམར་པོ་སུམ་ཐང་།
5	七味螃蟹甲丸	ལུག་སྲོ་བདུན་པ།
6	四味辣根菜汤散	སྲོ་ལོ་བཞི་ཐང་།
7	十九味草果散	ཀོ་ལ་བཅུ་དགུ།
8	十味血热汤散	ཁྲག་ཚད་བཅུ་ཐང་།
9	驱虫丸	འཆི་མེད་སྲིན་སེལ།
10	九味石榴丸	འཆི་མེད་སྲིན་སེལ།
11	三味干姜散	བཅའ་སྒ་སུམ་ཐང་།
12	八味野牛血散	འབྲོང་ཁྲག་བརྒྱད་པ།
13	石榴普安散	སེ་འབྲུ་ཀུན་བདེ།
14	六味甘草丸	ཤིང་མངར་དྲུག་པ།
15	九味结血蒿汤散	ཕུར་ནག་དགུ་ཐང་།
16	石榴莲花散	སེ་འབྲུ་པད་མ་འདབ་བརྒྱད།
17	十一味寒水石散	ཅོང་ཞི་ཚར་ཉེ།

序号	汉语名称	藏语名称
18	十二味冰片散	གཱ་བུར་བཅུ་གཉིས།
19	十八味牛黄散	སྤང་ཚན་མེ་ཏོག་བཅོ་བརྒྱད།
20	十味丛菔散	སྲོལ་ལོ་བཅུ་པ།
21	十味铁粉散	ལྕགས་ཕྱེ་བཅུ་པ།
22	七味宽筋藤汤散	སྨེ་བདུན་ཐང་།
23	八味金礞石散	གསེར་བྱེ་བརྒྱད་པ།
24	五味锦鸡儿汤散	མཛོ་མོ་ལྔ་ཐང་།
25	小檗眼药膏	མིག་སྨན་སྐྱེར་ཁ།
26	五味角蒿油	ཡུག་ཚོས་ལྔ་པ།
27	秘诀十三味红花散	མན་ངག་གུར་གུམ་བཅུ་གསུམ།
28	黄药解毒散	སྨན་སེར་ཆེན་མོ།
29	二十九味羌活散	སྲུག་ཉེར་དགུ།

附表 17　蒙医药经典方蒙语-汉语对照表

序号	汉语	蒙语
1	赫依	ᠬᠡᠢ
2	希拉	ᠱᠠᠷ᠎ᠠ
3	巴达干	ᠪᠠᠳᠠᠭᠠᠨ
4	甘露四部	ᠷᠠᠰᠢᠶᠠᠨ ᠳᠥᠷᠪᠡᠨ
5	甘露之泉	ᠷᠠᠰᠢᠶᠠᠨ ᠤ ᠪᠤᠯᠠᠭ
6	甘露点滴	ᠷᠠᠰᠢᠶᠠᠨ ᠤ ᠳᠤᠰᠤᠯ
7	甘露结晶	ᠷᠠᠰᠢᠶᠠᠨ ᠤ ᠷᠠᠰᠢᠶᠠᠨ ᠴᠣᠭᠴᠠᠰ
8	甘露庆宴	ᠷᠠᠰᠢᠶᠠᠨ ᠤ ᠨᠠᠶᠢᠷ
9	秘诀方海	ᠨᠢᠭᠤᠴᠠ ᠶᠢᠨ ᠳᠠᠯᠠᠢ
10	蒙医药选编	ᠮᠣᠩᠭᠣᠯ ᠤᠨ ᠡᠮᠨᠡᠯᠭᠡ ᠶᠢᠨ ᠰᠣᠩᠭᠣᠮᠠᠯ

序号	汉语	蒙语
11	珊瑚验方	
12	观者之喜	
13	文冠木三味汤	
14	广枣三味汤	
15	额尔敦七味汤	
16	胡黄连四味汤	
17	光明盐三味汤	
18	古古勒四味汤	
19	地锦草四味汤	
20	土茯苓七味汤	
21	皂矾三味汤	
22	文冠木四味汤	
23	土茯苓明目汤	
24	苦参三味汤	
25	文冠木四味汤	
26	肉豆蔻四味汤	
27	胡黄连六味汤	
28	诃子四味汤	
29	苏木六味汤	
30	紫草茸五味汤	
31	枇杷叶二味汤	
32	铁屑五味汤	
33	合日乎五味汤	
34	射干四味汤	

序号	汉语	蒙语
35	北沙参七味汤	
36	阿那日五味散	
37	分离汤	
38	赫音阿嘎如八味散	
39	诃子五味汤	
40	红花清肝七味散	
41	石榴冬葵果六味散	
42	手参三味汤	
43	文冠木	
44	苦参	
45	土木香	
46	广枣	
47	诃子	
48	接骨木	
49	山奈	
50	栀子	
51	川楝子	
52	悬钩子木	
53	多叶棘豆	
54	瞿麦	
55	胡黄连	
56	光明盐	
57	干姜	
58	安息香	

序号	汉语	蒙语
59	地锦草	
60	紫草	
61	白花龙胆	
62	土茯苓	
63	金银花	
64	皂矾	
65	枇杷叶	
66	槟榔	
67	木香	
68	铁屑	
69	炉甘石	
70	檀香	
71	肉豆蔻	
72	石榴	
73	肉桂	
74	五灵脂	
75	基力哲	
76	黄柏	
77	芫荽子	
78	胡椒	
79	荜茇	
80	漏芦花	
81	茜草	
82	三七	

序号	汉语	蒙语
83	紫草茸	
84	苏木	
85	草果	
86	豆蔻	
87	姜黄	
88	地格达	
89	射干	
90	北沙参	
91	肉桂	
92	阿魏	
93	豆蔻	
94	沉香	
95	紫硇砂	
96	红花	
97	竹黄	
98	牛黄	
99	香青兰	
100	冬葵果	
101	紫花地丁	
102	手参	

附表 18　满医药经典方满语-汉语对照表

序号	汉语名	满语名	满语音名
1	云芝		木鸡
2	黄柏		勺浑炭古
3	黄芪		苏杜兰
4	血见愁		申给沙奏
5	五味子		孙扎木炭
6	赤芍		丹一勒哈
7	熟白蜜		西普苏
8	人参		奥贡达
9	牡丹皮		穆达衣勒哈
10	柴胡		额第阿如特
11	当归		
12	贝母		bektu
13	车前子		niyehetungge
14	桔梗		
15	菟丝子		sirenehe mailan
16	松香		jakdan šugi
17	菊花		波吉力依勒哈
18	细辛		那勒赛浑
19	薄荷		法尔萨
20	枸杞子		maishan
21	栀子		comari
22	龟板		牙萨土莫勒
23	杏仁		gilehe faha
24	酸枣仁		朱浑瘦勒

序号	汉语名	满语名	满语音名
25	黄芩		
26	紫草		Jamuri orho
27	茜草		

［1］伊希巴拉珠尔. 甘露四部［M］. 章巴拉沙努, 朝·贡布, 却诺, 编译. 苏日雅, 校注. 赤峰: 内蒙古科学技术出版社, 2015.

［2］罗布桑泉布勒. 蒙医药选编［M］. 内蒙古医学院中医系, 编译. 呼和浩特: 内蒙古人民出版社, 1974.

［3］伊希丹增旺吉拉. 蒙医药简编［M］. 呼和浩特: 内蒙古人民出版社, 1976.

［4］高世格. 高世格梅林方［M］. 段·关布扎布, 马永红, 娜华, 编. 呼和浩特: 内蒙古人民出版社, 1999.

［5］吉格木德丹金扎木苏. 通瓦嘎吉德［M］. 敖特根毕力格, 段官布扎布, 仁庆, 译. 乌格敦其其格, 王晓华, 校注. 赤峰: 内蒙古科学技术出版社, 2015.

［6］白清云. 中国医学百科全书·蒙医学(上)［M］. 赤峰: 内蒙古科学技术出版社, 1987.

［7］奥·乌力吉, 布和巴特尔·传统蒙药与方剂［M］. 赤峰: 内蒙古科学技术出版社, 2013.

［8］策·苏荣扎布. 蒙医临床学［M］. 呼和浩特: 内蒙古人民出版社, 1999.

［9］《蒙古学百科全书》编辑委员会. 蒙古学百科全书·医学卷［M］. 呼和浩特: 内蒙古人民出版社, 2012.

［10］巴根那. 蒙医方剂学［M］. 呼和浩特: 内蒙古人民出版社, 2007.

［11］武绍新. 蒙医成方选［M］. 呼和浩特: 内蒙古人民出版社, 1984.

［12］松林. 蒙药学概论［M］. 呼和浩特: 内蒙古教育出版社, 2012.

［13］杨阿敏, 额尔敦宝力高. 蒙药方剂工艺流程［M］. 沈阳: 辽宁民族出版社, 1998.

［14］青巴图, 包海金. 金玉医案［M］. 赤峰: 内蒙古科学技术出版社, 2012.

［15］孟克那顺. 蒙医传统方剂及用药方法［M］. 呼和浩特: 内蒙古人民出版社, 2012.

［16］吴七十三, 孟根小, 白翠兰. 科尔沁常用蒙药方剂汇集［M］. 沈阳: 辽宁民族出版社, 2014.

［17］内蒙古自治区药品监督管理局. 内蒙古蒙药制剂规范: 2021年版(第三册)［M］. 赤峰: 内蒙古科学技术出版社, 2021.

［18］内蒙古自治区卫生厅. 内蒙古蒙成药标准［M］. 赤峰: 内蒙古科学技术出版社, 1984.

［19］乌云, 朝克, 乌日娜, 等. 蒙药方剂大全［M］. 呼和浩特: 内蒙古人民出版社, 2006.

［20］科右中旗卫生局, 科右中旗蒙医研究所. 蒙医赤脚医生手册［M］. 长春: 吉林人民出版社, 1978.

［21］占布拉. 医法之海［M］. 钢卓力克, 译. 宝音图, 校注. 赤峰: 内蒙古科学技术出

版社,2014.

[22] 河北省中医研究院. 清太医院配方[M]. 石家庄:河北人民出版社,1959.

[23] 年希尧. 年希尧集验良方[M]. 于永敏,主校. 沈阳:辽宁科学技术出版社,2012.

[24] 孙世发. 新编中成药大全[M]. 郑州:河南科学技术出版社,2019.

[25] 吴世昌,王远. 奇方类编[M]. 朱定华,曹秀芳,点校. 北京:中医古籍出版社,1986.

[26] 程鹏程. 急救广生集[M]. 张静生,王世杰,赵小青,等,点校. 北京:中国中医药出版社,2008.

[27] 奇克唐阿. 厚德堂集验方萃编[M]. 许霞,校注. 北京:中医古籍出版社,2012.

[28] 清·太医院. 太医院秘藏膏丹丸散方剂[M]. 伊广谦,张慧芳,点校. 3 版. 北京:中国中医药出版社,2008.

[29] 陈实功. 外科正宗[M]. 裘钦豪,高葆良,杜江南,点校. 上海:上海科学技术出版社,1989.

[30] 卢荫长,何惠川. 文堂集验方[M]. 王玉英,金楠,点校. 太原:山西科学技术出版社,1992.

[31] 刘昭纯,柳长华. 滋补养生实用方[M]. 北京:人民卫生出版社,1999.

[32] 龚廷贤. 寿世保元[M]. 王均宁,刘更生,毛淳,点校. 天津:天津科学技术出版社,1999.

[33] 陈可冀. 清宫医案研究[M]. 北京:中医古籍出版社,1990.

[34] 叶天士. 种福堂公选良方[M]. 华岫云,编. 北京:人民卫生出版社,1960.

[35] 赵学敏. 本草纲目拾遗[M]. 闫志安,肖培新,校注. 北京:中国中医药出版社,2007.

[36] 鲍相璈. 验方新编[M]. 梅启照,增辑. 李世华,施化,孙成凤,校注. 北京:中国中医药出版社,1994.

[37] 朱现民,刘淹清,陈煦. 奇效良方[M]. 郑州:河南科学技术出版社,2010.

[38] 姚俊. 经验良方全集[M]. 陈湘萍,由昆,校注. 北京:中国中医药出版社,1994.

[39] 丁尧臣. 奇效简便良方[M]. 庆诗,王力,点校. 北京:中医古籍出版社,1992.

[40] 陈自明. 妇人大全良方[M]. 余瀛鳌,王咪咪,朱定华,等,点校. 北京:人民卫生出版社,1985.

[41] 清太医院秘录医方配本[M]. 陶冶,文铸,点校. 天津:天津科学技术出版社,1994.

[42] 张凌巍. 满族传统医药新编[M]. 北京:中医古籍出版社,2011.

[43] 刘淑云,宋柏林. 中国满族医药[M]. 北京:中国中医药出版社,2015.

[44] 庆云阁. 庆云阁医学摘粹[M]. 彭静山,点校. 王春月,整理. 沈阳:辽宁科学技术出版社,2011.

[45] 徐玉锦,李根培. 朝医学发展史概述[J]. 中国民族医药杂志,2013,19(3):1-3.

[46] 金明玉. 中国朝医学·方剂学卷[M]. 延吉:延边大学出版社,2015.

[47] 国家中医药管理局《中华本草》编委会,中华本草(藏药卷)[M]. 上海:上海科学技术出版社,2002.

[48] 内蒙古自治区药品监督管理局. 内蒙古蒙药饮片炮制规范(2020 年版)[M]. 呼和浩特:内蒙古人民出版社,2020.

[49] 内蒙古自治区药品监督管理局,内蒙古蒙药材标准:2021 年版[M]. 赤峰:内蒙古科学技术出版社,2022.

52检